JN041207

NURSINGRAPHICUS
ナーシング・グラフィカ

小児看護学②

小児看護技術

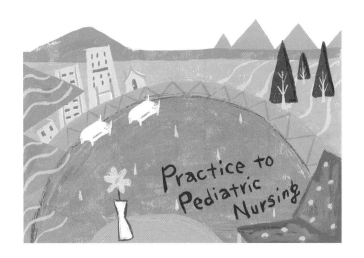

Practice to Pediatric Nursing

MC メディカ出版

「メディカAR」の使い方

「メディカ AR」アプリを起動し，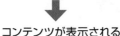マークのある図をスマートフォンやタブレット端末で映すと，飛び出す画像や動画，アニメーションを見ることができます.

アプリのインストール方法　　🔍 メディカ AR　で検索

お手元のスマートフォンやタブレットで，App Store（iOS）もしくは Google Play（Android）から，「メディカ AR」を検索し，インストールしてください（アプリは無料です）.

アプリの使い方

①「メディカAR」アプリを起動する

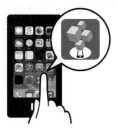

※カメラへのアクセスを求められたら，「許可」または「OK」を選択してください.

②カメラモードで，マークがついている 図 を映す

↓

コンテンツが表示される

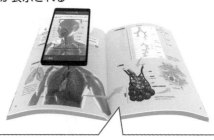

○ 正しい例　　✕ 誤った例

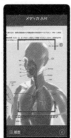

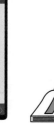
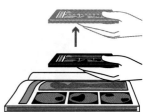

ページが平らになるように本を置き，マークのついた図とカメラが平行になるようにしてください.

マークのついた図を画面に収めてください. マークだけを映しても正しく再生されません.

読み取りにくいときは，カメラをマークのついた図に近づけてからゆっくり遠ざけてください.

正しく再生されないときは
・連続してARコンテンツを再生しようとすると，正常に読み取れないことがあります.
・不具合が生じた場合は，一旦アプリを終了してください.
・アプリを終了しても不具合が解消されない場合は，端末を再起動してください.

※アプリを使用する際は，Wi-Fi等，通信環境の整った場所でご利用ください.
※iOS，Android の機種が対象です. 動作確認済みのバージョンについては，下記サイトでご確認ください.
※ARコンテンツの提供期間は，奥付にある最新の発行年月日から４年間です.

関連情報やお問い合わせ先等は，以下のサイトをご覧ください.
https://www.medica.co.jp/topcontents/ng_ar/

　本書，小児看護学②『小児看護技術』は，新しい時代に対応する看護基礎教育テキスト「ナーシング・グラフィカ」の小児看護学のテキストとして編集しました．

　本書では，子どもを発達していく存在であり，年齢や健康レベルにかかわらず，権利を有し行使することができる主体であるととらえています．一人ひとりの子どもの権利を擁護し，子どもに安全で安楽なケアを提供していくには，科学的根拠に裏付けされた，看護実践能力を習得する必要があります．小児医療の高度化・多様化に伴い，小児医療の場では，広範囲に及ぶ専門的な看護技術を，子どもの発達段階に応じて，あるいは子どもや家族の置かれている状況に応じて駆使することができる看護実践能力が求められています．

　一方，少子化が進み，小児病棟が閉鎖され，混合病棟が増加している中で，小児看護実習を通じて見学・実施できる小児看護技術には限界があります．また，侵襲的な技術については，看護師の資格を有していない学生は，倫理的に実施することはできません．このような現状の中で，小児医療の場で求められている看護実践能力との間には，大きなギャップが生じていると言っても過言ではありません．看護基礎教育において，小児看護技術をいかに教育していくか，さらに対象に応じて小児看護技術を創造していく看護実践能力をいかに教育していくかが課題となっています．

　2019（令和元）年に日本看護系大学協議会から「看護学士課程教育におけるコアコンピテンシーと卒業時到達目標」の報告書が出されました．文部科学省からは，「看護学教育モデル・コア・カリキュラム～学士課程においてコアとなる看護実践能力の修得を目指した学修目標～」が提示されています．また，看護師国家試験出題基準（令和5年版）では，子どもと家族の支援について，発達段階や課題を主眼として問うことができるように，中項目・小項目の体系が整理されています．

　本書は，これらに対応できる内容となっています．第1章では「援助関係」を形成する技術を取り上げています．第2章から第10章では，看護の基本技術として「安心・安全な環境を調整する技術」「食事の援助技術」「排泄の援助技術」「清潔・衣生活の援助技術」「呼吸・循環を整える技術」「与薬の技術」「救急救命の技術」「症状・生体機能の管理技術」「安全・安楽を確保する技術」を取り上げています．これらの看護の基本技術に必要な根拠となる事柄を，基礎知識の部分で提示しました．全体を通して「子どもの権利擁護」「子どもの発達」を重視した小児看護技術を示すことができるように，手順とアドバイスの中で具体的に示すとともに，看護倫理の視点も踏まえて重要なポイントを記載しています．

　初めて小児看護学を学ぶ学生が，一人の人として子どもを理解し，子どもの権利を尊

重しながら援助関係を形成できることを目的とし，さらに根拠に基づく看護を子どもの発達段階や健康問題に応じて，倫理的配慮を行いながら安全・安楽に実施する実践能力を獲得する上で役立つように，写真やイラストを増やして，理解しやすい構成としました．撮影にご協力いただきました宮城県立こども病院と，堺武男先生にこころから感謝申し上げます．

　小児看護実践能力を育成する基本的技術を習得する上で，学内での小児看護演習や，小児看護学実習でテキストとして，本書を活用していただきたく思います．また，実践の場でご活躍の看護者の方々が，一人ひとりの子どもに応じた小児看護技術を創造される際にも，活用していただければと考えています．

　本企画の意図が皆様に十分理解され，広く活用していただければ幸いです．

高知県立大学看護学部教授
中野綾美

・・・・・・・・・・・・・・・・・・・・・・・・・ **本書の特徴** ・・・・・・・・・・・・・・・・・・・・・・・・・

読者の自己学習を促す構成とし，必要最低限の知識を簡潔明瞭に記述しました．
全ページカラーで図表を多く配置し，視覚的に理解しやすいよう工夫しました．
本書では，小児看護における基本的な看護技術および必要となる知識を解説して
います．各看護技術の実施方法については，「手順」と「アドバイス」（実施の際
のポイント・留意事項）を対応させながら学習できるよう配置しています．

学習目標

各章のはじめに学習目標を記載．ここで何を学ぶのか，何を理解すればよいのかを明示し，
主体的な学習のきっかけをつくります．

用語解説 *

本文に出てくる*のついた用語について解説し，本文の理解を助けます．

plus α

知っておくとよい関連事項についてまとめています．

このマークのある図表や写真に，「メディカAR」アプリ（無料）をインストールした
スマートフォンやタブレット端末をかざすと，関連する動画や画像を見ることができます
（詳しくはp.2「メディカAR」の使い方をご覧ください）．

看護師国家試験出題基準対照表

看護師国家試験出題基準（令和5年版）と本書の内容の対照表を掲載しました．国家試
験に即した学習に活用してください．

::: Contents

小児看護技術

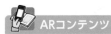

■本書で使用する単位について
　本書では，国際単位系（SI単位系）を表記の基本としています．
　本書に出てくる主な単位記号と単位の名称は次のとおりです．
　cm：センチメートル　kg：キログラム　m：メートル
　mL：ミリリットル　g：グラム　mmHg：水銀柱ミリメートル
　kcal：キロカロリー　Hz：ヘルツ　Torr：トル
■用字について
　「頸」の字には，（頸）と（頚）の表記がありますが，本書で
　は（頸）を採用しました．

小児看護学① 小児の発達と看護 Contents

小児看護学③　小児の疾患と看護　Contents

編集・執筆

:: 編　集

中野　綾美　　なかの あやみ　　高知県立大学看護学部教授

:: 執　筆 （掲載順）

中野　綾美　　なかの あやみ　　高知県立大学看護学部教授……1章，1章コラム

石浦　光世　　いしうら みつよ　　関西医科大学看護学部講師・小児看護専門看護師……2章，2章コラム

佐東　美緒　　さとう みお　　高知県立大学看護学部准教授……3章，9章

萩原　綾子　　はぎわら あやこ　　神奈川県立こども医療センター副看護局長・小児看護専門看護師
　　　　　　　　　　　　　　……4章，4章コラム

染谷奈々子　　そめや ななこ　　文京学院大学大学院看護学研究科非常勤講師・小児看護専門看護師
　　　　　　　　　　　　　　……5章，5章コラム

濱田　米紀　　はまだ まき　　兵庫県立淡路医療センター看護部次長・小児看護専門看護師……6章，6章コラム

有田　直子　　ありた なおこ　　高知県立大学看護学部講師・小児看護専門看護師……7章，7章コラム

幸松美智子　　ゆきまつ みちこ　　大分大学医学部看護学科実践看護学講座小児看護学領域准教授
　　　　　　　　　　　　　　……8章，3章コラム，8章コラム

髙谷　恭子　　たかたに きょうこ　　高知県立大学看護学部准教授……10章

加藤　依子　　かとう よりこ　　札幌市立大学看護学部小児看護学領域准教授……9章コラム

三浦由紀子　　みうら ゆきこ　　福岡県立大学看護学部准教授・小児看護専門看護師・認定看護管理者
　　　　　　　　　　　　　　……10章コラム

:: 協　力

堺　　武男　　さかい たけお　　元 宮城県立こども病院副院長……2章施設写真（宮城県立こども病院）

1 援助関係を形成する技術

学習目標

◗ 援助関係とは何かを理解することができる.
◗ 援助関係の形成のプロセスを理解することができる.
◗ 子どもとの援助関係を形成する技術について習得する.
◗ 家族との援助関係を形成する技術について習得する.

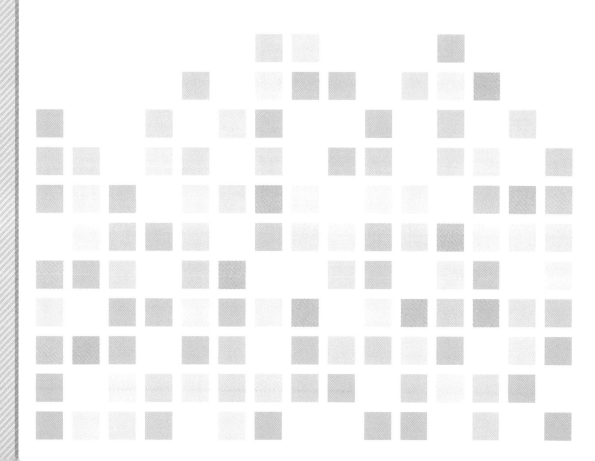

1 援助関係を形成する上で必要な基礎知識

援助関係とは，健康に関わるニーズを有する子ども，およびその家族に対して，看護者が専門性を発揮し責務を果たしていくために結ぶ対人関係であり，一般的な人間関係とは異なる．援助関係を形成する上で，**パートナーシップを**確立することが重要である．パートナーシップとは，異なる立場の者（子ども・家族，看護者・医師など）が，お互いを尊重し，目標を共有化し，具体的な課題を協働して解決していくことである．小児看護に携わる看護者は，援助関係を形成する技術を活用して，子どもと援助関係を形成するとともに，家族とも援助関係を形成し，維持・深化させていく．

1 子ども・家族と看護者の関係性の発展

ペプロウ（Peplau, H.E.）は，人間関係の看護論の中で，看護者と患者の関係には，方向付け，同一化，開拓利用，問題解決の四つの局面があると述べている（**図1.1-1**）[3]．これらの局面は継続的に互いに重なり合いながら進んでいく．子どもとの援助関係を形成する技術，家族との援助関係を形成する技術を活用して，子どもと看護者との援助関係，家族と看護者との援助関係を発展させていく（**表1.1-1**）[3]．

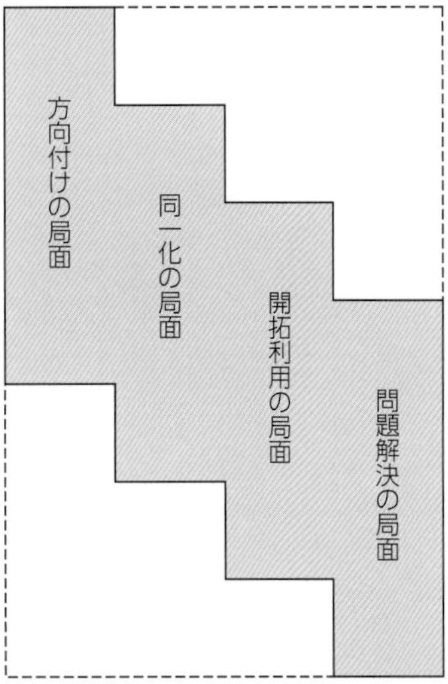

H・E・ペプロウ. 人間関係の看護論. 稲田八重子ほか訳. 医学書院, 1973, p.22 より一部改変.

図1.1-1　看護者−患者関係

表1.1-1　子ども・家族と看護者の援助関係の形成

方向付けの局面	子ども・家族はなんらかのニードを感じ，専門的な援助を求めているが，すべてのニードが自覚されているわけではない．看護者は，子ども・家族が問題を認識し理解できるように，そして必要な援助を求めることができるように支援する．
同一化の局面	子ども・家族は，看護者を自分のニードに応えてくれる援助者として同一化する．看護者は，子ども・家族が病気体験を肯定的にとらえることができるように支援する．
開拓利用の局面	子ども・家族は，今まで築いてきた看護者との関係性を基盤に，看護者の知識や技術を活用して，健康に対する問題に取り組む．子ども・家族と看護者は協働して問題解決の目標を立て，計画を立てる．
問題解決の局面	必要に応じて目標が修正され，新しい目標が立てられる．看護過程の評価の段階になる．子ども・家族と看護者の関係の終結に向けて，子ども・家族は徐々に看護者との同一化の段階から抜け出し自立していくが，看護者に見捨てられるのではないかという不安が生じる場合がある．看護者は，子ども・家族の依存のニードを認識しながら，安心感をもって問題解決の段階を終結できるように支援する．

plus α

援助関係の形成

ロジャーズは，援助関係とは一方の人が他方の人に対して少なくとも成長させ，発達させ，機能の働きをよくさせること，よりよく人生に対処していくことを促進させようという意図のある関係であると述べている[1, 2]．看護者は，保健師助産師看護師法などの法律や社会規範，病院等の規則などを基盤に，患者や家族と必要な人間関係（対人的相互関係）を発展させ，専門的な援助を提供する援助関係を形成する．

2 援助関係を形成していく上で重要なコミュニケーション

子ども・家族との援助関係を形成していく上で，**コミュニケーション**は重要な要素である．子どもは，コミュニケーション能力の発達過程にある．したがって，看護者は子どものコミュニケーション能力をアセスメントしながら，子どもに応じたコミュニケーションをとる必要がある．一方，家族は，子どもの病気に伴う苦悩を体験している．家族がどのような状況にあるのかを十分理解した上で，コミュニケーションをとる必要がある．

1 コミュニケーションの構成要素

コミュニケーションは，①**送り手**，②**メッセージ**，③**受け手**，④**フィードバック**，⑤**状況**の五つの構成要素から成り立っている（**図1.1-2**）．

看護者が子ども・家族の話を聞く場面では，［送り手］である子ども・家族が［メッセージ］を［受け手］である看護者に身振りや表情，言葉，文字な

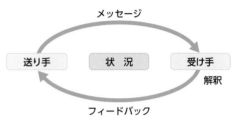

図1.1-2　コミュニケーションの五つの構成要素

どにより送る．［受け手］である看護者は，子ども・家族からの［メッセージ］の意味を「解釈」し，送り手の子ども・家族に［フィードバック］する．看護者が送り手の場合は，メッセージの送り手と受け手が入れ替わって同様のプロセスが展開される．このコミュニケーションのプロセスが繰り返されることにより，相互理解が深まる．コミュニケーションが行われる場や時間性，関係性などの［状況］が，コミュニケーションのプロセスに深く関与する[2]．

a 子どもが送り手，看護者が受け手の場合

子どもが送り手の場合（**図1.1-3a**），看護者に［メッセージ］を伝える能力は発達過程にある．子どもは，発達段階によりさまざまな方法で看護者に［メッセージ］を送る．看護者は，子どもの［メッセージ］を伝える能力の発達をアセスメントした上で，子どもから送られてきた［メッセージ］を解釈することが重要である．看護者が適切に解釈できているか，子どもに解釈した内容を［フィードバック］することにより確認する．

b 看護者が送り手，子どもが受け手の場合

子どもが受け手の場合（**図1.1-3b**），看護者から送られた［メッセージ］の意味を解釈する子どもの認知能力は発達過程にある．子どもは看護者から送られてきた［メッセージ］を，認知能力の発達段階により独特な意味付けを行い解釈する．看護者は，子どもの認知能力の発達をアセスメントした上で，子どもが理解できるように［メッセージ］を送ることが大切である．さらに，子どもがどのように［メッセージ］を解釈したのかを尋ね，子どもが解釈したことを子どもの言葉で表現して［フィードバック］してもらうことにより，誤解を防ぐ．子どもからの［メッセージ］，あるいは看護者が送った［メッセージ］

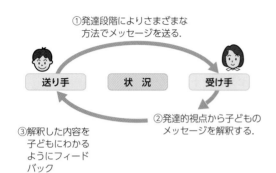

図1.1-3 子どもと看護者のコミュニケーション

に対する子どもからの［フィードバック］の中には，泣く，不機嫌な行動，怒り，拒絶など，看護者にとって対応しづらい反応もある．子どもが体験している病気や治療，環境の変化，家族との分離などの［状況］が子どものコミュニケーションに影響することを考慮し，コミュニケーションが展開されている［状況］をとらえた上で，子どもからの［メッセージ］を解釈すること，看護者が送った［メッセージ］に対する子どもからの［フィードバック］を理解することが重要である．

2 子どもとのコミュニケーション

看護者は子どもとコミュニケーションをとる場合，以下の点に留意する必要がある．

① 子どもとのコミュニケーションは，［状況］により影響を受ける．子どもが話しやすい場（例えば，プレイルームで遊びながら，散歩をしながら），時間帯などを選ぶ．

② 子どもとコミュニケーションをとるときには，言語的コミュニケーションだけでなく，非言語的コミュニケーションも用いて［メッセージ］を伝えたり，子どもからの非言語的コミュニケーションによる［メッセージ］をキャッチし，解釈する．

③ 家族と子どもとのコミュニケーションの場面を観察したり，家族から子どものコミュニケーションについての情報を集め，その子どもが日常的に用いている言葉やコミュニケーションのとり方を参考にする．

④ 子どもが療養生活の中で守らなければならないことを説明する場合は，子ども自身がコントロール感をもつことができるように配慮する．例えば，「～をしてはいけない」「～をしなければならない」という禁止や制限についてだけでなく，「～は今はしてはいけないけど，～はすることができる」というように，子どもができることについても説明する．可能な場合は，どのような状態になったら，今できないことができるようになるのか，今後の見

通しについても説明する.

⑤子どもの発達段階を理解し, 発達段階に応じた方法でコミュニケーション をとる (表1.1-2).

➡発達理論については, ナーシング・グラフィ カ『小児の発達と看護』 1章5節2・3項参照.

表1.1-2 子どもとのコミュニケーション-発達段階別留意点[4, 5]

乳児期の子ども	①乳児から送られてきた表情・動作・発声などの非言語的コミュニケーションによる [メッセージ] を看護者がキャッチし, [メッセージ] に込められた意味や意図を解釈し, 応答する. 【例】乳児が笑顔で手足をバタバタ動かしている 　→「抱っこして, お散歩に行きたいのね」と乳児からのメッセージの意味を解釈し抱き上げる. ②病気や入院による環境の変化により, 子どもから送られてくる [メッセージ] が乏しくなる場合がある. 子どもから送られてくるわずかな [メッセージ] を見逃さないように観察する. ③乳児を抱く, あやすなどのタッチングや, 笑顔など非言語的なコミュニケーションによる [メッセージ] を子どもに [フィードバック] することにより, 子どもに安心感をもたらす. ④コミュニケーション能力の発達 　■生後1〜2カ月ごろ：生理的要求・情緒的要求の表現として, 泣き声に音の高さやリズムが出てくる. 　■生後3〜4カ月ごろ：「アーウー」など, 喃語を発声するようになる. 大人の働きかけを注視し, 微笑したり, 発声を伴って手・足をバタバタさせたりする. 　■生後5〜6カ月ごろ：喃語を話し言葉のように盛んに発するようになる. あやすと喃語で答える. 　■生後6〜7カ月ごろ：「ダメ」と言われると, それまでの行動をやめるようになる. 　■生後9〜10カ月ごろ：興味のある物を指さしたり, 手を伸ばして欲しい物をとってほしいという [メッセージ] を伝える. ちょうだい, バイバイなどの動作をすることにより, 自分の [メッセージ] を伝える. 　■生後10〜11カ月ごろ：マンマ, ママ, パパ, ワンワンなど, 片言を話すようになる.
幼児期の子ども	①幼児期の子どもは, 語彙量が急速に増加する. 言葉を遊びや生活の場面で実際に使うことにより, 言語的コミュニケーションのとり方を学習する. 　■1〜1歳6カ月ごろ：単語一つで自分の要求を表現する一語文を話すようになる. 　■1歳6カ月〜2歳ごろ：言葉の数が急激に増える. 名詞, 動詞, 形容詞を使う多語文を話すようになる. 　■2〜3歳ごろ：構文を理解し始める. 言語的コミュニケーションにより, 他者に [メッセージ] を伝える. 　■3〜4歳ごろ：過去・現在・未来などの動詞の区別ができるようになる. 日常的なコミュニケーションには困らないようになる. ②病気や入院に伴うストレスにより, 今まで獲得していたコミュニケーション能力を発揮することが困難になる子どももいる. 看護者は, 幼児期の子どもにとって安心できる存在, 自分のことをわかってくれる存在, 自分を受け止めてくれる存在としてとらえてもらえるように関わる. ③認知の発達段階は前操作位相段階であり, 自己中心的思考という特徴がみられる. したがって, 言葉を使用していたとしても, 大人と同じ意味で使用しているとは限らない. 看護者は, 幼児期の子どもの認知発達の特徴を理解した上で, 子どもがどのような意味で言葉を使用しているのか, 子どもからのメッセージを解釈したり, 子どもへのメッセージの送り方を工夫したりする必要がある. ④処置やケアを行う際に, 「イヤ」という言葉がよく聞かれる. 「何をされるのだろう」という不安から「イヤ」と言ったり, 「今はしたくない」という意思表示で「イヤ」と言ったり, 「イヤ」の意味はさまざまである. 看護者は, 幼児期の子どもがどうして「イヤ」と言っているのか, 子どもの置かれている状況や, 認知の発達的特徴も考慮して理解する. ⑤入院生活の中で, 子どもが初めて経験する処置や検査については, 子どもが理解できるように説明したり, 子どもが体験したこととそれを表す言葉を結びつけて教えたりする. 【例】採血・注射「チックン」／心音・呼吸音の聴取「モシモシ」／体温測定「ピッピッ」／ 　　血圧測定「シュポシュポ」／吸入「モクモク」 ⑥幼児期の子どもの認知発達の特徴を考慮し, 遊びやお気に入りのキャラクターを活用してコミュニケーションを図る. 【例】「プーさんが, ○○ちゃん, チックン頑張って偉いねーって言ってるよ」 　　「キティちゃんが, 頑張れー, モクモク終わったら一緒に遊ぼうって」
学童期の子ども	①学童期の子どもとコミュニケーションをとる場合, 年齢を考慮した言葉遣いに注意を払う. ②学童期の子どもは, 幼児期の認知発達の特徴である自己中心的思考が減少し, 具体的事柄であれば物事を論理的に考えることができるようになる. 言語的コミュニケーションにより, 自分の考えを表現し他者に伝えることができる. しかし, 病気や入院に伴うストレスにより子どもが脅かされている状況では, 幼児期の子どもにみられる自己中心的思考がみられる場合がある. ③学童期の子どもは, 勤勉性の獲得という発達課題に取り組んでいる. 子どもとコミュニケーションをとる中で, 子どもが頑張ったことやできたことについては褒め, 評価をフィードバックする. ④学童期の子どもは, 病気や入院により仲間と同じように行動できない (例えば, 運動ができない, 遊べないなど), 仲間と分離される場合, 仲間の一員であるという帰属感をもつことが難しくなる. 子どもは自尊感情が低下したり, 自分に対する自信を失ったり, 他者とのコミュニケーションをとることが困難になったりする場合がある. 学童期の子どもが病気であっても, 仲間の一員であるという帰属感をもち続けることができるように支援する.

思春期の子ども	①思春期の子どもとコミュニケーションをとる場合，年齢を考慮した言葉遣いに注意を払う. ②思春期の子どもは，認知の発達が形式的操作位相に達し，抽象的に演繹的に思考するようになる. 思春期の子どもが自分の置かれた状況を理解し，判断できるように必要な情報を提供し，話し合うことが大切である. ③思春期の子どもは，アイデンティティーを獲得するという発達課題に取り組んでいる. 病気である思春期の子どもは，健康な友達と自らを比較して，「どうして自分が病気なのか」と思い悩んでいる場合がある. 看護者は，思春期の子どもと十分コミュニケーションをとることにより，自分の悩みや思いを表出できるように励ましたり，病気を自分の一部として受け入れることができるように支援する. また，同性の友人との関係が，病気や入院で疎遠にならないように配慮する.

3 家族との援助関係の特徴

家族と援助関係を形成する場合，個人を対象として援助関係を形成する場合と比較して，特に，①中立性，②家族の全体性，③家族の健康的な側面の強化，④家族主義からの影響の吟味，⑤パターナリズムがもたらす影響の吟味，という五つの点に留意する必要がある（表1.1-3）.

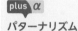

plus α

パターナリズム

"父が子を思い，煩い，配慮するように，高度な知識と技術を有する医師が判断することが，患者にとっての最良の利益をもたらす判断となり，望ましい. 患者は，医師に従うものである" という伝統的な医師－患者関係に基づいて医療が提供されること. 医師のみならず，家族－看護者関係においても，「家族は看護者を頼るべきである」「病気の子どものことは看護者がよくわかっている」という前提で家族に対応するといったパターナリズムがみられ，援助関係を形成する上で弊害となる.

表1.1-3　家族と援助関係を形成する場合の留意点 [6-8]

中立性	家族は，複数の家族メンバーから構成されている. 家族メンバーは，年齢や性別，家族の中での立場も異なり，考え方もさまざまである. 看護者は，家族と援助関係を形成する場合，家族メンバー（例えば，母親・父親・祖母・祖父）は異なる意見をもっていると考えて，家族と関わる. 家族メンバーそれぞれの意見や思いを共感的に理解し，中立的立場を保持する.
家族の全体性	家族全体をとらえる視点をもちながら，家族メンバーと関わる. 例えば，母親が語った話題について，「その時，お父さんはどのようにされたのですか？」「祖父母のご様子はどうでしたか？」など，家族全体に視点を広げて，家族の情緒，家族の行動，家族の認識などを把握していく.
家族の健康的な側面の強化	例えば，子どもの病気・入院という状況に家族が直面した場合，家族に生じる問題，家族の問題への対応のしかた，問題を解決していく家族の力は，家族により異なる. 「どうして，この家族はこのような対応をしたんだろう？」「他の家族は大丈夫なのに，どうしてこの家族にはこんなに問題が生じるんだろう？」と，他の家族と比べて，家族のできていない点に注目するのではなく，家族の個別性として，ありのままの家族を認める. おのおのの家族のできている点，長所に注目して肯定的フィードバックを行い，家族にとって具体的で実現可能な目標を設定し，家族の成功体験となるように支援していく.
家族主義からの影響の吟味	「家族は病気の家族メンバー（例えば，病気の子ども）のために，犠牲を払っても尽くすべきである」という家族主義の考え方が，医療の中にも根強く存在している. 例えば，「子どもが入院して頑張ってリハビリをしているんだから，家族ももっとそばにいて頑張ってほしい」「外泊したら病状が悪くなる. 家族には，もっと世話をしてほしい」などは，家族主義の考え方に基づく看護者の発言である. このような考え方に基づいて家族と関わると，家族と援助関係を形成することが困難になる.
パターナリズムがもたらす影響の吟味	看護者がパターナリズムに基づいて家族と関わると，援助関係を形成することが困難になる. 例えば，自分の意見を主張する家族に対して，看護者は対応することが難しい家族ととらえる場合がある. これは，「ケアの受け手である家族は，専門職である看護者の意見を聞くべきである. 看護者に頼るべきである」という看護者のパターナリズムによるものである. 看護者は自分自身がパターナリズムに影響されていないかを吟味しながら家族と関わる.

2 子どもとの援助関係を形成する技術

|1| 基礎知識

a 目的

- 全体性をもつ一人の人として子どもをとらえる.
- 子ども−看護者の心理的距離を縮め, 子どもの理解を深める.
- 子どもに安心感をもたらす.
- 子どもが力を発揮できるように支援する.
- 子どもの抱えている健康問題を明確にし, 解決に向けて子どもとともに取り組む.

b 基本的姿勢

- 子どもを一人の人として尊重し, 子どもの権利を擁護する姿勢で関わる.
- 子どもに必要なケアや処置を行う中で, 子どもの心を支え, 子どもとの関係性を形成していくという姿勢で関わる. 援助関係は必ずしも時間を費やさなければ形成できないものではない. 短期入院の子どもが増加する中で, " 入院時オリエンテーションをしながら "" ケアをしながら "" 処置をしながら " 子どもとの関係性を築いていく.
- 子どもの病状や発達的特徴を考慮し, 子どもの体験を理解しようとする受容的・共感的態度で関わる.

|2| 実施方法

技術＆アドバイス

❶ 子どもと援助関係を結んでいく技術

1) コミュニケーション技術を用いて相互理解を深める.
- タイミングを計りながら子どもに近づき, コミュニケーションをとる.
- 乳児や年少児の場合, 家族（親）と会話をする中で, 子どもにも少しずつ働きかけていく.
- 子どもが, 自分の考えや思いを話せるように, 子どもと目を合わせ, 子どものペースに合わせてうなずく.
- 子どもに**開かれた質問**を行い, 子どもの考えや思いを引き出す.
- 子どもが自分の考えを整理できるように, 子どもが話した言葉を用いて, 子どもが話した内容を繰り返す.
- 子どもに合ったコミュニケーションのとり方を工夫する.
- **非言語的コミュニケーション**（子どもの表情・話し方・声の調子・しぐさなど）に注目し, 子どもの気持ちを読み取る.
- 看護者の気持ちを子どもに伝える.
- 看護者の判断や, 看護者が提供できるケア, これから行おうとしているケアについて, 認知能力やコミュニケーション能力に応じた方法で, 子どもが理解できるように説明する.

子どもが緊張している場合, 看護者が積極的に近づき身体に触れると, 子どもを怖がらせてしまうので, 少しずつ近づく.

開かれた質問とは, 「はい」「いいえ」で答えられる質問ではない. 「どう思ったの？」「どんなことがしたいの？」など, 相手が自由に自分の考えを語ることができるような質問をいう.

病気や治療に伴うストレスにより, 子どもは獲得していた言語的コミュニケーション能力を十分発揮できない場合がある. 子どものストレスを軽減するケアを提供するとともに, 子どもが示している非言語的なサインを見逃さないようにする.

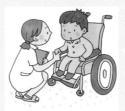

子どもと目を合わせ, 子どものペースでコミュニケーションを図る.

2) コミュニケーションを積み重ねていく.
- さまざまな場面で子どもとコミュニケーションを重ね，子どもの理解を深める.
- 遊びを活用しながら，子どもが自分の思いを表出できるように働きかける.
- 子どものそばにいることにより，看護者の存在をアピールする.
- 子どもの気持ちがわかっていることを伝える.
- 子どもの思いを代弁する.
- ケアを通してコミュニケーションを図る.

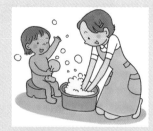
入浴場面での遊びを活用した
コミュニケーション

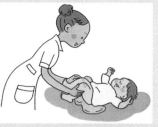
おむつ交換時のスキンシップによる
コミュニケーション

3) 子どもの心の安定を図る.
- 子どもの名前を呼んだり，挨拶をすることにより，看護者が見守っていることを子どもに伝える.
- 笑顔で話しかけ，明るく親しみやすい雰囲気をつくる.
- 子どもに継続して関心を払い，いつでも対応できることを示す.
- 日常的なケアを通して子どもに安心感を与える.
- 子どもにとって安心できる病院環境に整える（飾り付けの工夫や絵本，おもちゃなど）.
- スキンシップ（主に乳幼児の場合）や，子どもが思いを表出できる（主に学童期以降の子どもの場合）ように，一緒に過ごす時間をもつ.
- 子どもの思いをありのまま受け止める.
- 子どもが病気について理解し，自分が置かれている現状をつかむことができるように，子どもの認知能力や，コミュニケーション能力に応じた方法で説明する.
- 子どもの不安や恐怖を軽減し，緊張を緩和するケアを提供する.
- 子どもが家族とのつながりを確認できるもの（写真・家でいつも使用していたおもちゃ・子どもの持ち物など）を子どものそばに置く.
- 可能な限り，子どもが家族とともに過ごし，家族とのつながりを実感できるように援助する.
- 看護者が自分自身をコントロールする（例えば，どんなときも親しみのある態度で子どもに関わる，看護者が自分自身の不安を表出しないなど）ことにより，子どもに安心感をもたらす.

4) 子どもの意思を尊重する.
- 子どもが自分の意思を明確にすることができるように，子どもの認知能力やコミュニケーション能力に応じた方法で，必要な情報や知識を提供する.
- 子どもがどのようにしたいのか，どのような援助を求めているのか，考えを整理できるように，子どもの意見の表出を促し，子どもの話を傾聴する.
- 子どもの気持ちを確かめる.
- 処置や検査を行うときは，例えば，何時からするのか，どちらの腕で行うかなど，可能な範囲で選択肢を提供し決定する権利を保障する.
- 子どもの意見と看護者の意見が異なる場合，子どもと話し合い，現実的な折り合いを見いだす.

子どもは，病気に伴う苦痛，病院環境，医療者との出会いなどにより，不安や恐怖を体験している．できるだけ早く「子どもの心の安定を図る」技術を用いる必要がある.

家族の存在や家族からのサポートは，困難な状況に直面している子どもの支えとなる.

家族は仕事やきょうだいの世話などのため面会することが困難になる場合がある．子どもが家族との絆を実感できるようにアプローチすることが重要である.

子どもの日常生活の場面で，一つひとつ子どもの意思を尊重する技術を用いることが重要である．傾聴とは，受動的に相手の話を聴くのではない．相手が話していることの意味を理解しようと努めながら神経を集中させて聴くことである．相手が話しやすい状況をつくる，間を置く，話を促す，話を整理する，理解を確認する.

❷ 子どもとの関係を維持・強化していく技術

1) 子どもとの関係性をモニタリングする.

- 子どもの表情や様子から，子どもが看護者といることで安心感を得ることができているかを確認する.
- 看護者に近づいてくる，相談する，質問をするなどの子どもの行動から，看護者が子どもの身近な存在となっているかをとらえる.
- 子どもが看護者と一体感をもつことができ，エネルギーを補強することができているかをとらえる.
- 子どもが看護者を，自分のニーズに応えてくれる人として位置付けることができているかをとらえる.

子どもとの心理的距離は，子どもが看護者に対してどのくらい心を開いているかにより判断することができる.

2) 子どもの力を支える.

- 子どもと一緒に何かに取り組むことにより，相互の信頼を強める.
- 子どもがどの程度脅かされる体験をしているのかを把握する.
- 子どもに検査・処置・看護ケアを行う場合は，子どもが理解できるように，認知能力に応じた方法で，必要性や方法について情報を提供し，子どもの心理的準備性を高める（プレパレーション）.
- 検査・処置を頑張って受ける子どもを励ましたり，感情の表出を促したり，褒めたりする.
- 子どもが今まで困難な状況に遭遇したときにどのような方法で乗り越えてきたのかを把握し，子どもなりの方法で乗り越えていくことができるように関わる.
- 困難な状況を乗り越えていくための方法を，子どもにわかるように具体的に教える.
- 病気体験を，自分の力を強めたり学んだりすることのできる一つの体験として肯定的に意味付けることができるように，子どもが感じていることについて表出できるように促し，受け止める.

紙芝居や人形の活用など，子どもが具体的に理解できるよう工夫する.

学童期以降の子どもの場合，友達とのつながりを維持し，帰属感をもつことができるように援助することにより，子どもの闘病意欲を支える. ➡ ストレスと対処については，ナーシング・グラフィカ『小児の発達と看護』3 章 1 節 3・4 項参照.

3) 子どもの理解に基づくケアを提供する.

- 今まで築いてきた子どもとの関係性を基にケアの幅を広げる.
- 子どもを理解した上で，より効果的なタイミングでケアを提供する.
- 専門的知識に基づいて，その子どもに合ったケアの方法を工夫する.
- 子どもと看護者がお互いを理解し，お互いの理解に基づく継続的なケア，一貫性のあるケアを提供する.

❸ 子どもが問題を乗り越えていくことを支援する技術

1) 子どもが看護者との一体感を体験できるよう関わる.

- 子どもが抱えている問題について，一緒に考え取り組んでいくつもりであるということを子どもに伝える.
- 子どもが現状をとらえ，何が問題かを明確にすることができるように，子どもと話し合う.
- 子どもが問題を乗り越えていく中で体験する不安や喜びを共有する.
- 子どもと看護者が協働して問題解決の目標を立てる.
- 子どもと看護者が話し合い，問題解決の目標に向かってどのように取り組むか，具体的に計画を立てる.
- 問題解決に向けて取り組んだ結果，どうであったかを子どもと一緒に評価し，必要に応じて目標の修正，計画の修正を行う.
- 子どもと看護者の関係の終結に向けて，子どもが徐々に看護者との同一化の段階から抜け出し，自立していくことができるように関わる.

子どもが看護者と一体感を体験することにより，子どもが自分の力を発揮し，苦しい状況を乗り越えることが可能になる.

子どもは，問題が徐々に解決するにしたがい，看護者から見捨てられるのではないかという不安をもつ場合がある. 子どもの依存のニーズを認識しながら，徐々に子どもとの距離をもつように関わる. 子どもが自信を取り戻して新たな生活に踏み出せるように支援することが重要である.

3 家族との援助関係を形成する技術

|1| 基礎知識

　看護者は，専門職として子どもの権利を擁護するとともに，家族（親）が子どもの養育責任を果たすことができるように支援していく責務を担っている．家族と援助関係を形成する技術は，子どもを育てながら苦悩している家族をケアし，子どもにとっての最善とは何かを家族と話し合い，子どもの権利を擁護する看護を実践する上で重要である．

a 目的

- 家族を集団としてとらえ，家族を理解する．
- 家族－看護者の心理的距離を縮め，家族を支える．
- 家族に安心感をもたらす．
- 家族とともに問題解決に向けて取り組む．
- 子どものことをよく知っている家族と，専門職である看護者が，お互いの専門性を認め合い，子どもにとっての最善とは何かを考え，最善のケアを提供する．
- 家族の力が発揮できるように支援し，家族のエネルギーを強める．

b 基本的姿勢

- 家族の意思を尊重する．自分自身の価値観や理想を家族に押しつけないように注意する．家族が感情や考えを話しやすいように関わり，家族を理解しようとすることが重要である．
- 家族の言動にはそうせざるを得ない理由がある．家族を理解しようという共感的態度で関わる．
- 家族メンバーはさまざまな考えをもっている．看護者は中立であるよう，自分自身をコントロールする．「家族は子どものために～すべきである」というように，家族を子どもの資源として位置付けないように注意する．
- 家族を"看護の対象"として位置付ける．
- 子どもの身の回りの世話や症状の緩和，子どもの健康回復に向けて家族とともに取り組んでいく姿勢を示す．

|2| 実施方法

1) 家族と向き合う覚悟をして，最大限専門性を発揮する．
- 看護者としての責任を果たし続けるということを決心し実行する．
- 家族を受け止め，家族とともに現実に立ち向かう決心をする．

> 看護者としての責任：家族を看護の対象として位置付け，家族が自らの力を発揮し健康問題に取り組むことができるように支援する．

2) コミュニケーション技術を用いて相互理解を深める．
- 家族が困難だと思っていることは何か，家族はどうしたいと考えているのかを理解する．

> 家族と看護者が協働していく上で，率直で開かれたコミュニケーションをもつことは重要である．

- 家族がどのような援助を希望しているかを理解する.
- 家族に，看護者としての判断や提供できるサービスを説明する.

3）情緒的に支援する.
- 親身になって家族の話を傾聴する.
- 家族の気持ちを吐露させる.
- 家族の迷いに添う.
- 家族の心配を受け止める.
- 一貫したケアを提供することにより安心感をもたらす.
- 家族の心身の疲労に配慮する.
- 家族を気遣う.

> ありのままの家族を受け入れ，その思いを大切にする，間をおき沈黙をとるなど，家族に添うケアを行う.

4）家族との関係性をモニタリングする.
- 看護者に近づいてくる，相談する，質問をするなどの家族の行動から，家族にとって看護者が身近な存在となっているかをとらえる.
- 家族が看護者を，子どものニーズに応えてくれる人，家族のニーズに応えてくれる人として位置付けることができているかをとらえる.
- 家族の表情や様子から，看護者が家族にとって信頼できる存在となっているかを確認する.
- 家族が看護者と一体感をもつことができ，エネルギーを補給することができているかをとらえる.
- 家族にとって安心できる看護者との距離を保つようにする.

> 子どもを守ってやれなかったという罪悪感や，病状が回復しないことへの苦悩，家族内の葛藤など，さまざまな思いがケアに対する否定的な感情として表出される場合がある（転移）. 家族の感情を受け止めながら，家族をとらえ直し，子どもへのケアを家族と話し合うとともに，家族が根底に抱えている問題に対してケアを提供する.

5）家族の存在を重視していることを言語的・非言語的に伝える.
- 子どもにとって家族の存在の重要性を伝える.
- 家族の意向に添う.

> 家族の意向に添うには，不確かな状況においても家族の力を信じることが重要である.

6）家族とともにケアに取り組む.
- 家族の気持ちを把握する.
- 家族の気持ちに添う.
- 家族が困っている事柄に一緒に取り組む.
- 子どものケアについて家族と話し合う.
- 提供されたケアへの家族の否定的感情を受け止める.
- 家族とともに子どものケアを行う.

> 援助関係は，家族との言語的コミュニケーションを通してのみ形成されるものではない. 子どもへの丁寧なケアを積み重ねることも，家族との援助関係を形成していく上で重要である.

7）自らの専門性をアピールする.
- 丁寧なケアを通して専門性を家族にアピールする.
- 看護者は家族が活用できる資源であることをアピールする.

> 看護者が家族を支援していくこと，困ったことなどがあるときは声をかけてほしいこと，対応する準備ができていることを説明する.

8）家族と交渉する.
- 家族の希望・意思・考えと看護者の専門職としての判断を互いに出し合い，話し合い，今後の方向性を見いだしていく.

> 家族と看護者との間で意見が異なることを，当然のこととして受け止め，現実的に検討し，折り合う必要がある.

9）専門職としての考え・意見を話す.
- 病状について家族と話し合う.

> 家族に対して看護者が専門性を発揮することにより，援助関係を結ぶことができる. 単に家族の言う通りに看護者が従うという場合，援助関係を形成するには至らない.

- 子どもの病状について看護者としての臨床判断を説明する.
- 看護者としての意見を率直に言う.
- 病気や療養行動, 自助グループなどについて情報提供する.

10) 家族とともに子どもにとってよりよいケアを創造する.
- 現実を直視することを支える.
- 家族の希望をつかむ.
- 家族が医師と話し合えるように支える.
- チームの力を活用する.
- 家族とともに考える.
- 家族とともに実現する

4 援助関係を形成する技術の活用

看護者は, さまざまな子どもや家族と援助関係を形成していく中で, 援助関係を形成することが難しい子どもや家族と出会うことがある. 子どもや家族との関わりを振り返り, 子ども−看護者, 家族−看護者, 子ども・家族−看護者との間で何が生じているのかを分析した上で, 再度, 援助関係の形成に取り組む必要がある.

1 子どもとの援助関係を形成する技術の活用

| 1 | 子どもと援助関係を形成することに困難感を感じたケース

A君, 13歳, 中学2年生. 1型糖尿病. 小学4年生のときに発症し, インスリン療法により血糖コントロールができていたが, 中学2年生になってコントロールが悪くなり, 入院となっている. 受け持ち看護師は, 入院時, a「頑張って, 早くよくなって学校に行けるようにしようね. 小学校のとき, きちんと食事療法もインスリン療法もできていて, コントロールができていたんだから. 一緒に頑張ろうね」と励ました. A君は, 黙って何も言わなかった. 次の日, 受け持ち看護師がA君の病室を訪れると, 「何か用……」「今は, ちょっと……」と言った. 受け持ち看護師は何回か病室を訪れるが, 「別に, 特に話すことはない」と言われた.

受け持ち看護師は, カンファレンスで状況を説明し, 「A君に避けられている. 退院してからもコントロールしていけるように, いろいろやらなきゃいけないことはたくさんあるのに……. A君とこれからどうやって関わったらいいのか……」と他の看護師の意見を求めた.

| 2 | A君との関わりの振り返り

カンファレンスでA君と受け持ち看護師との関わりを振り返り, 入院時の発言(a)について以下の点が問題提起された.

①A君にとって，励ましになっていないのではないか．一方的に言われ，自分のことをわかってくれないと思ったのではないか．だから「特に話すことはない」と言ったのではないか．

援助関係を形成する上でコミュニケーションは重要である．看護師は，「励まし」のメッセージを送ったのだが，A君が置かれている状況を考慮せずに，またA君が送っていた非言語的コミュニケーションによるメッセージに注意を払わずに，一方的にメッセージを送ってしまったため，A君は傷ついたのではないか．

②A君は中学生になってからも頑張っていたのではないか．もっと，A君のことをわかろうという姿勢が大切ではないか．

③発達段階の特徴を理解した上で，関わる必要がある．健康な友達と比較して，「どうして自分が病気なのだろうか……」と悩む時期である．

④入院時から，「早くコントロールできるように……」と，看護師が急ぎすぎたのではないか．A君との関係性をモニタリングして，子どもと自分との心理的距離を判断しながら援助関係を形成する技術を活用する必要があるのではないか．

| 3 | 今後のA君との援助関係を形成していく取り組み

①受け持ち看護師は，入院時の発言について，率直にA君に謝る．

②A君と受け持ち看護師との関係の立て直しができるように，看護チームでサポートする．

③受け持ち看護師，看護チームは，子どもとの援助関係を形成する上での基本的姿勢（➡p.21参照）に基づいてA君に関わる．

④まず，「子どもと援助関係を結んでいく技術」の〈コミュニケーション技術を用いて相互理解を深める〉〈コミュニケーションを積み重ねていく〉〈子どもの心の安定を図る〉〈子どもの意思を尊重する〉技術を活用する（➡p.21～22参照）．

⑤「子どもとの関係を維持・強化していく技術」の〈子どもとの関係性をモニタリングする〉技術を継続的に活用しながら，〈子どもの力を支える〉〈子どもの理解に基づくケアを提供する〉技術を活用する（➡p.23参照）．

⑥〈子どもとの関係性をモニタリングする〉技術を継続的に活用し，A君が看護師に心を開いていることを確認し，「子どもが問題を乗り越えていくことを支援する技術」を活用する（➡p.23参照）．

2 家族との援助関係を形成する技術の活用

| 1 | 家族と援助関係を形成することに困難感を感じたケース

Bちゃん，4歳，女児．急性リンパ性白血病と診断されて化学療法を開始している．家族は，父親38歳，母親42歳，Bちゃんの3人家族である．自営業であり，Bちゃんの治療開始から，母親は付き添い，父親も仕事を調整し

て，可能な限り病室でBちゃんのそばに付き添っている．看護師が病室に入ると，b両親ともに看護師の行動をじっと見つめる．「どんな状態ですか？」と質問があり，説明すると，その内容をノートに記録している．ノートには，時間・訪室した看護師の名前・看護師が話したこと・行ったこと・両親の質問についての看護師の回答など，細かに記載している．母親は，父親が病室に来ると，父親がいなかった間のことをノートを見ながら説明している．

カンファレンスで，Bちゃんの家族のことが話し合われた．c「毎回，部屋に入ると出るまで，お父さんもお母さんも私の一挙一動を見ている．チェックされている感じ」「点滴を交換していたら，昨日の看護師さんと，やり方が違うけれど……いいのですか？と言われた．信頼されていないなと思った……」「部屋に入るとすごく緊張する．看護師の名前も書いていて，全部書いてるから，何かあったら言われるんじゃないかと思ってしまう……」「子どもに必要なことは，手際よくやって，できるだけ早く部屋を出るようにしている」「これからも治療は続くため，家族とどうやって関わっていったらいいのか……」

|2| Bちゃんの家族との関わりの振り返り

カンファレンスでBちゃんの家族との関わりを振り返り，以下の点が問題提起された．

①子どもが急性リンパ性白血病と診断された家族へのケアは，現状ではできていないのではないか．

②家族の行動（b）について，家族はどうしてあのような行動をとるのだろうか？

③私たち看護師は，どうして家族の行動に対してこのような感情（c）をもつのだろうか？ 「治療のことや子どもの状態のことは，専門家の看護師に任せるべきだ」「どうして家族が記録をしたり，看護師の行為を確認したりするのだろうか」など，家族との援助関係の特徴（➡ p.20参照）の，パターナリズムに私たち看護師が陥っているからではないか．

④家族とのコミュニケーションは重要である．私たち看護師は，家族の言動による［メッセージ］を，「一挙一動を見ている」「チェックされている」「信頼されていない」と解釈しているが，家族は本当にそういうメッセージを送っているのだろうか？ "やっと授かった子どものBちゃんが急性白血病と診断された"という家族が置かれている状況を考え合わせると，家族が何とかBちゃんを守ろうと必死になってとっている行動ではないか．

⑤私たちが「何かあったら言われるんじゃないかと思う」「できるだけ早く部屋を出るようにしている」ことは，家族にどのような［メッセージ］として伝わっているのだろうか．家族は「私たち家族を避けている」「私たち家族のことを誰もわかってくれない」というように解釈しているのではないか，家族は傷ついているのではないか．

| 3 | 今後のBちゃんの家族との援助関係を形成していく取り組み

①パターナリズムがもたらす影響（➡ p.20 参照）について，カンファレンスで話し合い，明確にする．

②看護チームで，家族との援助関係を形成する上での基本的姿勢（➡ p.24 参照）を基盤に関わる．

③家族と援助関係を形成する場合の留意点（➡ p.20 表1.1-3 参照）に留意しながら家族と関わる．

④まず，「家族との援助関係を形成する技術」〈家族と向き合う覚悟をして，最大限専門性を発揮する〉〈コミュニケーション技術を用いて相互理解を深める〉〈情緒的に支援する〉技術を活用する（➡ p.24 ～ 25 参照）．

⑤〈家族との関係性をモニタリングする〉技術を継続的に活用しながら，〈家族の存在を重視していることを言語的・非言語的に伝える〉〈家族とともにケアに取り組む〉〈自らの専門性をアピールする〉〈家族と交渉する〉〈専門職としての考え・意見を話す〉〈家族とともに子どもにとってよりよいケアを創造する〉技術を活用する（➡ p.25 ～ 26 参照）．

■ 引用・参考文献

1) 永井優子．家族との援助関係を築くとは．家族看護．2006，4(1)，p.20-24．
2) Stuart, G.W. 精神看護学Ⅰ．松沢敦子訳．医学書院，1983，p.73-86，〈新臨床看護学大系〉．
3) H・E・ペプロウ．ペプロウ人間関係の看護論．稲田八重子ほか訳．医学書院，1973，p.17-44．
4) 鯨岡峻．対人的コミュニケーションの発達．教育と医学．2001，49(7)，p.20-25．
5) 中野綾美編．小児の発達と看護．第6版．メディカ出版，2019，〈ナーシング・グラフィカ，小児看護学1〉．
6) 野嶋佐由美監修．家族エンパワーメントをもたらす家族看護実践．へるす出版，2005，p.37-40．
7) 野嶋佐由美．家族とのパートナーシップ構築の方略．家族看護．2006，4(1)，p.6-13．
8) 野嶋佐由美ほか．対応困難な家族に対する看護の分析を通して有効な家族看護モデルの開発とその検証．平成4・5年度文部省科学研究補助金研究成果報告書1992．
9) 野嶋佐由美ほか．こころのケア技術研究．平成6年度厚生看護対策総合研究事業研究報告書．
10) 添田啓子．小児看護学におけるコミュニケーションスキル．インターナショナルナーシングレビュー．1996，19(1)，p.20-25．
11) 添田啓子．小児看護臨床実践における対象理解と関係の持ち方に関する研究：幼児期後期を対象とする臨床実践の4つのタイプから．聖路加看護大学雑誌．1998，2(1)，p.31-38．
12) 及川郁子．プリパレーションはなぜ必要か．小児看護．2002，25(2)，p.189-192．
13) 中野綾美．パートナーシップ形成に向けての家族の医療への参画：協同への支援．家族看護．2006，4(1)，p.25-29．

| 小児看護専門看護師としての活動❶ |

高度実践看護師として活躍する小児看護専門看護師

　高度実践看護師とは，看護系大学院で看護学を学び，「対象のクオリティ・オブ・ライフの向上を目的として，個人，家族および集団に対して，ケアとキュアの統合による高度な看護学の知識・技術を駆使して，疾病の予防および治療・療養・生活過程の全般を統合・管理し，卓越した看護ケアを提供する者」[1] のことをいいます．小児看護専門看護師（CNS）は，高度実践看護師として，あらゆる健康レベルにある子どもとその家族の健康生活を促進するために，小児看護の高度な知識と技術を駆使し，安全・安楽な医療を提供できるように，医療現場や社会の新たな課題に取り組んでいます．

◉ **小児看護専門看護師の役割** [1]

①小児看護分野において，個人・家族または集団に対してケアとキュアを統合した高度な看護を実践する（**実践**）．

②小児看護分野において，看護職者に対しケアを向上させるため教育的機能を果たす（**教育**）．

③小児看護分野において，看護職者を含むケア提供者に対してコンサルテーションを行う（**相談**）．

④小児看護分野において，必要なケアが円滑に提供されるために，保健医療福祉に携わる人々の間のコーディネーションを行う（**調整**）．

⑤小児看護分野において，専門知識・技術の向上や開発を図るために実践の場における研究活動を行う（**研究**）．

⑥小児看護分野において，倫理的な問題・葛藤について関係者間での倫理的調整を行う（**倫理**）．

（中野綾美）

引用・参考文献

1）一般社団法人日本看護系大学協議会. 2022年度版 高度実践看護師教育課程基準 高度実践看護師教育課程審査要項. 2022, p.10.

2 安心・安全な環境を調整する技術

学習目標

◍ 入院生活において，子どもが安心して力を発揮できる望ましい環境について理解できる．
◍ 病棟の日課と子どもの生活リズムの調整，睡眠と休息に必要な環境を整える方法を習得する．
◍ 子どもの事故防止の方策について理解し，家族も含めた事故防止の取り組み方法を習得する．
◍ 子どもの感染に関する基礎知識を理解し，感染予防の方法を習得する．

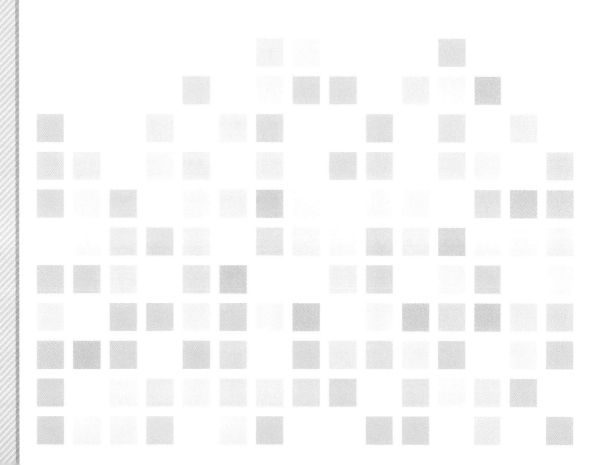

健康障害のある子どもが療養生活を営む上で，看護者には子どもが安全かつ安心して安楽に過ごせる環境づくりが求められる．この環境づくりには，病室や病棟内の生活空間，診察・検査・処置を受ける場における物理的環境の調整，子どもの生活リズムや発達に応じた環境調整，医療者および家族など子どもを取り巻く人的環境の調整，事故防止・感染予防のための環境調整などがある．

1 子どもの視点に立った病院の物理的環境づくり

入院生活を送る子どもや，外来通院をする子どもの視点に立って施設内の空間づくりを行うことは，子どもの安心につながる[1]．物理的環境には温度・湿度，換気，明るさ，音，におい，子どもの生活空間（病室，プレイルームほか）などがある．看護者は子どもの成長・発達を考慮しながら，子どもに適した環境を整える必要がある．

1 温度・湿度と明るさ，音，におい

環境づくりのポイント＆アドバイス

温度・湿度・換気

❶ 室温は夏季は24 〜 27℃，冬季は22 〜 24℃，湿度は40 〜 60%程度に保つ．

❷ 子どもにとっての最適の状態をアセスメントする．

- バイタルサイン
- 発汗
- 四肢・末梢の冷感
- 機嫌
- 暑さ，寒さの訴え

❸ 状況に応じて，温度調節を行う．

- 体温測定，手足に触れてみる．
- 掛け物，寝衣の調整
- 換気
- 直射日光を避ける．

> 医療施設内の温度・湿度は空調システムにより設定されている．病室内で温度調節ができる場合は，病室内外の温度差が生じすぎないように注意する．

> 窓側は冷輻射や日射の影響に注意する．
> 特に新生児・乳児は体温調節機能が未熟なため，体温が変動しやすい．例えば，風通しがよいと体温が奪われやすく，日中の室温上昇や衣類の着せすぎ，寝具の掛けすぎで，うつ熱を起こしやすい．

明るさ

❶ 病室内および病棟全体を明るく，清潔に保つ．
❷ 昼間は明るく，夜間は室内全体を薄暗くする．

> NICUやGCUでは，昼夜の区別がつくような環境をつくる．

> 親（養育者）が付き添っている場合，「プライベートな空間の確保」や「同室者への気遣い」から日中もカーテンを閉め切ることが多く，入り口側のベッドは日中でも日が入らず薄暗い状態となりやすい．看護者は，日中はカーテンを可能な範囲で開けておくよう声を掛け，同室者同士で話しやすい環境をつくる．北側の病室は照明を明るくする，カーテンの色を明るくするなど，状況に応じて病棟設備の改善を検討する．

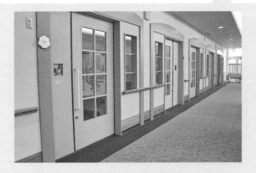

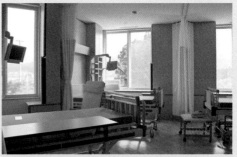

すべてのベッドが窓に面している病室

音

❶病状や治療のため安静を要するとき,夜間の就寝時間や昼寝時には静かに過ごせるよう音に注意する.

❷子どもになじみのある音楽を流す.

> 気になる音にはモニター音,病室の扉の開閉,ベッド柵の昇降,訪室・巡視時の看護者の足音,医療者の話し声などがある.
> 病状など心身の状態が不安定なときは,音に対する不快感が強くなることがある.
> 特に夜間は日中よりも音が響きやすい.
> 年少児は昼寝の時間帯に物音への配慮が重要である.

> 例:病院のエントランスなどの場,子どもの生活時間(起床・就寝時間など)

におい

❶病室内および病棟全体の不快なにおいを取り除く.

> ・換気する.
> ・排泄物は速やかに片付ける.
> ・必要時,消臭剤などを使用する.

> 不快なにおいの原因として,排泄物(尿,便,吐物など),医薬品(治療薬,消毒薬),食べ物などがある.

> 抗がん薬などによる化学療法を行う場合,においに過敏になりやすく,嘔吐を誘発する原因になることがある.

❷食べ物のにおいに過敏な場合は,嗜好に応じて,食べやすい,食べられる物の準備などを検討する.

2 空 間

　子どもが安心して入院生活を送るためには,家庭の雰囲気に近い空間,家族と共に過ごせる空間づくりが大切である.そのためには個室を増やしたり,NICUやGCUなど集中ケアを行う場においても1床当たりの空間を広くしたり,ファミリーケアルーム(スペース)を準備したりするなど,家族がリラックスして子どもに関われるような空間をつくる取り組みが必要である.

　また,子どもが入院する場は,小児専門病院のほかに,総合病院における小児病棟・小児科病棟や成人との混合病棟がある.特に混合病棟においては,子どもに合わせた環境づくりには限界がある.その中で,病室や処置室,プレイルームに子どもが好きなキャラクターやかわいい装飾品で飾り付けをするなど,子どもが安心して過ごせるような環境づくりに努める.

環境づくりのポイント&アドバイス

> 子どもの情緒面の安定や発達の促進につながる.

病 室

❶子どもが好きな音楽を聴いたり,本を読んだりすることができるよう準備する.

❷オーバーテーブルなどを準備し,ベッド上で学習や遊びができるようにする.

❸大部屋の中央にテーブルと椅子を置き,子ども同士が遊べる共有スペースをつくる.

❹各ベッドにロッカーや衣類ボックスを準備し,家族の持ち物も含めて収納できるようにする.

> 入院が長期になると,荷物が増え,煩雑になりやすい.

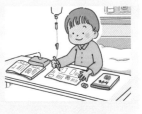

❺学童後期以降は,プライバシーが保たれるように男女別の病室とする.

❻個室には,家族全員が座れるソファや寝泊まりできるベッド,子どもがベッドから降りて遊べるスペースなどを準備する.

> 家族が気兼ねなく一緒に過ごせる環境をつくる.

処置室

❶処置室のベッド間のスペースを広くする。複数ベッドがある場合は、カーテンやスクリーンパーテションで間仕切りをする。

❷カーテンの色調や模様を工夫する。

❸CDプレーヤーやテレビ、タブレットなどを準備して、子どもが好きな音楽を聴いたり、映像や動画を見たりしながら処置を受けられるよう工夫する。

> ほかの子どもの様子が気にならないよう配慮する。可能な限り個室とする。

> 子どもの緊張が和らぐよう工夫する。

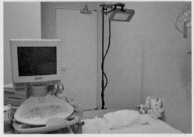

> 遊びの道具として、タブレット、VTR、DVDのほか、絵本、パズル、鏡、人形、音の出るおもちゃ（ガラガラなど）、折り紙、笛、風船など、さまざまなものがある。

頭上のビデオを見ながら受けられる検査室

❹遊びの道具を準備し、処置の内容や子どもの状況に応じた遊びを行ないながら、子どもの気を紛らわせるよう関わる。

❺子どもが怖さを感じる医療機器や注射針などの物品は、子どもが見える位置に置かないようにしたり、カバーを掛けたりといった工夫をする。

> **処置中の子どもの緊張を和らげる遊びの介入（ディストラクション）**
> 処置中に体験する子どもの痛みや緊張を和らげ、処置に意識が集中しすぎないようにするため、遊びの要素を取り入れること。"痛みを修飾する要素である不安や緊張の非薬物学的緩和法"として位置付けられている。プレパレーションの過程に含まれ、知覚統合が未熟である乳幼児にとっては、最も効果的な非薬物的ペインコントロール法とされる[2,3]。

> 子どもが処置や検査を意識しないよう、子どもの遊びをサポートする看護者と、処置が安全に行われるようサポートする看護者とで役割分担をするとよい。

食堂

❶子どもが自由に食事をする場所を選択できるように、子どもと家族に食堂が利用できることを説明する。また、病棟で決められた食堂の利用方法について説明する。

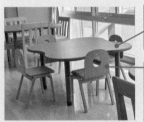

> テーブルは、椅子に座った状態でテーブル上に腕を置きやすいものがよい。

> 椅子は、足が床や足置きに着いて安定する高さのものが望ましい（足が着かない場合に配慮し、足置きを準備しておく）。

子ども用のテーブルと椅子

> 家族と一緒に、あるいは子ども同士で楽しく食事ができる場として有効である。
> 食堂の場所（病棟内か病棟外か、プレイルームの一角にあるなど）により、利用方法は異なる。
> 感染予防などに留意しながら、子どもが自由に利用できる場とする。易感染状態にある子どもや感染症の子どもは利用できない場合もある。

プレイルーム

❶はいはいができるカーペットを敷いた場所、つかまり立ちやつたい歩きができるもの、車椅子やストレッチャーが入れるスペースの確保など、状況に応じた環境を整える。

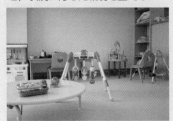

> **プレイルーム**
> 子ども同士が交流し、プレイルームの空間やおもちゃなどを他者と共有することを学んだり、社会性を養う場としても意義が大きい。混合病棟など子どもの入院が少ない病院では、プレイルームがない場合があるため、病棟の環境に応じた、遊びの場づくりを行う。
> 例）・大部屋の中央にテーブルや椅子を置いたり、プレイマットを敷く。
> 　・個室では、子どもの病状に応じて、ベッド上以外に遊びの場をつくる。

> 中学生以上の入院患者を対象に「青少年ルーム」を整備している病院もある。青少年の遊び、レクリエーション、教育を提供することを目的とし、パソコンや本、マンガ、DVDなどが準備されている[4]。

❷子どもが楽しく自由に遊べて嫌なことがないよう，プレイルーム内での検温は控える．あるいは子どもと検温やケアの時間を話し合って決め，子どもが遊びに集中できるようにする．

❸子どもの安全に配慮しながら，子どもの好きな玩具や絵本，動画，DVDなどを準備する．家から持参したものを用いてもよい．

> 玩具類の安全性，衛生面には十分に配慮する．

❹起床から消灯時間までの間，いつでも利用できるようにする．

❺特に乳幼児は見守りを行い，転倒・転落などのリスク管理には十分注意する．

院内学級

❶学習の場は院内学級の教室，ベッドサイドなど子どもの状況に応じて変更する．可能な限り病室と異なる場所で学習できるよう調整する．

❷子どもが「学校」として学習に専念できるよう，授業中の検温やケアは可能な限り控える．

> 病棟の特徴〔小児病院，小児（科）病棟，成人との混合病棟など〕や子どもの疾患などによって，院内学級の形態はさまざまである．

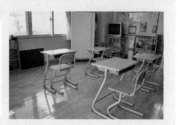

学習室 （➡学習の環境については，2章2節2項p.38参照）

❶起床から消灯時間までの間，いつでも利用できるようにする．受験やテスト（試験）前など，状況に応じて利用時間の延長を考慮する．

❷子どもの成長に応じた机と椅子を準備する．

❸入院している子ども同士で一緒に勉強できるようにする．

> 学童期以降の子どもにとっては，学習室があることが望ましい．病室と区別して学習に専念できる場とする．
> 病棟に食堂があれば，食事時間以外は学習室として利用できるようにする．
> 院内学校（学級）の課外時間を利用して，自己学習が可能な場を提供することもできる．

外来受付・待合室・廊下など （➡小児外来の環境については，ナーシング・グラフィカ『小児の発達と看護』3章7節2項参照）

❶子どもが親しみやすい環境を整える．

- カーテンや壁などの配色
- 壁画（動物，キャラクターなどの活用）
- 飾り付け
- プレイコーナー
- 外来スタッフの服装

> 子どもは慣れない場所，人への恐怖心を抱きやすい．
> 入院中の子どもは，主科以外の診療科を受診する場合，外来で診察を受けることも多く，恐怖心が生じやすい．

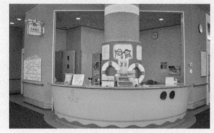

楽しい外来受付（テーマは船）

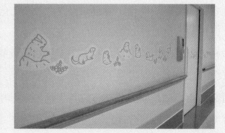

ストレッチャーによる移送時に見える高さに絵が描いてある廊下

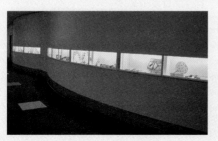

展示品のある廊下（ソフトな照明）

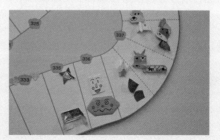

子どもが好きなキャラクターで飾り付け

❷待ち時間の工夫をする.
・絵本や玩具など，子どもが遊べるものを準備する.
・テレビを設置する.

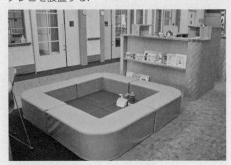

玩具類の安全性，衛生面には十分に配慮する.
一般総合病院では，ほとんどの場合プレイコーナーは小児科のみに限局されているため，診察時間までプレイコーナーを利用できるような体制づくりや，各診療科への本や玩具コーナーの設置が望まれる.
プレイコーナーに保育士やボランティアスタッフを配置したり，同一場所で待たなくてもすむように，電光掲示板の設置やポケットベルでの呼び出しなどを行ったりしている病院もある.

小児入院医療管理料：プレイルーム，保育士等加算

　厚生労働大臣が定める施設基準に適合しているものとして，地方社会保険事務局長に届け出た保険医療機関において小児入院医療管理が行われた場合は，1日につき，所定点数に100点を加算する.
●施設基準
ア．当該病棟に小児入院患者を専ら対象とする保育士が1名以上常勤している.
イ．内法による測定で30平方メートルのプレイルームがある．プレイルームについては，当該病棟内にあることが望ましい.
ウ．プレイルーム内には，入院中の小児の成長発達に合わせた遊具，玩具，書籍等がある.

2　発達段階に応じた環境づくり

　病院では，病状や受診時の状況，入院目的などにより，子どもの環境の変化への適応を待たずに，治療や検査・処置が優先されることがある．子どもは，ストレスの大きい環境下において精神的に不安定になったり，入院の長期化に伴い成長・発達への影響が生じたりしやすい．診察や検査・処置を受ける子どもが「怖い」と感じないような環境づくりが必要である．さらに，健康障害のある子どもが短期あるいは長期にわたる療養生活を営む中で，遊びや学習への取り組みが実現でき，かつ成長発達過程でセルフケア力を高めていけるような環境づくりが欠かせない.

　病院では，子どもの発育や発達課題および病状に応じた生活プログラムを，子どもや家族とともに考えていくことが大切となる．ここでは，入院中の子どもの「発達段階に応じた環境づくり」について述べる.

1　遊びの環境

　遊びは子どもの生活そのものであり，子どもの身体や心，感情や社会性を発達させるものである．入院中の子どもにとっては，環境の変化や苦痛の大きい体験に伴うストレスを緩和する上でも意義が大きい.

➡遊びの意義については，ナーシング・グラフィカ『小児の発達と看護』2章3節4項参照.

遊びの空間づくり

❶プレイルームの設置と利用（➡p.34参照）　❷病室内およびベッド上における遊びの環境づくりをする.

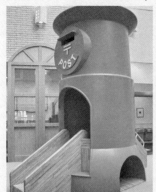

プレイルームの遊具

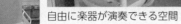

自由に楽器が演奏できる空間

健康障害や治療により易感染状態にある子ども，ベッド上安静や感染症による隔離を要する子どもは，遊びの内容や場が制限されることがある.

特に，長期入院を要する子どもの屋内外の散歩は，子どもの五感を刺激する（主に乳幼児）など，気分転換を図る上で有用である.

❸ベビーカーや車椅子，ストレッチャーを用いて屋外，屋内での散歩を計画する.

遊びの時間づくり

❶子どもの病状や検査・処置，ケア，休息の時間を考慮しながら，「遊びの時間」をつくれるよう計画する.

❷検温や処置の時間を子どもとあらかじめ約束し，遊びの時間にはこれらを行わないようにする.

❸子どもと遊びの時間を約束し，一緒に遊べる時間をつくる.

入院中は，限られた環境の中で遊びが単調になりやすい. 幼児後期以降は，テレビゲームや携帯ゲーム機に夢中になりがちである. 子ども同士で遊べる環境をつくるとともに，保育士，学校教師，看護者が子どもと一緒に遊ぶ時間を増やしていくことも望まれる.

遊びの内容

❶子どもの好きな遊びを把握する.

❷子どもの病状（安静度を含む）や発達段階に応じて，個々の子どもに適した遊びを考える.

❸診察や検査・処置など，子どもにとって苦痛を伴う状況下で，それらを軽減できるような遊びを取り入れる（➡p.34 ディストラクション参照）.

❹集団遊びや季節ごとの病棟行事を取り入れる.

学童期以降は，病棟行事における遊びの企画への参加なども楽しみとなる.
病棟行事の例
例）2月　節分
　　3月　ひな祭り
　　5月　端午の節句
　　7月　七夕，夕涼み会
　　8月　夏祭り，花火大会
　　10月　ハロウィーン
　　12月　クリスマスなど

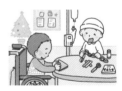

遊びを提供する職種との協働

❶遊びを提供する他職種と定期的にカンファレンスの機会をもち，情報交換を積極的に行う. その中で，それぞれの取り組みを共有するとともに，子どもや家族の状況について把握する.

・医療保育士（病棟保育士）
・保育（遊び）担当の看護者
・院内学級の教師
・ボランティアスタッフ
・親（家族）
・看護学生，医学生

学童期以降においても，遊びのための環境づくりは大切である. 病院では，保育士だけではなく，学校教師が課外時間を利用して子どもと一緒に遊ぶ時間をつくったり，イベントを企画したりすることも多い. ボランティアスタッフが活動する病院も増えている.
カンファレンスなどを活用して，子どもの好きな遊びやその様子，遊びを通して見える子どもの反応などについて情報交換を行い，子どもに必要な遊びの環境づくりに努める.

医療保育とは，医療を要する子どもとその家族を対象として，子どもを医療の主体ととらえ，専門的な保育を通じて，本人と家族のQOLの向上を目指すことを目的とする．保育士が医療と密接に関わる領域としては，病院・診療所（病棟，外来），病（後）児保育室，障害児施設などがある．この目的を達成するために，日本医療保育学会が保育士に対する専門的な研修制度を確立し，一定の水準に達した場合，「**日本医療保育学会認定・医療保育専門士**」として認定している．

仕事の内容は，遊びの援助，子どもの理解力に応じた説明，精神的サポート，きょうだいへの援助など多岐にわたるが，医療行為には関わらない．親が入院している子どももその対象となる．

遊びを活用して子どもの入院生活を支援する専門職には，**ホスピタル・プレイ・スペシャリスト**（HPS），**チャイルド・ライフ・スペシャリスト**（CLS）があり，それぞれ英米で資格を得て日本で活動している．日本では2010年に子ども療養支援協会が設立され，2012年には**子ども療養支援士**が誕生している．

2 学習の環境

学童期以降の子どもは，学習環境が整えられ，教育を受ける権利を有しており（日本国憲法第26条，子どもの権利条約第28条1項），入院中においても病状に応じた学習・教育の機会が保障されることが大切である．これらは学童期の発達課題である勤勉性の獲得につながるとともに，入院生活の中で崩れがちな生活リズムを保ち，同年代の仲間とのつながりなど，子どもの発達において重要な意義をもつ．また，復学への不安の軽減，健康回復への意欲にもつながる．子どもが楽しく意欲的に学習できるような環境づくりが望まれる．

∴・健康障害がある子どもの教育の場

健康障害がある子どもの教育の場には，特別支援学校と，小・中学校の中にある特別支援学級とがある．健康障害などにより継続した医療や療養生活を必要とする子どもに対して，健康管理，医療的ケアを行いながら教育を行っている．入院している子どもは，これらの学校の分校・分教室・院内学級，あるいは訪問学級による学習支援を受けることができる．また，退院後の健康状態によっては，特別支援学校（学級）での継続した教育が必要となる場合もある．

近年は，入院中も原籍校でオンライン授業を受けることができるようになっている．

plus α
病棟保育士

病棟に勤務する保育士は590施設，2856.7名（常勤換算）であり，複数名配置される傾向にある（平成26年医療施設調査，厚生労働省調べ）．

plus α
学校でケアを行う看護師と教員

医療的ケアを要する子どもは年々増加しており，特別支援学校に配置される看護師が増えている．また，「認定特定行為業務従事者」の資格をもつ教員も増えている．さらに，通常の公立小中学校に通う医療的ケアが必要な子どもが増えており，文部科学省は普通学校への看護師の配置を推進している．

学習の空間 (➡p.35参照)

❶学童期，思春期にある子どもにとって，入院していても，教育を受ける機会が保障されること，学習習慣を継続できる空間づくりが大切である．

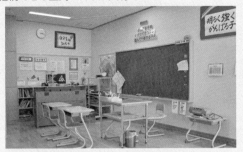

院内学級

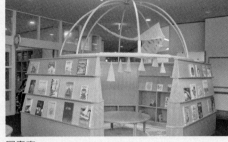

図書室

学習の機会の保障

❶病状を考慮しながら，学習が可能な状態であるかアセスメントする．

> 入院していても学習が受けられること，学習習慣を失わないことを目的とする．

全身状態が安定せず授業が受けられない状態であっても，子どもの意思を確認しながら学校教師に本を読んでもらうなど「学習ができる」ことは，勤勉性の獲得（エリクソン：学童期の子どもの発達課題）や闘病意欲につながる．

❷院内の特別支援学校（学級）の利用について学校教師に相談し，子どもと家族に情報提供する．

短期入院であっても学籍を異動せず，学習支援が可能な場合もある[8]．

❸院内学級の教室，学習室，ベッドサイドなど子どもの状況に応じて学習できる環境を整え，子どもができることから始める．

❹毎日の日課に，学習時間を組み入れる．

❺入院している子ども同士が一緒に勉強できるように配慮する．

高校生の院内学級，訪問教育の設置は非常に少なく，学習環境が阻害されやすい．
入院中，所属校のオンライン授業を受ける子どもが増えている．

学習意欲の維持，向上

❶子どもの主体的な取り組みを支持する．

❷子どもが通っていた学校と連絡をとり，級友からのメッセージを送ってもらったり，状況が許せば教師や級友の面会を考慮するなど，子どもがクラスの一員であることを実感できるように働きかける．

❸オンライン授業が受けられる場合，❷が維持できる機会となる．

特に，病状安定のため，長期間にわたり隔離など閉鎖的な環境下での生活を余儀なくされる場合，学習意欲を維持することは困難となりやすい．
子どもはこれからの生活や将来への見通しが立たず，「どうして勉強しないといけないのかわからない」といった思いを抱くこともあり，同年代の仲間や同じような体験をもつ仲間の存在が支えとなる．

学校教師との連携，協働

❶子どものプライバシーに配慮しながら子どもの病状や治療予定，学習の場や時間，学習中の子どもの様子などについて，医療者と学校教師が情報交換できるよう定期的にカンファレンスを行う.

❷退院前には復学支援（あるいは就学支援）を行う.

- 退院前は復学（就学）する学校と事前に連絡がとれるよう，あらかじめ院内学級の教師に伝えておく.
- 入院中の子どもおよび家族に，復学（就学）への思いや希望について確認する.
- 学校で①経管栄養や吸引などの医療的ケアを要する子どもや，②食事・運動などにおける療養上の注意を要する子どもの場合は，退院前に学校への情報提供を行う. 必要時は連絡調整会議を行う.

子どもや親（家族）の病気や治療に関する思いについて，学校教師から得る情報も多い.
カンファレンスの時間以外でも学校教師と積極的に話す機会をつくる.

院内学級の特別支援教育コーディネーターが学校の関係者や関係諸機関との連絡調整役をすることが多い. 児童生徒への適切な支援のために，協働時に対応できるようにするための役割を担う[9, 10].
『病弱教育支援冊子〜病気の子どもの理解のために〜（全国特別支援学校病弱教育校長会・国立特別支援教育総合研究所編）』では，健康障害がある子どもへの教育支援のあり方について，疾患別の対応方法を挙げて説明している.

3 発達段階に応じた生活環境の調整とセルフケア力を高める環境づくり

発達段階におけるセルフケア行動の特徴を表2.2-1に示す.

表2.2-1　発達段階におけるセルフケア行動の特徴

幼児期前期	▪ セルフケア行動の習得過程にある. ▪ 1歳後期ごろから食事や衣服の着脱など「○○がする！」と自分でしたい気持ちが強くなる. ▪「できた！」という経験が積み重なることで自立心が高まる.
幼児期後期	▪ 基本的なセルフケア行動はほぼ自立する. ▪ 一日の生活の流れがわかり，予測できるようになる. ▪ 療養上必要なことは，わかるように説明することで守ることができる.
学童期	▪ 学童期の子どもは，健康な子どもと同様に「劣等感を克服し勤勉感を獲得する」という発達課題に取り組んでいる. ▪ 基本的なセルフケア行動は自立しているが，健康障害や生活環境の変化により，一時的あるいは慢性的にセルフケア力が低下することがある.
思春期	▪ 思春期の子どもは，「自我同一性（アイデンティティー）の確立」という発達課題に取り組んでいる. ▪ 健康障害が生じた場合，「自分とは何か」について揺れ動き，不安定で危機的な状況に陥りやすい. ▪ 健康に関する自己決定ができ，療養上必要なセルフケア行動の必要性を理解し，実施することができる.

》》幼児期

❶子どもの基本的生活習慣の確立の程度を把握する.

> **基本的生活習慣**
> ①食事のマナー，②睡眠の習慣，③排泄の完成，④清潔の習慣（洗面，清拭，入浴，歯磨き，手洗い，うがいなど），⑤衣類の着脱が身に付くことが基本となる.

これらは，個人差はあるが，3〜4歳でおおむね身に付く. さらに，時間や約束を守る，挨拶をきちんとするなどの生活態度を含める場合もある.
➡基本的生活習慣獲得への支援については，ナーシング・グラフィカ『小児の発達と看護』2章3節6項参照.

❷基本的生活習慣において，子どもが自分でできることは主体的に行えるように見守り，必要時には援助する姿勢で関わる.「自分でできること」を増やす関わりを心掛ける.

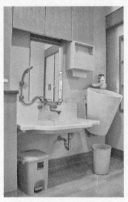
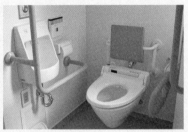
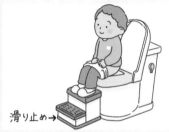

滑り止め→

子どもが生活するためには，発達段階に応じた大きさや高さの設備（トイレ，洗面台，浴室，床頭台など）があることが望ましい.
設備が整っていない場合は，踏み台や椅子などを用意し，子どもが安全に使用できる方法で援助する. 踏み台は滑り止めが付いているものが望ましい.

小さい子ども，車椅子でも使いやすい洗面台とトイレ

❸安静度に応じて，洗面所やトイレ，プレイルーム，屋外を利用し，生活空間を広げる.

生活空間の拡大は，家庭の生活に近づける上でも意義がある.

❹子どもの年齢や理解の程度に応じて日課表を作成する. 子どもが自分で確認できるように，日課表を掲示する場所・高さを工夫する.

時間の概念は幼児後期から学童期にかけて発達する. 日課表は食事，睡眠，遊びなど，生活の様子がわかるイラストを活用する. 文字がわかる子どもには，文字も活用する.

》》学童期

❶日課について，子どもと一緒に考え計画する.

❷入院中の生活において，子どもが自分でできることと，親（家族）や医療者の援助を要することについて明確にする.

❸「子どもが自分でできること」を親や医療者が奪わないようそばで見守り，できないときには手助けする.

❹日常生活におけるケア，検査・処置などについて，子どもに必要性を十分に説明し，子どもが意思決定した上で参加できるようにする.

❺服薬や注射，学校での過ごし方など，健康障害により生じた新たなセルフケア行動について，学習の機会を設ける.

❻セルフケア行動の習得の過程において，親とともに取り組むことができるように援助する. その中で，子どもが主体的に取り組めるよう親役割を明確にする.

子どもの体調や治療および検査・処置に応じて柔軟に対応する.

輸液のための穿刺部位は，食事摂取や排泄などに支障を来さないように選ぶ. 子どもは「遊べること」「ゲームができること」を条件に穿刺部位を希望することもある.

健康障害に伴い新たに生じた服薬や食事療法などのセルフケア行動に親が過度に関わることは，子どもの主体性を阻害し，「自分は何もできない」といった劣等感につながりやすい.

》思春期

❶思春期の子どもの発達的特徴，健康障害によって生じる心理的変化とストレスへの対処行動について理解する.

❷病気や療養行動について，思春期の子どもが理解できるように十分説明をする.

> 思春期の子どもと親には，個別に働きかける.
> 親は親役割について再考する時期にある.
> 子どもは「親への依存と自立」の間で揺れ動く時期でもあり，親が子どもの療養行動に関心をもつこと，状況に応じて手助けすることが子どもの安心につながる.
> 思春期の子どもの療養生活への親の過干渉・過保護により，健康障害および療養行動のコントロールが影響を受けやすくなる.

❸子どもの「病気があること」「病気がある自分」に関する思いを受け止めながら，子ども自身が「病気とともに生きる」術を見いだしていくことができるよう援助する.

❹健康障害は自己の一部にすぎないことを理解し，「自分のよいところ」「他の人と同じところ」「健康障害があっても普通に生きられる自分」を見いだせるよう援助する.

❺家庭および学校を中心とした子どもの日常生活を具体的に把握する. 子どもの生活スタイルに合わせて療養行動がとれるような方法について，子どもとともに考える.

❻子どもの意思を尊重し，主体的な行動を支持する.

❼思春期の子どものプライバシーを保持する.

> ・病室は男女別とする. 混合病棟では，成人と同じ病室であることが望ましい場合もある.
> ・大部屋でカーテンを閉め切っていることは，「自分の空間」を確保するために必要であることに留意しながら，プライベートな空間が確保できるように配慮する.
> ・入浴は，一人で入れるように入浴時間を考慮する.

> 身の回りの基本的なことは自分でできるため，手がかからない存在として医療者の介入が少なくなりやすいことに留意する.

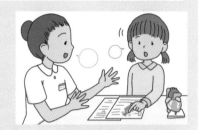

> 長期入院を余儀なくされるなど，これからの生活や将来の見通しが立たない場合，療養行動を継続することへの意欲が低下しやすい.

> 子どもは普通に生活できること，周囲，特に友人と同じことができるなど「普通であること」を大切にする.
> 同じような状況に置かれている同年代の仲間との交流は，療養生活に取り組む術を学ぶ機会となる.

3 睡眠と休息に適した環境づくり

　睡眠と休息は，健康障害のある子どもの精神的な安定や健康回復の促進につながる．睡眠時間および睡眠周期は発達段階によって異なり（表2.3-1），子どもの気質や生活環境などと密接に関わっている．また，病気や治療による身体的・精神的な不調，母子分離や入院による環境の変化は，睡眠習慣に影響を及ぼしやすい．子どもの病状や生活と睡眠パターンをアセスメントし，子どもの入院前の睡眠習慣に配慮した，子どもが落ち着き安眠（休息）できる環境づくりが必要である．

1 家庭での睡眠に関する情報収集

　家庭での睡眠習慣について，子どもおよび家族から以下のような情報を得る．

①就寝・起床時間

②昼寝の回数および時間

③一日の生活の様子

④寝具の種類

⑤入眠時の習慣（睡眠儀式）：子どもが安心して眠るための対処行動

⑥好きな体位・姿勢

⑦寝つき，寝起きの良否

⑧夜間の睡眠の状態（夜泣きの有無，夜間に目覚める回数と理由）

表2.3-1　小児期の睡眠時間の目安

新生児	20 ～ 22時間
乳 児	11 ～ 15時間
幼児（1 ～ 3歳）	11 ～ 13時間（昼寝時間を含む）
幼児（4 ～ 6歳）	10 ～ 12時間（昼寝時間を含む）
小学生（6 ～ 12歳）	10 ～ 11時間
中・高校生（12 ～ 18歳）	8 ～ 9時間

2 安眠，休息ができる環境づくり

1 睡眠を妨げる要因のアセスメントと緩和

❶ 子どもの全身状態を観察する　特に，幼児前期ごろまでの子どもは，自らの身体的苦痛を言葉で表現することができない．激しく泣く，泣き方が弱々しい，ぐったりして元気がないなど，子どもに見られる反応をとらえたアセスメントが必要である．

❷ 病状，および睡眠導入を要する治療・処置の内容と睡眠への影響を把握する

❸ 健康障害や治療に伴う諸症状を緩和する　発熱，発汗，疼痛，嘔気・嘔吐，下痢，瘙痒感，咳嗽，呼吸困難感，倦怠感など

環境づくりのポイント＆アドバイス

敷布団（マットレス），マットレスパッド

❶少し硬めのもので，吸湿性・通気性に富む素材を使用する.

> 主に乳児において，寝返りし，うつぶせになった際の窒息予防や脊柱の弯曲予防を目的として素材を考える.

掛布団，タオルケット，毛布

❶子どもに合った大きさのものを選ぶ.

❷掛布団は保温性に富み，軽く柔らかいものがよい.

❸掛け物は季節や一日の温度差によって調節しながら使用する.

> ・暑いときはタオルケットやバスタオルを使う.
> ・寒いときは毛布や掛け物を増やす.

> 毛布は襟元を半円形にくりぬき，両肩を覆えるようなデザインのものがある.
> タオルケットや毛布などは，家で使っていたお気に入りのものを使ってもよい.

> 乳幼児は，子ども自身で温度調整ができないため，電気毛布は適さない.

カバー

❶通気性・吸湿性に富む素材を使用する.

❷乳幼児は必要に応じて，防水シーツ（おねしょパッド），汗取りパッドを使用する.

❸かわいい色や絵のついたものが好ましい.

> 発汗，吐乳や食べこぼし，尿・便により汚染しやすいため，バスタオルなどを敷き，こまめに交換できるようにする.

> バスタオルは家で使っていたお気に入りのものを使ってもよい.

枕

❶乳児は頭部の発汗が多いため，タオルなど吸水性の高い素材のものを使用し，こまめに交換する.

❷幼児期以降は子どもの好みに合った低めの枕を使用する.

> 新生児・乳児には，枕は必要ではない.

> 高い枕は気道をふさぐ恐れや脊柱の発育への影響が考えられる.

| 3 | 発達段階に応じた睡眠環境

環境づくりのポイント＆アドバイス

≫ 乳幼児期

物理的な環境づくり，生活リズムの調整

❶室温・湿度を調整する.

❷基本的には昼食後の1〜2時間は昼寝時間とする.

> 幼児期以降の子ども，主に4歳以降の子どもの一般的な昼寝時間は1時間以内である. この時期になると，昼寝をしない子どもも増えてくる. 昼寝時間が長く，夕方近くまで眠っているような場合は，夜間の睡眠を妨げることもある. また，検温や与薬などによる中途覚醒で昼寝が十分にとれなかった場合は，子どもの不機嫌やその後の睡眠パターンの変調にもつながる.

> 昼寝時間は2時間前後とし，病状や前日・当日の睡眠パターンを考慮しながら，必要に応じて覚醒を促すようにする.
> 家族が付き添っている場合は，昼寝開始時間を確認しながら対応する.
> 特に成人との混合病棟においては，昼寝の時間が日課に含まれていないこともあるため留意する.

❸昼寝の際は，寝つきをよくするためブラインドやカーテンを閉め，照明を消して病室を薄暗くする.

❹消灯時間には電気を消す. 子どもが怖がらないよう，必要に応じて常備灯や枕灯をつけておく.
照明が子どもの顔に直接当たらないよう位置を変えたり，布を掛けるなどの工夫をする.

> 視覚・聴覚からの刺激を少なくすることが必要である.
> 病院は室内の明るさや音，周囲にいる人などが家庭と大きく異なることに留意する.

❺消灯時間にはテレビを消し，ベッド上のおもちゃは片付ける.

❻尿・便・血液・吐物などにより汚染した場合は，速やかにシーツを交換する.

眠る準備，入眠時の子どもへの関わり

❶病棟の面会時間を緩和するなど，子どもが入眠するまで親（養育者）がそばにいられるように配慮する．

❷眠る前にはおむつ交換を行う．幼児は，歯磨き，排泄を済ませる．

❸気候や室温に合った寝衣（吸水性に富む木綿が好ましい），寝具（暖かさ，重さ，硬さ）を選ぶ．

❹衣服を整える，あるいはパジャマに着替える．

❺安楽な体位を整える（自ら体位変換ができない，体動制限がある場合など）．

❻子どもの睡眠時の習慣や睡眠儀式について，養育者から情報を得た上で取り組む．子どもが好きなものは自宅にあるものを持参してもらう．

- 子守唄など，子どもが好きな歌を歌う．
- 絵本や紙芝居などを使ってお話をする．
- ベッドサイドでその日の出来事などについて話す．
- ゆったりとした音楽を流す．
- 子どもが好きなもの（タオルやハンカチ，ぬいぐるみ，人形など）を持って寝かせる．
- 抱っこをしてスイングするように軽く揺らす，背部や殿部を軽くリズミカルにトントンと叩くなどスキンシップを心掛ける．

多くの場合，入眠時，親（養育者）がそばにいることは子どもにとって最大の安心となる．

寝つきが悪い子どもへの関わり
抱っこや哺乳，おむつ交換を行っても泣き止まず，ぐずつきが続く子どももいる．これには子どもの気質のほかに，入院中の子どもの健康障害に伴う身体の不快感や苦痛，検査・処置による疲れや睡眠パターンの変化が関係する．子どもの睡眠に影響を及ぼす要因についてアセスメントし，苦痛の緩和を図るとともに，安心できる環境づくりを心掛ける．

抱っこのしかた：首がすわっていない3〜4カ月ごろまでは横抱きにし，頭が後ろに倒れないように乳児の首と肩を支える．首がすわった後の乳児は横抱きよりも立て抱きを好むことが多い．

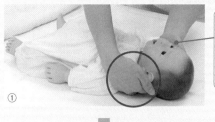

①

抱き上げ方：①両手を頭の下に入れる．②利き手ではないほうの手を殿部まで移動させ，③頭・首・背部を前腕に乗せ，利き手で殿部を支えて抱き上げる．

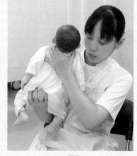

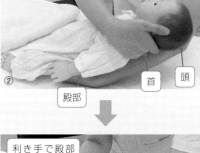

② 殿部　首　頭

利き手で殿部を支える．

③

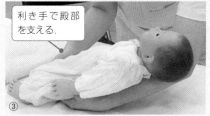

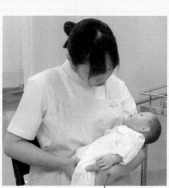

横抱き：肘関節と上腕で頭を支え，手掌で殿部を支える．

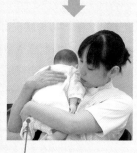

立て抱き：首がすわっていないときは，乳児の頭が肩にもたれかかるようにして支える．

睡眠中の子どもへの関わり

❶睡眠中は中途覚醒しないよう，物音や話し声に注意する.

❷睡眠中の検温と与薬などの処置は，状況が許す限り避け，子どもが起きているときに行うようにする．昼寝の場合は，1時間程度の昼寝時間が確保されてから行う.

❸睡眠中に発汗が多いときには，頭や背部に吸水性のよいタオルを敷き，子どもを起こさないように気をつけながら適宜取り替える.

❹新生児〜乳児期前半は，時々，頭の位置を変えて頭が変形しないように工夫する.

》》学童期・思春期
睡眠と休息リズムの調整

❶特に思春期以降は，病状に応じて消灯時間を1時間ほど遅らせるなど，ゆっくりと睡眠の準備ができるよう配慮する.

❷学習や遊びの後には，病状を考慮しながら安静臥床など休息をとるように促す.

❸病状に応じた休息・睡眠の必要性について，子どもと話す機会をもち，子どもがわかるように説明する.

> 学童期になると，乳幼児期より睡眠時間は短くなる.
> また，基本的に昼寝の習慣はなくなっており，昼寝が夜間の睡眠の妨げとなる場合もある.
> 安静が守れないことや，特に思春期以降は消灯時間に眠れず，廊下や談話室で過ごすこともある.

3 検査・治療処置時の睡眠導入のための環境づくり

　睡眠導入は安静保持や疼痛緩和を目的として行われる．子どもの成長発達や理解力，睡眠と活動のリズムを把握し，おのおのに合った方法を検討する.

|1| 睡眠導入が行われている検査・治療処置

❶検査　CT，MRI，シンチグラム，脳波，エコーなど

❷治療処置　放射線療法，骨髄穿刺，腰椎穿刺，心臓カテーテル検査，各種生検（生体組織診断），中心静脈ライン確保，創傷処置など

|2| 年齢における睡眠薬服用の目安

①安静を要する場合は3歳未満に用いる.

②痛みを伴う，30分以上の安静を要する，体動により検査結果に影響が出る場合は，10歳以下に用いる.

　ただし，子どもの状況によっては，上記の条件に当てはまらない場合もある．子どもの全身状態や精神状態も含めて判断する．侵襲の大きい検査・処置時には，静脈麻酔薬を使用する.

|3| 子どもと家族への十分な説明

環境づくりのポイント＆アドバイス

子どもの発達段階に応じた検査・処置に関する説明

❶検査・処置の必要性と内容

> 「何をされるかわからない」といった不安や恐怖心を和らげ，精神的な安定を促すことが必要である.
> 紙芝居や絵本を用いて，子どもがわかりやすい言葉で検査や処置についてプレパレーションを行う．幼児後期になると，CTやMRIなど侵襲を伴わない場合は，十分な説明を行うことで，睡眠導入剤を使用せずに検査・処置を受けることもできる．また，検査・処置時の家族の同伴も子どもが安心して取り組む上で有効である.
> ➡プレパレーションについては，p.222 用語解説，ナーシング・グラフィカ『小児の発達と看護』3章1節2項参照.

❷睡眠時に検査・処置を行う（睡眠薬を使用する）理由

> ・動くと確実に実施できない．
> ・痛みを感じずに済むなど

❸所要時間

❹検査・処置中の親（家族）の同伴

睡眠導入剤の使用の有無やタイミングについて，子どもの発達段階や理解度に応じてあらかじめ話し合う機会をもつ．
学童期以降の子どもは，説明することで自己決定ができる．

家族への説明

❶家族に以下のことについて十分に説明し，同意を得る．

> ・検査・処置の必要性や方法
> ・睡眠薬を使用する目的，意義と使用時の注意事項
> ・子どもの睡眠を調整するための具体的な方法（➡p.47「睡眠薬を飲ませる工夫，確実な睡眠導入の実施」参照）．

｜4｜環境づくりのポイント

環境づくりのポイント&アドバイス

不安，恐怖心を和らげる環境づくり

❶検査・処置・治療の場の雰囲気を和らげる関わりを心掛ける．
（➡p.34「処置室」参照.）

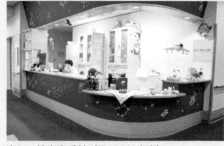

睡眠薬を飲ませる工夫，確実な睡眠導入の実施

❶ 検査・処置の実施時間により子どもの睡眠を調整する．

楽しい検査室受付（テーマは宇宙）

> ・午前の場合：
>   朝の起床時間をいつもより1時間ほど早める．
>   午前中に昼寝をする場合は，その時間に合わせる．
> ・午後の場合：
>   検査・処置時間を午後の昼寝時間に合わせる．
>   それまで昼寝をしないよう働きかける．

❷食事制限の有無について確認する．

❸睡眠薬の服用方法を工夫する．

食事制限がない場合，乳児は哺乳しておくと良好な睡眠が保たれる．

> ・子どもの好きな模様やキャラクターのついたコップを使用する．
> ・睡眠薬の味が嫌いな場合は，睡眠薬と子どもの好きな飲み物を交互に飲んでもらう．
> ・協力が得られる場合は，親（家族）に飲ませてもらう．あるいはそばにいて抱っこをしたり，励ましてもらうようにする．
> ・激しく抵抗し飲ませられない，吐き出してしまう場合は，経口用の注射器にとり，少量ずつ口に含んでもらう．

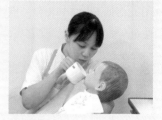

入眠しやすい環境づくり

❶眠りやすい静かな環境を整える．

ベビーカーや車椅子を使用して散歩すると，睡眠が促されやすい．

> ・病室のカーテンやブラインドを閉め，薄暗くする．
> ・外来では，空いている部屋を使用する．

❷睡眠誘導時に子どもの好む方法を取り入れる
（➡p.45「眠る準備，入眠時の子どもへの関わり」参照）．

睡眠導入後の環境づくり

❶ 予定時間より早めに眠った場合，検査・治療部門と連絡をとり，時間調整をする．

❷ 安全に配慮しながら抱っこで移動することもある．

睡眠時の事故防止のための環境づくり

❶ 睡眠薬の服用時の移動は，抱っこかストレッチャーを使用する．

❷ 興奮することもあるため，そばにいて入眠を促す．

❸ 検査・処置時には必ず医師や看護者が立ち会う．

❹ 呼吸抑制が生じる可能性があるため，検査・処置は酸素吸入が可能な場所で行い，子どもに適したバッグバルブマスクや酸素マスクとサチュレーションモニター，酸素ボンベ類を常備あるいは持参する．

❺ ストレッチャーや処置台からの転落防止に努める．

❻ 検査終了後，完全に覚醒するまでは十分に観察する．

眠り始めた直後は眠りが浅く，移動時や検査・処置台に降ろした際に目覚めることも多いため，眠り始めて5～10分後くらいを目安に移動する．また，目覚めた際に親（家族）がいると安心して再び眠りにつくことも多い．

睡眠薬の使用により，睡眠導入に至るまでや，覚醒途中の段階で意識がはっきりせず，うわごとを言ったり，急に立ち上がったり，興奮して泣いたり，落ち着きがなくなったりすることがある．

転落防止策
・柵を上げる．
・処置台ではベルトで固定する．
・医師や看護者は子どもから目を離さない．

4 事故を防止する環境づくり

　入院生活の中では，健康障害のある子どもが安全に，かつ安心・安楽に療養生活を営むことができる環境づくりを行う．乳幼児期の子どもは周囲に対する注意や，危険に対する認識が発達過程にあるため，転倒・転落，誤飲・誤嚥などの事故を起こしやすく，注意を要する．

　例えば，乳児～幼児前期の子どもは，目にした物を口に入れて確かめるといった発達上の特徴がある．また，歩き始めたばかりの子どもは体幹と比較して頭部が大きく歩行が不安定である．2歳を過ぎるとベッドの下にもぐる，ベッド上で飛び跳ねる，物を投げるなど運動機能が向上し活発に動くようになる．肢体不自由などの障害のある子どもは，運動機能の未熟さ，麻痺のある状況から，転倒・転落の危険性が高い．学童期以降の子どもは病気に伴って体力やADLが低下していたり，点滴などの付属物がある場合は，転倒・転落の危険性が高まる．また，子どものそばにいる家族の疲労や不注意などから，事故につながることもある．

　このようなことから，入院中の子どもの発達の特徴や全身状態，家族の状況，過去の転倒・転落歴を考慮し，転倒・転落リスクアセスメントツールを用いながら事故を防止する環境づくりを行う必要がある．

1 子どもと家族への十分な説明

　子どもと家族に，入院時オリエンテーションの際，転倒・転落などの危険防止策についてパンフレットやポスターを用いて説明することが大切である．子どもへの説明は発達段階・理解度に応じて工夫する．また，危険を伴う行動が見られた際には，説明を繰り返して行う．家族に対しても，繰り返し説明する．

2 転倒を防止する環境づくり

環境づくりのポイント&アドバイス

病室・廊下

❶ 点滴スタンドや車椅子は一定の置き場所を設け，廊下には物品を置かない.

❷ 子どもや家族の荷物はロッカーや衣類ケースに納まる程度とし，ベッド周囲の物は最小限にする.

> 肢体不自由がある子どもは，子どもに合った特殊な車椅子を用いており，入院時に持参することが多い.

> 長期入院になると，子どもおよび家族の荷物が徐々に増え，置き場所に困ることがある.

❸ 紙くずや食べこぼしなどにより，床が汚れていると滑りやすいため，速やかに片付ける.

❹ 歩き始めたばかりの子どもや輸液管理をしている子どもは，看護者や家族が必ず同伴する.

❺ 履物は滑り止めのついたものを使用する.

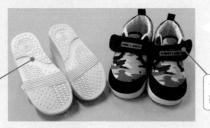

> 履物はスリッパよりも上履きタイプの靴や履きやすい運動靴がよい.

滑り止めのある靴

> テープはしっかり固定し，靴が脱げないようにする.

❻ 病室内の面会者および家族用の椅子は，子どもがベッドに昇降するための踏み台として使用しないように，家族の不在時には片付けておく.

ベッド

❶ ギャッチアップのハンドルは，必ず収納しておく.

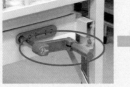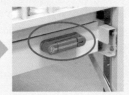

> ハンドルを出したままにしておくと，ぶつかって打撲したり，つまずいて転倒したりして，けがの原因となることがある.

❷ ベッド内の整頓を意識して行い，ベッド上での転倒や打撲を予防する.

❸ 必要時，柵に安全パッドなどを巻き付ける.

> ベッドの外から子どもの様子が観察できるようにする.
> 歩行が不完全な1歳前後の子どもはベッド上でつかまり立ちをして転倒し，柵に頭をぶつけることがある.

浴室

❶ 乳児から幼児前期ごろ（3歳ごろ）まではベビーバスや備え付けの乳幼児用の浴槽を使用する.

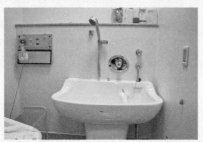

> 成人との混合病棟では，手すりの位置や浴槽の深さなど，構造上，子どもに適したものでないことが多い.
> 使用時は，必ず医療者や家族が同伴し，介助する.

乳児用の浴槽

❷ 浴室を利用する場合は看護者や家族が必ず付き添い，目を離さないようにする.

❸ 家族が付き添っている場合，一緒に入浴できるよう配慮することがある.

❹ 浴用マットを使用し，浴槽から出たときに滑らないようにする.

3 転落を防止する環境づくり

ベッド

❶子どもの発達段階および身体の大きさ，運動機能など，全身状態に応じたベッドを選択する．

❷子どもが自分でベッドの昇降ができる場合は，ベッドから降りた際に柵を必ず上段まで上げておく．また，ベッドに戻った後も同様にする．ベッド柵を上げた際，ストッパーがかかっているか，必ず確認する．

ベッドの種類と適応
• 床高ベッド：新生児〜乳児（寝返りする程度）
• サークルベッド（小）：新生児〜乳児（つかまり立ちする程度）
• サークルベッド（大）：幼児（1歳くらい）〜学童前
• 学童ベッド，成人用ベッド：主に学童以上

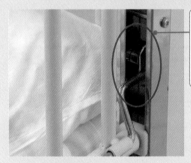

止め金にかかっているか，柵を上げた状態で上から押してみて柵が動かないか，確認する．

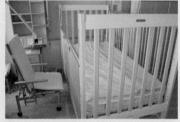

サークルベッド

❸ベッド柵を下げて乳幼児と関わる場合は，目を離さない．少しの時間でも離れる，背を向ける場合には柵を必ず上段まで上げる．

❹ベッド内に積み重ねた毛布や枕，本や大きなおもちゃなど，子どもが踏み台にしてベッド柵を越えそうなものは置かない．

❺ベッドのギャッチアップは，看護者や子どもがそばにいない場合，必要時を除いて行わない．

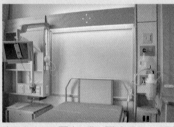

寝たときに，頭上に物（酸素吸入，吸引の器具）がないよう工夫されたベッド

❻柵の高さ：乳幼児がベッド上で立った際に首より上で肩が出ない高さにする．

> 幼児期になり運動機能が発達してくると，ベッドによじ登ったり，飛び降りたり，カーテンレールにぶら下がったりするなどして遊ぶ子どももいる．そのため，ベッドから離れる場合は，ベッド柵を上段まで上げておく．

❼家族と協力しながら，子どもがベッド上で安全に過ごせるように工夫する．注意事項についてパンフレットなどを用いながら説明する．

> ベッドからの転落は，ベッド柵を下ろして家族が接していた際，何かを取ろうと一瞬子どもに背を向けた隙に起こるケースが多い．

❽幼児後期の子どもには，安全なベッドの昇降の方法について説明し，子どもが踏み台などを使ってベッドに安全に昇降できることを確認する．また，学童ベッドに変更可能な幼児はベッドを変更する．

> 幼児後期の子どもの場合，ベッド柵を高くすると，自分で降りようとベッド柵を乗り越え，ベッドから転倒するケースがある．

❾ADLがほぼ自立している学童は成人用ベッドを利用してもよい．この際，ベッドの高さは必ず一番低くする．また，あらかじめ子どもが自分で昇降できるか確認し，必要に応じて踏み台などを準備する．

> 学童期の子どもは，自らベッドから降りることが可能であるため，成人用ベッドのほうがサークルベッドよりも高さが低く，転倒しにくい．

❿成人用ベッドを利用する場合，子どもが移動，昇降しやすいように，ベッド柵の場所を調整する．

車椅子，ストレッチャーと移乗・搬送

❶子どもの発育や全身状態に合わせて選択する.

特に，幼児前期ごろまでの子どもは，原則としてストレッチャーを使用する．車椅子は腰ベルトがついているものが望ましい.
一般病棟などでは，小児用の車椅子が準備されていないことも多い．成人用の車椅子の使用は学童期以降とする.
ストレッチャーは，周囲を囲った小児用の箱型のものが望ましい.

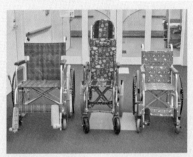

車椅子

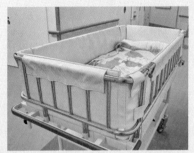

ストレッチャー

❷車椅子およびストレッチャーに移乗する際には，必ずストッパーがかかっているか確認する.

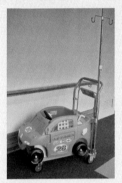

点滴架付きカート

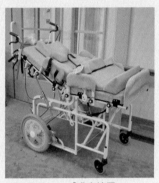

リクライニング式車椅子

❸車椅子（ストレッチャー）への移乗，車椅子（ストレッチャー）からベッドへの移動の際には，原則として医療者が介助する.

介助者の負担とならないよう，子どもの発育に応じてリフト使用の有無について検討を要する場合もある.

❹移動時は，子どもの発育や全身状態に応じて十分な人数を確保する.

❺病棟外への搬送はストレッチャーや車椅子，状況に応じてベッドを用いる．検査や手術で麻酔を使用した際には，必ずストレッチャーかベッドで病室まで搬送する.

子どもの不安が強い場合，子どもの体動が激しい場合などは無理にストレッチャーに乗せずに，医療者または看護者が同伴した上で家族が抱っこして移動する．抱っこでの移動は家族や看護者自身の転倒の危険性があるため，注意する．また，必要になった場合に備えて，ストレッチャーを準備しておく.

❻子ども一人に対し看護者一人が同伴し，複数の子どもを同時に搬送しないようにする.

❼子どもが一人で車椅子を使用する際には，車椅子への移乗や車椅子の操作に関して危険がないか，必ず確認した上で許可する.

❽搬送時も子どもから目を離さないようにする.

❾点滴中や一人で歩くことが危険と考えられる子どもは，看護者や家族が付き添う．子どもとの距離，歩く速さ，曲がり角の有無など，子どもの目線で安全に配慮することが大切となる.

ベッドから車椅子への移乗が可能な子どもの場合

❶ ベッド柵を下げ，安定した踏み台をベッドサイドに置き，安全に昇降できるようにする．

❷ ベッドのストッパーがかかり，ベッドが動かないことを確認する．

点滴を行っている場合は，点滴スタンドを車椅子の近くの安全な位置に移動する．

❸ 車椅子をベッドサイドの安全に移乗ができる位置に設置し，ストッパーをかける．子どもにベッド柵を下げることを伝え，子どもが安全に移乗することができるよう声掛けを行い，子どもの動きから目を離さないようにする．必要時，介助する．

❹ 子どもが安楽な体勢で車椅子に座れるようにする．車椅子に固定ベルトがある場合は，必ず止める．

点滴を行っている場合，点滴ルートが車椅子に絡んだり，点滴スタンドが倒れたりしないよう，点滴スタンドの位置や点滴ルートの場所，長さを工夫する．
家族が点滴スタンドを押す場合は，車椅子の横を歩き，安全に注意してもらう．搬送時，子どもの動きに注意し，子どもから目を離さないようにする．

車椅子の支給

　健康障害を有し自立歩行が困難な子どもにとって，車椅子は日常生活を送る上で重要な手段となる．
①身体障害者手帳を所持している場合は，身体障害者（児）補装具交付等事業として，交付，修理が行われる．

②①に該当しない場合，小児慢性特定疾病児日常生活用具給付事業として，必要に応じて給付される．
　車椅子の支給は地域や障害の程度によって異なるため，詳細は住民票のある市町村に確認が必要となる．申請手続きを行うに当たり，病院内のメディカルソーシャルワーカーや市町村の窓口に相談する．

ベビーカー

❶ 子どもの発育に応じたものを準備する．

❷ 子どもに合わせて腰ベルト・股ベルトのサイズを調節した上で正しく取り付け，ロックを確認する．子どもの動きに伴うベルトの緩みに注意する．

❸ 子どもから目を離さない．

散歩や子どもが寝つけないときなどに使用する．
必要時，家庭で使用しているものを持参してもらう．

子どもが眠ってしまった場合，そのままにせず必ずベッドで寝かせる．
ベビーカーに一人で乗っていて転倒することもある．

診察（処置）台

❶ 診察（処置）台に昇降する際は，子どもの発育や理解度，全身状態に応じて適切な方法を選択する．

- 抱っこで移動
- 踏み台を使用
- 診察（処置）台の高さ調節など

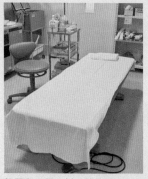

処置台：最も低い状態

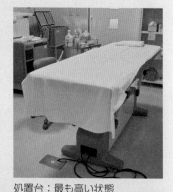

処置台：最も高い状態

❷ 診察（処置）台に子どもがいるときには，医療者が必ずそばにいて目を離さないようにする．

乳幼児は，処置・検査の待機中や中断時には，状況に応じて看護者が抱っこをすることもある．

安全性の確認

❶ ベッドや車椅子，ストレッチャー，ベビーカーは定期的に点検する．

❷ 使用する際は，破損の有無，柵の開閉がスムーズにできるかなど，安全性を再確認する．

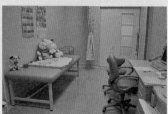

外来診察室

4 その他の事故防止：誤飲・誤嚥，外傷，窒息など

環境づくりのポイント&アドバイス

誤飲・誤嚥，外傷

❶特に3歳未満の子どもにおいて，ベッド内には角のとがったおもちゃや，誤飲の原因となる口に入るような小さいおもちゃ，ボタン電池を使ったおもちゃなどは置かない。

❷手足を挟み込まないようにベッド柵にネットを使用することがある。

❸マットレスは適切な大きさのものを選ぶ。また，バスタオルや毛布を丸めて入れ込むなど，隙間を作らないように工夫する。

さまざまな使用状況を規定した（社）日本玩具協会のテストをクリアしたおもちゃにはセーフティ（ST）マークが付いている[20]。
「誤飲チェッカー」「誤飲防止ルーラー」などのツールを用いて，誤飲の原因となる物のサイズを確認できる。
誤飲は1歳台の子どもに最も多く，ほとんどが3歳までの乳幼児期に生じる。家庭では，たばこや医薬品，ビー玉，おはじき，硬貨などを飲み込むことが多い。豆類などの食物片や小さいおもちゃは，気道閉塞の原因となるため注意を要する。

ベッドとマットレスの間に隙間があると，手足を挟み込む恐れがある。

窒　息

❶授乳直後の乳児の場合は，軽く上半身を挙上し，顔を横に向けるか側臥位にして，溢乳や吐乳による窒息を予防する。

❷睡眠時の寝返りの際，寝具やぬいぐるみなどによる胸腹部の圧迫で眠りが不安定にならないよう気を付ける。

❸子どもが激しく泣き，眠れないときは看護者がベッドサイドにいるようにする，ナースステーションに連れてくるなど，看護者の目の届く範囲で対応する。

❹特に3歳未満の子どもの場合は，ベッド周囲におもちゃや硬貨，小さいお菓子類や食べ物を置かないよう注意する。

❺乳幼児の場合は，看護者や家族の見守りの下で食事を行う。食事内容は，子どもの摂食状況（咀嚼力，嚥下力）に応じた大きさ，硬さのものを準備する。

嘔吐による窒息を防ぐため，十分排気し，疾患によって嘔吐しやすい場合は，体位を工夫する。

うつぶせで遊ばせる場合，柔らかい布団では，窒息の危険性が高くなるため，適度な硬さがあるものを選ぶ。フード付きの衣服は窒息する危険性が高いため，屋外で遊ぶときには特に注意を要する。

食べ物による窒息の原因となる主なものには，ピーナッツなどの豆類，あめ，こんにゃくゼリー，パン，おにぎりなどがある。

その他

❶ブラインドのひもやカーテンは，子どもが遊びに利用する恐れがあり危険を伴うため，必ず手が届かないように縛っておくなどの工夫をする。

❷ベッド周囲にある輸液ポンプやその他の医療器具は，子どもが触れたり引っ張って落としたりすることがないよう，可能な限り子どもの手が届かない位置に置くなどして注意する。

乳幼児には，ナースステーションに近く，ガラス越しに見えるなど，観察しやすい病室を準備することが望ましい。

5 感染予防のための環境づくり

　子どもは免疫機能が未熟であるため，年齢が低いほど感染症に罹患しやすく，また，敗血症や髄膜炎，脳症を引き起こすなど重篤な状態に陥りやすい．疾患によっては，運動障害や知能障害などの後遺症を残すこともある．また，病院にはさまざまな感染症に罹患した患者が受診あるいは入院しており，院内感染が発生しやすい．特に，総合病院における小児（科）病棟や混合病棟においては，感染症に罹患した子どもと易感染状態にある子どもが混在しているため，その危険性が大きい．一方で，子どもが感染予防のために隔離など生活環境が制限された場合は，成長発達やQOLに影響を及ぼす．

　子どもの権利が守られ，子どもの成長発達やQOLを保障しながら，感染予防のための環境づくりに取り組む必要がある．

1 感染経路と主な病原微生物

　子どもの入院の多くは，感染症への罹患・増悪に伴うことが多い．また，感染症以外の疾患の精査・治療入院中に，感染症を発症することもある．空気感染，飛沫感染，接触感染を起こす感染症については，早期発見に努めるとともに，感染症に応じた適切な対応を要する．

:• 感染経路　感染経路と主な病原微生物の対応は，**表2.5-1**の通りである．

表2.5-1　感染経路と主な病原微生物

	感染経路および感染症の伝播経路	主な病原微生物
空気感染	感染者の咳やくしゃみにより排出された空中を浮遊する飛沫核（5μm以下）や微生物を含む微粒子を吸い込むことにより感染する．	結核菌，麻疹ウイルス，水痘・帯状疱疹ウイルス（免疫力が低下している場合）
飛沫感染	感染者の咳やくしゃみにより排出された直径5μmより大きい飛沫粒子が，ヒトの結膜や口鼻腔粘膜に付着することにより感染する． 空気中には長くはとどまれず，飛距離は1m程度である．	風疹ウイルス，百日咳菌，流行性耳下腺炎ウイルス，溶血性レンサ球菌，肺炎球菌，インフルエンザ菌，髄膜炎菌，ジフテリア菌，マイコプラズマ，アデノウイルス，インフルエンザウイルスなど
接触感染	皮膚や粘膜の直接接触，およびヒトから物を媒体とした間接接触により感染する． 医療者，家族や面会者の持ち込みなどによっても起こり，院内感染において最も問題となる．	メチシリン耐性黄色ブドウ球菌（MRSA），腸管出血性大腸菌（O157など），サルモネラ菌，ロタウイルス，ノロウイルス，RSウイルス，水痘・帯状疱疹ウイルス，A型肝炎ウイルスなど
母子間の垂直感染	妊娠および出産時に感染する． 主に胎盤感染，産道感染がある．	水痘・帯状疱疹ウイルス，単純ヘルペスウイルス，B型肝炎ウイルス，ヒト免疫不全ウイルス（HIV），溶レン菌など
血液感染	注射や輸血，外傷による血液が粘膜に触れることなどにより感染する．	B型肝炎ウイルス，C型肝炎ウイルス，HIV
日和見感染	本来，病原性の低い常在菌が，疾患および治療により免疫力が低下したヒトに感染すると増殖し，重篤化する．	• 細菌：MRSA，緑膿菌など • 真菌：カンジダなど • ウイルス：水痘・帯状疱疹ウイルス，サイトメガロウイルスなど

標準予防策（スタンダードプリコーション）

標準予防策は感染症の有無にかかわらず，すべての患者のケアに際して適用する疾患非特異的な予防策である．患者の血液，体液（唾液，胸水，腹水，心嚢液，脳脊髄液などすべての体液），分泌物（汗は除く），排泄物，あるいは傷のある皮膚や粘膜を感染のある物質ととらえ対応することで，患者と医療従事者双方における医療関連感染の危険性を減少させる．

看護実践における具体的な対策である手指衛生，個人防護具の適切な使用（手袋，ガウン，マスク，ゴーグル，フェイスシールド），呼吸器衛生・咳エチケット，患者配置，安全な注射手技，患者に使用した医療器具の取り扱い，環境の維持管理，リネン，食器類の適切な取り扱い，腰椎穿刺時の感染防止手技に関する基本的手技を遵守する．

2 感染予防対策

①感染予防のため，医療現場におけるすべての患者に適用される**標準予防策**（standard precautions）と，標準予防策では完全に感染を防ぐことができない状況で活用する**感染経路別予防策**（transmission-based precautions，空気感染，飛沫感染，接触感染に関する予防策）の2段階の予防策を行う（隔離予防策のためのCDCガイドライン，2007）．

②医療関連感染予防のため，院内で作成された感染予防に関するガイドラインに基づいた対応を行う（➡ p.56 表2.5-2）．

③**手指衛生**は，看護行為の前後での手洗いを基本に，❶石けんと流水，または，❷擦り込み式アルコール手指消毒薬を用いる．看護行為の基本は手袋着用が必須であり，手袋を外した後も手指衛生を行う．

3 隔離，逆隔離を要する子どもへのサポート

隔離を要する子どもは，慣れない環境や家族の面会制限などにより，不安や抑うつ，焦燥感，寂しさなどの精神的ストレスが生じやすい．逆隔離*により，長期間，個室管理を要する場合などは，病室内のみの生活のため行動範囲が限局されることで，筋力低下など二次的な身体機能への影響が生じやすい．

用語解説*

逆隔離

感染に対する抵抗性が低下した患者（易感染性患者：compromised host）を，交差感染から守るための隔離．清潔隔離ともいう．

|1| 子どもと家族への十分な説明と同意

①感染症により隔離を要する場合，子どもと家族にその必要性や隔離中の過ごし方，子どもに付き添う家族・他患者への感染伝播を予防する上での対策について，パンフレットなどを用いて説明し，理解・協力を得る．

②入院中のすべての子どもと家族に，手洗い・含嗽（うがい）やマスクの着用，排泄物の処理方法など，子どもの病状に応じて必要となる感染予防のための具体的な方法について指導を行う．

③外泊時には外泊中の感染予防のための注意事項について，事前にパンフレットなどで子どもと家族に説明する．外泊中に体調の変化があった際には，すぐに連絡するよう伝えておく．

④家族に居住地域や入院・受診患者の感染症の罹患状況を知らせて，注意し

表2.5-2　感染予防対策

感染予防対策		具体的な方法
感染源対策	感染患者の隔離	①原則として個室とする. ②異なる感染症に罹患した子どもを同室にしない. ③聴診器や体温計,血圧計などは個人用を病室に常備して使用し,ほかの子どもに使用しない. ④子どもの感染症に伴う症状が改善している場合においても,感染力は残っているため,感染症に応じた隔離期間に関する知識をもつ.
	感染が発生した場所の消毒	①病室を変更する場合は,感染症に応じた病室の清掃,消毒を徹底して行う.
	汚染物品の消毒	①使用した医療物品について,感染症に応じた滅菌,消毒,洗浄方法および消毒薬の種類について熟知し,ガイドラインに基づいて実施する. ②哺乳瓶や食器類などの消毒は,個別に行い,共同の消毒薬を使用しない.
	感染性廃棄物の管理と処理	①感染性廃棄物については,決められた方法で廃棄,処分する.
感染経路対策	感染症の伝播経路の予測と遮断	①感染症に罹患する可能性の大きい乳幼児・学童や,感冒症状や胃腸症状のある成人の面会を制限し,感染症の病棟内への持ち込みを予防する. ②子どもが感染症に罹患して入院している場合,家族が感染源となる可能性もあるため,家族の体調管理が必要となる.家族が発症した場合には面会制限を行う. 【症状スクリーニング】 1. 体調の変化(発熱,発疹,呼吸器・消化器症状など) 2. 付き添い面会以外の家族に感染症罹患者がいないかなど,チェックリストを用いて確認する. ③子どもの外泊前には,感染症に罹患している家族がいないか確認し,状況に応じては外泊を控えたり,外泊時に接触を避けるように説明する. ④外泊から帰院した入院患児が感染源となることもあるため,帰院時には必ず体調の変化がないか,外泊時に感染症に罹患した人との接触がなかったかなど,症状スクリーニングを行い,必要に応じて抗原検査などを行い,感染予防に努める. ⑤外泊中に体調の変化があった場合は,状況によって外泊を延長することがある(治療を要する場合は,帰院し,隔離する). ⑥長期入院を要する状況にある子どものきょうだいの面会時は,保育園や学校での感染症の流行状況,ワクチン接種歴や既往歴を確認する. ⑦医療従事者,両親・面会者など子どもに触れる人の手指衛生を確実に行う. ⑧おむつ交換など,排泄物の処理時は手袋を装着し,手指衛生を行う. ⑨口腔・気管吸引は,手袋,マスク,ゴーグル,プラスチックエプロンを着用して行う. ⑩医療従事者の健康管理に努める.
	通常の清潔保持	①入院している子どもすべてを対象に,子どもの周りの環境整備に努める(コット,保育器,ベッド,病室の清掃など). ②おもちゃの衛生管理に努める.おもちゃは可能な限り個人の物を使用する.共有する場合は,表面が硬くクリーニング(洗濯)や消毒のしやすい素材の製品を選択する. ③プレイルームは清掃しやすい製品の使用や配置,飾り付けをする.
感受性対策	予防接種,抗菌薬や抗ウイルス薬の投与による予防	①病院スタッフは,採用時に麻疹,風疹,水痘,ムンプスといった子どもの代表的な伝染性疾患に対する抗体保有の有無を確認し,感受性者についてはワクチン接種を行う. ②必要時,家族(きょうだいを含む)のワクチン接種を勧める. ③入院後に他の疾患の治療や検査目的で入院した子どもが水痘などの感染症を発症した場合,易感染状態にある子どもや入院中に接触のあった子ども(特に罹患経験のない乳幼児)を中心に予防内服などの対策を行う.

てもらうようにする.

|2| 保護者の責任と家族からの分離の禁止

　家族の面会や付き添いを可能な限り自由にし,子どもと家族のストレスが最小限になるよう配慮する.面会制限がある場合は,いつ会えるのか,次の面会時間を子どもがわかるように説明する.

3 最小限の隔離期間

特に逆隔離を要する子どもにおいて，子どもの全身状態や検査データを考慮しながら，安定時には隔離が解除され，入浴や院内学級への通学，きょうだいとの面会や外泊など，できるだけ普通の生活ができるように援助する．

4 教育・遊びの機会の保障

保育士やチャイルド・ライフ・スペシャリストなど遊びの専門職，学校教師，看護師による遊び教育の支援を行う．それぞれの専門職に感染予防対策について十分に説明し，協力を得る．

■ 引用・参考文献

1) 三輪富士代ほか．小児専門病院における看護管理：子どもの療養環境を整えるために．小児看護．2016，39（9），p.1123-1131.
2) 田中恭子．プレパレーションの5段階について．小児看護．2008，31(5)，p.542-547.
3) 吉谷真理子ほか．病院からのレポート③「プリパレーション，みんなの工夫」．チャイルドヘルス．2005，8(8)，p.590-591.
4) 田中恭子．重症の慢性疾患児の病棟での療養・療育環境の充実に関する研究：専門的支援の具体的方法とその効果③療育環境としての青少年ルームの意義．平成24年度成育疾患克服等次世代育成基盤研究事業（厚生労働科学研究費補助金），p.124-126.
5) 厚生労働省．病院数，病棟に勤務する保育士の状況・一般病院（再掲）・病床の規模別．平成26年医療施設（静態・動態）調査．
6) 日本医療保育学会．https://iryouhoiku.jp/，（参照2023-11-06）.
7) 子ども療養支援協会．http://kodomoryoyoshien.jp/，（参照2023-11-06）.
8) 西牧謙吾ほか．入院中の子どもの教育支援・復学支援．小児看護．2011，34(7)，p.865-870.
9) 文部科学省：特別支援教育について．https://www.mext.go.jp/a_menu/shotou/tokubetu/main.htm，（参照2023-11-06）.
10) 全国特別支援学校病弱教育校長会．病気の児童生徒への特別支援教育：病気の子どもの理解のために．http://www.zentoku.jp/dantai/jyaku/index_book.html，（参照2023-11-06）.
11) 萩庭圭子．疾患をもって通学する子どもの支援：特別支援学校（病弱教育）の取り組み．小児看護．2009，32(1)，p.76-82.
12) 中野綾美編著．小児の成長・発達と生活．小児看護学．山崎智子監修．第2版，金芳堂，2005，p.68-142，（明解看護学双書，4）.
13) 及川郁子．病気や入院による遊びへの影響とケアの考え方．小児看護．2004，27(3)，p.303-307.

14) 楢木野裕美．遊びのパートナーシップ：関連職種との協働．小児看護．2004，27(3)，p.308-312.
15) 齋藤紀子ほか．睡眠と生活リズム．小児看護．2001，24(8)，p.994-997.
16) 中垣紀子．睡眠導入への援助：そのコツとポイント．小児看護．2001，24(8)，p.994-997.
17) 二宮啓子．検査・処置時の睡眠への援助と留意点．小児看護．2001，24(8)，p.998-1002.
18) 増子孝徳．医療処置を受ける子どもと「子どもの権利」「患者の権利」．小児看護．2008，31(5)，p.548-552.
19) 宮下絹代ほか．小児看護におけるリスクマネジメント，転倒・転落．小児看護．2005，28(10)，p.1352-1360.
20) 日本玩具協会．https://www.toys.or.jp/jigyou_st_top.html，（参照2023-11-06）.
21) 藤田優一ほか．サークルベッドを使用する小児用の転倒・転落リスクアセスメントツール：C-FRAT第2版および第3版の妥当性の検証．日本看護管理学会誌．2014，18(2)，p.125-134.
22) 上野麻衣．小児病棟の転倒・転落防止に対する取り組み．小児看護．2017，40(8)，p.1041-1048.
23) 満田年宏．小児医療における感染予防と感染制御：隔離予防策の改訂と最近の動向．小児感染免疫．2008，20(2)，p.193-198.
24) 満田年宏．感染制御とは．小児科診療．2013，76(9)，p.1355-1363.
25) アメリカ合衆国疾病防疫センター．医療現場における隔離予防策のためのCDCガイドライン：感染性微生物の伝播予防のために．矢野邦夫ほか訳．メディカ出版，2007.
26) 日本小児総合医療施設協議会（JACHRI）小児感染管理ネットワーク編．小児感染対策マニュアル．五十嵐隆監修．じほう，2015，p.172-212.
27) 大橋恵．小児を取り巻く倫理：子どもの尊厳を守る．日本看護倫理学会誌．2015，7(1)，p.116-117.
28) 来生奈巳子．入院環境のなかで子どもが感じる不安・不快・おそれとそれらを減らすための方策．小児看護．2022，45(6)，p.662-666.

混合病棟における小児看護専門看護師の活動

◉ 倫理的視点から子どもと家族の療養環境を整える

　小児人口の減少や経済性などの問題から，小児病棟の閉鎖や病床数の減少，成人との混合病棟への移行が進む現状にあります．混合病棟では子どもと成人双方への倫理的配慮を必要としますが，疾患や発達課題，生活背景の違いに加え，看護体制や人員の少なさなどから，患者への個別的関わりが困難であることが指摘されています．そのため，混合病棟に勤務する看護師は，子どもが発達していく素晴らしさや，子どもや親との信頼関係が構築されていく過程を感じること，子どもや家族が抱える課題を解決したという達成感や看護の楽しさを実感する機会が少ないといえます．

　私が勤務していた混合病棟は小児全般の入院がありますが，歯科口腔外科を主とする成人患者の入院も多くあります．子ども，成人患者ともに看護必要度が高く，患者の個別性に合わせた看護や療育を要する状況の中，看護師は医師と連携をとることの難しさやそれぞれの専門領域の知識や看護を十分に深めることへの困難さから，患者の状況に応じたケアが行えないと感じていました．

　専門看護師の六つの役割の中に「倫理調整」があります．私は小児看護専門看護師として，病棟で生じている倫理的課題をとらえ，エビデンスに基づいたケアの方向性について，スタッフおよび他職種と協働しながら問題解決を図ると同時に，実践内容を看護師にフィードバックし，看護師が達成感や充実感をもち自信につなげていくことが必要と考え，取り組みました．

　例えば，小児看護についての定期的な勉強会や事例検討会を実施し，教育環境を整えました．その中で，倫理原則や「看護職の倫理綱領」に関する勉強会や倫理に基づいた看護実践について考える機会をもちました．その結果，子どもの最善の利益を意識した看護実践（子どもへの説明に積極的に取り組む，遊びの機会を多くもつ，退院調整や外来継続支援を行う）の事例が増えてきました．同時に，歯科口腔外科の患者に関する勉強会や口腔粘膜障害の患者へのケアに関する研究を，病棟看護師が主体的に行うようになりました．また，認知症を患う患者への対応や終末期にある患者の緩和ケアチームとの連携，外来での継続支援など，患者の状況に応じた取り組みも増えてきました．

　教育環境を整え，意図的に実践が行えるような取り組みは，看護師の実践意欲の向上にもつながります．小児看護専門看護師や小児看護の経験者が主軸となり，混合病棟の看護師が子どもと成人双方への倫理的視点をもち，個々の患者の発達段階や権利を意識した実践を重ねていくことができるように支援することが大切であると考えています．

（石浦光世）

3 食事の援助技術

学習目標

◗ 健康な子どもの成長・発達段階に応じた食事への援助ができる.

◗ 健康レベルや疾患に応じた食生活への援助ができる.

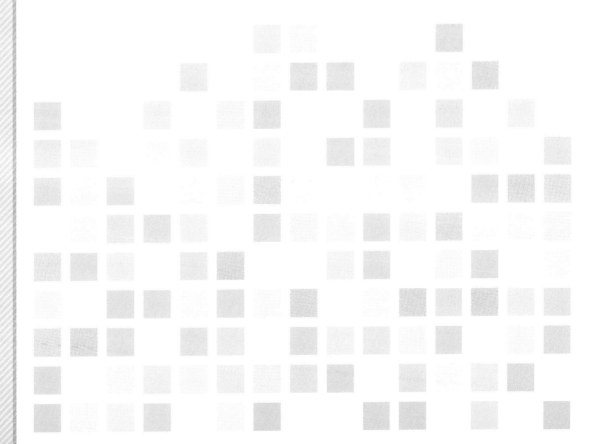

1 子どもへの食事援助の実際

　子どもにとって，必要な栄養を十分摂取するということは，成長発達を促す上で，非常に重要なことである．また，「食事をする」ということは，栄養補給のみではなく，子どもの運動機能，言語，情緒の発達を促す．食事の時間に，子どもは家族との団欒を楽しみ，食事行動に関する社会性を身に付ける．一方，健康的な食生活が営めない場合は，成長発達に深刻な影響を与える．子どもの間食，欠食，偏食，塩分・糖分の過剰摂取は，肥満・高血圧・高コレステロール血症などの結果を生む．

　子どもの場合，多くは養育者によって食物が調理され，与えられる．そのため，周囲の大人が子どもの成長発達を理解し，発達段階に応じた食材，食物形態，食事量，食べさせ方ができるように援助することが必要となる．入院生活では，慣れない環境，検査・処置・治療，家族の付き添いがないことなどによって，家庭と同じ食生活が営めない可能性が高い．看護者は，家庭での子どもの食生活を考慮に入れながら，入院中の生活リズムを整え，褒めたり，励ましたりしながら，子どもの成長発達，疾患の状態に見合った「楽しい食事」が摂取できるよう，援助していくことが大切である．

➡食行動の自立過程については，ナーシング・グラフィカ『小児の発達と看護』2章3節6項参照.

1 調　乳

|1| 基礎知識

ⓐ 目的
● 人工栄養で授乳する場合，清潔，かつ正確な調乳を行う．

ⓑ 母乳，牛乳，調製粉乳の成分組織

　母乳，牛乳，調製粉乳の成分組織について 表3.1-1，表3.1-2 に示した．調製粉乳は，「健康増進法」第26条の特別用途品として成分基準が定められ，国内で生産される調製粉乳はこの基準に適合するように設計され，栄養素とその量が製品に表示されている．母乳（成乳）100gは98.3mL，普通牛乳100gは96.9mLである．

plus α

乳児用調製粉乳の安全な調乳，保存及び取扱いに関するガイドライン

2007年に世界保健機関と国連食糧農業機関が共同で作成した．医療機関，家庭環境における乳児用調製粉乳の調乳に関する勧告がそれぞれ示されている[29]．➡p.265参照.

表3.1-1　母乳（成乳），牛乳の成分組織

成　分		母　乳 (100g 当たり)	牛　乳 (100g 当たり)
エネルギー（kcal）		61	61
水　分（g）		88	87.4
たんぱく質（g）		1.1	3.3
脂　質（g）		3.5	3.8
炭水化物（g）		7.2	4.8
灰　分（g）		0.2	0.7
ビタミンA（μg）	レチノール（μg）	45	38
	カロテン（μg）	–	6（カロテンβ）
ビタミンD（μg）		0.3	0.3
ビタミンE（mg）		トコフェロール α：0.4, トコフェロール γ：0.1	トコフェロール α：0.1
ビタミンC（mg）		5	1

成　分	母　乳 (100g 当たり)	牛　乳 (100g 当たり)
ビタミンB$_1$（mg）	0.01	0.04
ビタミンB$_2$（mg）	0.03	0.15
ビタミンB$_6$（mg）	Tr＊	0.03
ビタミンB$_{12}$（μg）	Tr	0.3
ナイアシン（mg）	0.2	0.1
カルシウム（mg）	27	110
リ　ン（mg）	14	93
マグネシウム（mg）	3	10
鉄（mg）	0	0
ナトリウム（mg）	15	41
カリウム（mg）	48	150
コレステロール（mg）	15	12
食塩相当量（g）	0	0.1

＊ Tr：Trace（微量）の略．含まれているが，最小記載値に達していない．
文部科学省．食品成分データベース．https://fooddb.mext.go.jp．（参照 2023-11-06）．

表3.1-2　調製粉乳の成分組織

成　分	標準濃度における組成 (100 mL 当たり)
エネルギー（kcal）	65～75
たんぱく質（g）	1.5～2.2
灰　分（g）	0.25～0.40
ビタミンA（μg）	53～105
ビタミンD（μg）	0.7～1.4
ビタミンE（mg）	0.5 以上
ビタミンC（mg）	5.6 以上
ビタミンB$_1$（μg）	28 以上
ビタミンB$_2$（μg）	42 以上
ビタミンB$_6$（μg）	25 以上

成　分	標準濃度における組成 (100 mL 当たり)
ビタミンB$_{12}$（μg）	0.11 以上
ナイアシン（μg）	175 以上
リノール酸（g）	0.21 以上
カルシウム（mg）	35 以上
リ　ン（mg）	18 以上
マグネシウム（mg）	4 以上
鉄（mg）	0.7 以上
ナトリウム（mg）	14～42
塩　素（mg）	39～105
カリウム（mg）	56～140

文部科学省科学技術・学術政策局政策課資源室

ここでは，病院での調乳について説明する．

準備するもの

① ミルクを冷ます水を入れる容器   ⑥ 計量スプーン
② 調製粉乳   ⑦ ⑨ 乳首
③ 一度沸騰し70℃以上に冷ました湯   ⑧ ⑩ 哺乳瓶
④ 洗剤   ○ 洗浄用ブラシ
⑤ タオル

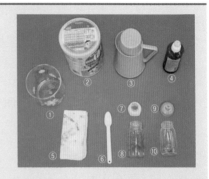

手順&アドバイス

❶ 調乳する場所の表面を清掃し，消毒する．

❷ 手指を石けんと流水で洗う．

❸ 清潔な場所に，滅菌した哺乳瓶，乳首を準備する．

家庭では，生後1カ月までは，哺乳瓶は消毒することが望ましいとされている．出生直後は感染防御機能が未熟であり，感染した場合は重篤化しやすい[3]．それ以後は，生後2カ月で自分の指を口に持っていき始め，4カ月でおもちゃなどを口に持っていくことを考えると，厳重な消毒が必要とはいえない．授乳後は，細菌繁殖を防ぐため，余ったミルクは捨て，ミルクが哺乳瓶や乳首に残らないように洗剤で洗い，その後，乾燥させておくことが大切である．

❹ 熱湯に注意しながら調乳予定量の半分の量の70℃以上に冷ました湯を，哺乳瓶に注ぐ．

初めに予定量の冷ました湯を入れると，出来上がったときの調乳量は，予定量を超えてしまう．また，哺乳瓶に粉乳を入れてから，冷ました湯を入れると，哺乳瓶の底に粉乳が固まりになって残ってしまう．

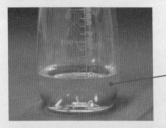

飲料水を一度沸騰させ，70℃以上に冷却したものを使用する．病院などで抵抗力の弱い子どもに調乳する場合は，湯の温度は滅菌した温度計を使用して測る．70℃以上に冷却した湯を使用することで，乳児用調製粉乳に含まれ，乳児の重篤な疾患や死亡との関連が報告されている *Enterobacter sakazakii* や *Salmonella* などの有害な菌への感染リスクを減らすことができる（現在の製造工程では無菌の乳児用調製粉乳を生産することはできない）．感染のリスクが最も高い低出生体重児などは，無菌状態の液状乳児用ミルクの使用が推奨される[29]．

❺ 計量スプーンを用いて必要量の粉乳を哺乳瓶に入れる．

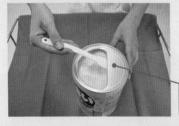

粉乳は正確にすりきりで量る．

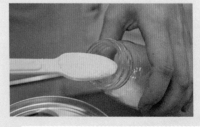

❻ 泡立てないように静かに哺乳瓶を回しながら粉乳を溶かす．

❼ 調乳予定量まで，70℃以上に冷ました湯を加える．

❽ 乳首をつけて軽く混ぜる．

❾ ミルクを37〜38℃の温度とする．

❿ 哺乳瓶の周囲の水分を拭き取る．

最後に正確な濃度になるよう，調乳予定量まで冷ました湯を入れる．

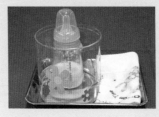

混ざった後，直ちに流水，もしくは冷水，氷水の入った容器で授乳できる温度（37〜38℃）になるよう冷やす．このとき，中身のミルクを汚染しないよう，哺乳瓶のキャップより下に流水や容器内の冷水を当てるようにする．

2 授　乳

|1| 基礎知識

a 目的

● 子どもの成長発達に必要な栄養素を摂取する.

● 母子関係の確立, 子どもの精神的発達を促す.

b 授乳から得る満足感

　子どもは, 口から哺乳し, 満腹になることで満足感を得る. 空腹で啼泣したとき, 優しく見つめながら穏やかな声で自分に話しかけてくれる人から, 十分なミルクがもらえるということは, エリクソンの**自我発達理論**（➡ナーシング・グラフィカ『小児の発達と看護』1章5節2項参照）にあるように, 基本的信頼感の獲得につながる.

　なんらかの原因で, 母乳育児ができなくなった場合でも, skin ship, eye to eye contact を通して, 母子の相互作用を深める援助が必要である. ボウルビィの**アタッチメント理論**（➡ナーシング・グラフィカ『小児の発達と看護』1章5節4項参照）を参考とし, 授乳中の支援を行う.

c 人工栄養

　新生児・乳児には, 母乳栄養を与えることが望ましいが, 以下のような場合などでは人工栄養を用いて授乳する.

①母親, もしくは, 新生児・乳児が隔離を必要とする急性伝染病である.

②母親が活動性結核などの慢性感染症に罹患している.

③母親が心疾患・悪性腫瘍など重篤な疾患に罹患し, 授乳が負担になる.

④母親が内服している薬物が母乳に移行する可能性がある.

⑤母乳が不足している.

d 母乳不足の見分け方

　母乳不足の場合は, 以下のような状態が観察できる.

①授乳所要時間は通常 10 ～ 20 分であるが, 授乳時間が延び, 30 分以上乳首から離れようとしない.

②授乳後, 1 ～ 2 時間で空腹のため啼泣する.

③体重が増加しない, もしくは減少する.

④尿や便の回数, 量が減少する.

|2| 実施方法

準備するもの

● ミルクの入った哺乳瓶　　● タオル　　　　　　　　　● ミルクを温めるためのお湯が入った容器
● おむつ（必要時）　　　　● ディスポーザブル手袋（必要時）

plus α
出生後の視覚の発達
出生直後の新生児には, 外の世界は白くもやがかかり, すべてが白黒に見える. 物を見るとき, 一番見えやすい距離は約25cm の物体である. レンズの濁りが消え, 色彩感覚が出現するのは, 生後3～4カ月ごろで, 立体視は4カ月ごろから出現する.

➡乳児の食事については, ナーシング・グラフィカ『小児の発達と看護』2章2節6項参照.

❶ミルクの量や種類は，子どものところへ
　持っていく前にダブルチェックを行う．
❷子どもにこれから行うことを説明する．
❸プライバシーに配慮し，全身状態を観察
　する．

疾患によっては，ミルクの種類や授乳量に制限がある場合があるので，必ず，食事の指示を確認する．施設の基準やマニュアルに沿って，医師の指示書と合わせて，2人以上で確認する．

笑顔で話しかける．

バイタルサイン，嘔気・嘔吐の有無，腹部の状態（腹部膨満など），排泄（排尿・排便の回数や量，性状），体重の増減，機嫌，四肢の動き，皮膚の状態，眼窩や大泉門の陥没など．

授乳が必要な乳児は，鼻呼吸が主であり，鼻汁による鼻閉がある場合，授乳がうまくできない．吸引などの処置を行う必要性の有無を判断する．

❹ディスポーザブル手袋を装着後，子どものおむつを交換する．
❺ディスポーザブル手袋を外し，衣服を整える．
❻手指を石けんと流水で洗う．
❼落ち着いた雰囲気の中で授乳ができるように，静かで明るい環境を整える．
❽冷ましていた哺乳瓶についた水滴を清潔なタオルで拭く．
❾医師の指示書を見ながら，再度，子どもの氏名，ミルクの種類，量を確認する．
❿ミルクの温度と，乳首の先からのミルクの出方を確認する．前腕内側にミルク
　を1〜2滴たらして温度が適切か確認する．

授乳する前にベッドサイドで行う．子どもの入院中の哺乳状態を把握してから授乳する．

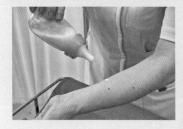

生温かく感じ，熱くなければ適温と考える．熱く感じた場合，冷ましてから再度，温度を確認する．37〜38℃が適温とされるが，子どもによって，好みの温度が違う場合があるので，冷めたら温め直して授乳を続けるなどの工夫が必要である．

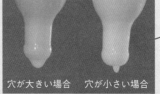

穴が大きい場合　　穴が小さい場合

乳首の先から，ミルクの出る量を観察し，授乳中にむせる場合は穴を小さく，また授乳後，疲労が強く，1回の授乳時間が20分以上かかるようであれば穴を大きくして，ミルクの出る量を調節する．

⓫安定した場所で子どもを横抱
　きにし，肘関節と上腕で子ど
　もの頭を支え，手掌で殿部を
　支えるようにして座る．
⓬あごの下にタオルを当てる．

バスタオルなどで身体を包み込むようにすると落ち着く場合もある．ゆっくり静かに安全に抱き上げる．

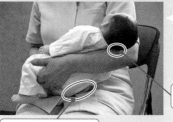

肘関節と上腕で子どもの頭を支える．

手掌で殿部を支える．

⓭乳児の舌の上に乳首が乗るよ
　うにして，乳首全体が口に入
　るように深くくわえさせる．
　授乳中，子どもの吸啜で乳首
　がへこんだ場合は，乳首を口
　から一度離し，元の形に戻し
　てから授乳を続ける．

乳首全体がミルクで満たされるようにして，空気を飲み込まないようにする．哺乳瓶と子どもの顔の角度が90°になるように哺乳瓶を傾ける．

乳首全体がミルクで満たされていないので空気を飲み込んでしまう．

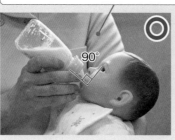

90°

◎

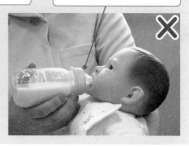

✕

⑭授乳中は，顔色，呼吸状態の変化がないか，チアノーゼの有無などを観察する.

授乳するときは，子どもの目を見つめ，話しかけながら授乳する.

⑮口腔周囲をきれいに拭く．あごの下のタオルを外す.

口腔周囲にミルクや唾液が残っていると感染やかぶれの原因となるため，授乳後はきれいに拭く.

⑯授乳後は，排気を十分に行う．肩にあごをのせて排気する，あるいは膝の上で抱き腕にあごをのせて排気する方法がある.

授乳中，飲み方が緩慢になった場合は，途中で排気を試みる.

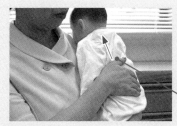

矢印の向きにさする.

⑰飲み残したミルクは廃棄する．調乳後，2時間以内に授乳しなかった場合も廃棄する（冷蔵状態のものは除く）.

⑱子どもを静かに安全に，仰臥位でベッドに寝かせる.

ベッドに寝かせるときも，子どもに話しかけながら行う.

⑲カーテンを閉め，子どものおむつが汚れていれば交換し，衣服を整える.

疾患によっては授乳後，吐乳や溢乳をしやすい場合もある．その場合は，身体の下に折りたたんだタオルを敷いたり，丸めたバスタオルを背部に軽くあてがい，右側臥位とし，窒息を防ぐこともある．体動が激しい場合は，頻回に訪室して子どもの様子を観察する.
子どもの寝ている側に，タオルなど，顔を覆うものがないか確認する．ベッドから離れる際は，必ずベッド柵を上げる.

⑳手指を石けんと流水で洗う.

㉑子どもの全身状態を観察する.

㉒ベッド周囲の環境を整える.

哺乳前後の比較（顔色，チアノーゼの有無，呼吸状態の変化），十分な満足が得られているか，吐乳・溢乳（➡ナーシング・グラフィカ『小児の発達と看護』2章2節3項参照）などはないか確認する.

3 乳幼児の食事の援助技術

|1| 基礎知識

a 摂食機能の発達（図3.1-1）

　乳児は出生後，原始反射を用いて哺乳する．その後，適切な時期，方法で離乳食を摂取することで，何百回と練習を繰り返しながら，少しずつ食べることを学習する．「食べること」の発達には，一定の順序があり，一歩ずつ階段を上るようにして発達していく．入院中は環境の変化や，疾患による食欲不振，一時的な絶食などによって，正常な摂食機能の獲得が困難になる場合がある．子どもの唇や舌の動きをよく観察しながら，個別性に応じた援助を行うことが重要である.

b 目的

- 子どもの成長発達に必要な栄養素を摂取する.
- 捕食，成人嚥下，咀嚼などの摂食機能を発達させる.
- 食事を通して，社会性を身に付ける.

|2| 実施方法

　ここでは，食事への援助をどのように行っていくか，その具体的な方法を示した．乳児の食習慣の獲得（➡ナーシング・グラフィカ『小児の発達と看護』

2章2節6項参照）や子どもの食行動の自立と支援のポイント（➡同2章3節6項参照），「離乳の支援の方法」（➡同資料3参照）を参考にしながら，食事の援助について考えていく．

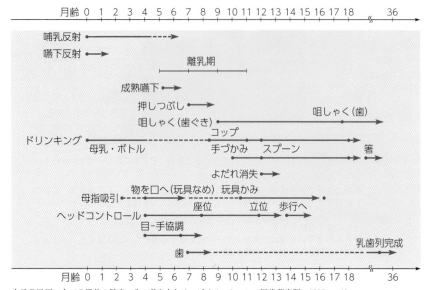

金子芳洋編．食べる機能の障害：その考え方とリハビリテーション．医歯薬出版，1987，p.40.

図3.1-1　摂食機能発達の概要

準備するもの

①食器各種

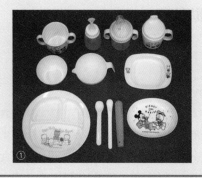

手順＆アドバイス

経口摂取準備期

● 離乳食開始前の乳児〈動画〉

❶哺乳動作は哺乳反射（探索反射，吸啜反射，口唇反射など）によって行われる．出生後，子どもの舌運動は原始反射（吸啜反射）によって行われるが，生後3〜4カ月には吸啜反射も消失し始め，大脳の発達に伴う舌の随意運動が徐々に可能になっていく．
口腔内は哺乳に適した形態で上顎中央部がへこみ（吸啜窩），その空間に乳首を固定することで乳汁を圧排しやすくなっており，身体の発達に伴い吸啜反射は消失する．

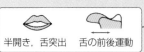
半開き，舌突出　　舌の前後運動

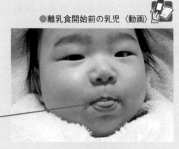

❷生後2カ月を過ぎると指しゃぶり，5カ月くらいになると，物をつかんで口に運ぼうとする．

子どもが指しゃぶりやおもちゃしゃぶりをしているときは，無理に口から離そうとしない．また寝衣が邪魔にならないよう注意する．

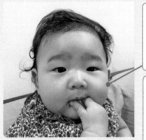

このころには，子どもがある程度自分で手の運動を制御することができるようになる．このような行動は，子どもが物を見て，それに向かって手を伸ばすことができる協調運動が発達してきた現れである．後の手づかみ食べや食器食べの獲得に重要な意味をもつ．スプーンなどの使用は離乳食の開始以降でよい[26]．

離乳食前の果汁
①果汁の摂取によって乳汁の摂取量が減少する．
②たんぱく質，脂質，ビタミン類や鉄，カルシウムやミネラル類の摂取量低下が危惧される．
③乳児期以降における果汁の過剰摂取傾向と低栄養や発達障害との関連が報告されている．
以上のことなどから，その栄養学的意義は認められていない．

離乳食開始（5〜6カ月）

①**離乳食開始時期**：5〜6カ月ごろが適当である．
②**発達の目安**[26]
・首のすわりがしっかりしている．
・支えてやると座れる．
・食物に興味を示す．
・スプーンなどを口に入れても舌で押し出すことが少なくなる（哺乳反射の減弱）．
③**離乳食で身に付く摂食機能**：捕食，成人嚥下
④**食事の姿勢**：抱っこやベビーラックを用いる．

この時期は，離乳食を飲み込むこと，その舌ざわりや味に慣れることを目的とする．

離乳食は，子どもが食物の摂取機能を獲得するための訓練材料となる．常に口腔機能に合った調理方法を用いて調理したものを準備する．
生活のリズムを整え，徐々に一定の時間に摂取できるようにする．病院内では，可能であれば食堂などでみんなそろって食事をする．

⑤**食物の形状**：どろどろ状．口当たりの滑らかなヨーグルトくらいの硬さのもの（粒々は含まない）．
⑥**離乳食摂取の回数**：1日1回（離乳食を開始して約1カ月後から1日2回とする）

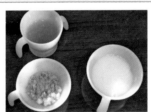

⑦**与え方**：水分は哺乳瓶を使用．食物用のスプーンは，口の大きさの2/3程度．子どもの嫌がらない素材，形のものを選ぶ．スプーンのボール部分（食べ物を乗せるところ）は深さの浅いものを用いる．

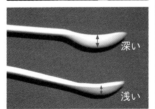

深い

浅い

子どもは自分の唾液と混ぜて食物をどろどろ（嚥下に適した形状）にすることはできない．スプーンからゆっくりと流れ落ちる程度の硬さがちょうどよい．水分が多すぎると，乳児嚥下で対処し，成人嚥下が覚えられない．

スプーンのボール部分が深いとなかなか食物を取り込むことができない．

❶テレビを消し，周りのおもちゃを片付け，落ち着いた雰囲気をつくる．

❷エプロンを付け，口を拭くおしぼりやタオルを準備する．

❸手を拭いて（洗って），「いただきます」と声を掛ける．

食事のときにはそうするものだと習慣付ける．

❹子どもに，「○○だよ．おいしいね」など，話しかけながら口に食物を運ぶ．

口を開けないときは，下唇をスプーンで軽く触ると，開口することもある．

❺スプーンは口の正中部から真っ直ぐ縦向きに口に入れる．スプーンのボール部がちょうど口に入るくらいのところまで入れ，舌の中央に食物が乗るようにする．液体を飲む練習をするときは，スプーンを横向きにして，液体を口に運ぶ．

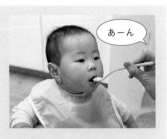

あーん

舌に乗る位置が浅すぎると，舌の前後運動で食物は押し出される．スプーンを奥に入れすぎると，嘔気を誘発する．スプーンを上唇にこすりつけて，食物を口に入れないように注意する．

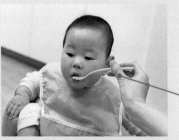

スプーンから水分を与えても，乳首と同じように，舌の中央をへこませ，チューチューと舌を前後に出し入れしながら水分を取り入れる．

❻口や舌，あごの動きを観察する．

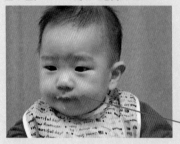

離乳を開始した直後は，原始反射が残っているため口唇を閉じようとする動きが見られるが，スプーンに乗せた食物を口唇を閉じて捕食することはできない．
5カ月後半になると捕食時にスプーンの上のものを口唇で挟み取ることができ，嚥下時はしっかり口唇を閉じる．
6カ月では，捕食時にしっかり口唇を閉じて食物を取り込める．

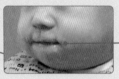

6カ月では，嚥下するとき，下唇が口腔の内側に入り込むような動きをする．

口唇を閉じて飲む　　舌の前後運動

❼上手に嚥下できた場合は，子どもを褒める．
❽食事の時間は30分以内と決め，摂取量に関係なく終了する．
❾母乳や育児用ミルクを授乳する．

子どもが離乳食を嫌がるときは，無理に与えない．食事の時間が空腹になるように時間を調節したり，機嫌のよいときに改めて試してみる．
　➡回数や与え方については，ナーシング・グラフィカ『小児の発達と看護』資料3「離乳の支援の方法」参照．

7〜8カ月

●7〜8カ月の乳児の食事場面〈動画〉

①離乳食で身に付く摂食機能：捕食，成人嚥下がさらに確実にできる，押しつぶし嚥下，上唇機能の発達，咀嚼．
②食事の姿勢：ベビーラックで座位．
③食物の形状：離乳食初期から水分量を減らし，そのままでは嚥下できない，舌で押しつぶせる硬さのもの．大人の指で挟んで軽く指で押しつぶせる硬さ．大きさの目安は3〜5mm角．
④離乳食摂取の回数：1日2回
⑤与え方：水分は，スプーンから飲むことが中心．コップからは飲む練習をする．固形食用スプーンは，平らなものを選択し，下唇にのせ，上唇が閉じるのを待つ．大きさは子どもの口より小さいもの，柄の長さは掌の長さよりやや長いものを選択する．

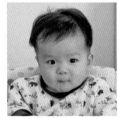

押しつぶし嚥下

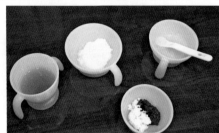

豆腐のような食物を舌で口蓋（上あご）に押し付け，押しつぶして嚥下しやすい状態にする．この状態でも，食物と唾液を混ぜてどろどろにすることはできないので，ぱさぱさした食物はいくら形が小さくても適さない．押しつぶして嚥下できないと丸飲みしてしまう．

❶〜❹ 「離乳食開始（5〜6カ月）」の手順 ❶〜❹ 参照.

❺食物を口の中に入れると，下あご
と舌を側方に動かし，舌で臼歯部
歯槽堤に食物を移動させ咀嚼する
様子が見られるようになってくる.

> スプーンを持って食物を自分の口
> に運ぼうとする. うまく口に入れ
> ることはできないが，本人の気持
> ちを尊重し，スプーンを持たせる.

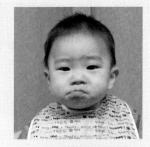

入院中に他の子どもと一緒に食事をする
ことは，楽しい雰囲気を感じたり，まね
をするという学習の場ともなる.

舌で食物が移動できない場合は，介助者
が噛む練習をさせるために，スティック
状の食物を左右位置を変えて食べさせる
とよい.

❻口や舌，あごの動きを観察する.

> 口の中に食物をためてなかなか飲
> み込めない，食物を吐き出してし
> まう場合は，味そのものが嫌いと
> いうわけではなく，食物の形態が
> 適していないことによって，飲め
> ない，噛めないということが起こっ
> ている可能性がある.

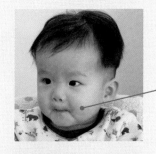

嚥下の際に下唇が口腔内にめくれ込み，
口角にえくぼのようなくぼみが左右同時
にできる. もぐもぐ処理して，口腔内に
食物が停滞する時間が長くなる.

左右同時に伸縮　　舌の上下運動

❼コップに少量の水を入れ，口唇で
コップを挟むようにしてゆっくり
と傾け，口唇に水が触れるように
手を添える.

> コップなどの食器を口で挟み，上
> 唇が水にぬれることを体験させる.
> コップからは，まだ上手に飲むこ
> とはできず，1回の水分量が調節
> できず時々むせる.

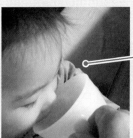

7〜8カ月になると，コップやスープ皿
の中に顔を突っ込むようにして食器の縁
を口にくわえ，水分に上唇を触れさせよ
うとする動作が見られる. 上唇を水の中
に浸し，ブクブクと息を吐き出し遊ぶ動
作や，口から息を吸うのと同時に水を吸
い込みむせることを繰り返しながら，次
第に水を飲むことができるようになる.
ごくごく連続しては飲めない.

❽7〜8カ月では，食物に手を伸ば
し，つかんだりすることが自由に
できるようになる. このころから，
手づかみ食べが盛んになるため，
食物が周囲にこぼれてもよいよう
に環境を整え，子どもが自由に手
づかみ食べを体験できるようにす
る.

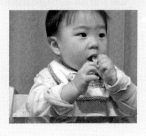

手で触った感覚と，口の中で感じた感覚
の違いを体験させることが重要である.

❾食事に要する時間は30分以内を目安にする.
❿母乳や育児用ミルクを授乳する.
⓫食後の口腔ケア（➡5章5節p.123参照）を行う.

➡回数や与え方については，ナーシング・グラフィカ『小児の
発達と看護』資料3「離乳の支援の方法」参照.

①離乳食で身に付く摂食機能：咀嚼機能が発達．前歯の萌出，臼歯部の歯槽堤を使って，食物をつぶす．
②食事の姿勢：座位．
③食物の形状：歯槽堤を使って，つぶせる程度の硬さ．
④離乳食摂取の回数：1日3回
⑤与え方：フォークや箸を使って固形食を食べさせることも多い．子どもの持つスプーンは大きすぎないもの，フォークは先端が短めで丸くなったもの，いずれも子どもの口より小さいものを用いる．水分はコップで摂取する．

前歯は，食物の大きさ，硬さなどを感じ取るセンサーの役割がある．

決まった時間に食事をするなど，子どもの食欲が増すように工夫する．離乳食の後の母乳や育児用ミルクは次第に減量し中止していく．

❶〜❹「離乳食開始（5〜6カ月）」の手順 ❶〜❹参照．
❺食物を口に入れると，食物を移動させたほうの口角が後方に引かれる．10カ月くらいになると，口腔内で食物をいろいろと移動させながら咀嚼できるようになる．舌は左右に動くようになる．

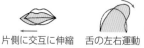

片側に交互に伸縮　　舌の左右運動

コンテンツが視聴できます（p.2参照）

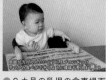

●9カ月の乳児の食事場面〈動画〉

❻自分の口に合った一口量をかじりとることができず，押し込み食べが見られる．介助者が手を添えて1回分の口に入る量を調整したり，前歯でかじりとることができるように手伝うことも必要である．

片手にスプーンやフォークを持ちながら，手づかみ食べをする．

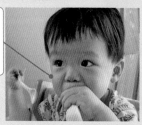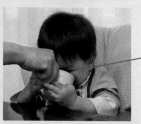

食物を挟み持ちし，コップや茶碗を両手で口に持っていく．10カ月くらいになるとコップの端を口唇でしっかり挟み，下あごを動かさずに水分を摂取でき，11カ月にはコップに口をつけたまま連続飲みができるようになる．

❼押し込み食べ（詰め込み）や指での入れ込みが見られるが，危なくない限りは見守る．

口と手の動きを上手に合わせる協調運動がうまく行えずに指での入れ込みが見られるが，自食の準備ともいえるので，自分で行うことを尊重する．

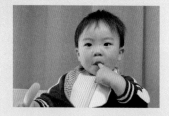

❽子どもが食物を口に入れるのを待つばかりでなく，時々スプーンで介助する．
❾口や舌，あごの動きを観察する．
❿つかまり立ちができるようになると，座って食べたがらない場合もある．この場合は，追いかけたりせず，離乳食のある場所で待ち，「座って食べようね」と声を掛ける．
⓫食事に要する時間は30分以内と決め，食べることより遊ぶことに夢中になるようであれば「ごちそうさま」と食事を片付ける．
⓬食後の口腔ケアを行う．

離乳食が主になり，自分で食べたいが思うように口に入らず，機嫌が悪くなることがあるので，合間に介助者が別のスプーンで口に食物を入れたりする．

歩きながら食べることが当たり前とならないように注意する．

入院中であると，元気になってほしいという気持ちから，時間をかけて食べさせたり，食べることを強要しがちである．子どものいつものペースを知り，水分を補給したり，全身状態を観察しながら様子をみる．

離乳の完了：12〜18カ月

① **食事の姿勢**：座位
② **食物の形状**：今までより，一つの大きさを大きなものにする．一口では食べきれず，前歯で噛み取れるもの．硬さは肉団子くらい．スプーンですぐ切れるくらいの硬さにする．
③ **離乳食摂取の回数**：1日3回．間食1日1〜2回程度．
④ **与え方**：自分で食べたいという欲求が強くなる．水分はトレーニングカップを用いてもよい．ストローはたくさん吸いすぎてむせることもある．

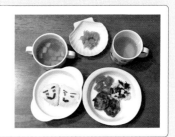

❶〜❹ 「離乳食開始（5〜6カ月）」の手順 ❶〜❹ 参照．

❺ 最初の数カ月は，容器の中の食物の種類や形態にかかわらず，食器の中に手を入れ，つかみとって口の中に入れる．口を閉じるタイミングと食物を離すタイミングがずれ，こぼすことも多い．また，手当たり次第に口に食物を入れ，時にはむせたり，嘔吐することもある．周囲が汚れてもいいように環境を整え，子どもが自立に向けての練習ができるように配慮する．

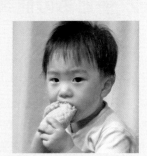

❻ 子どもの食欲がない場合は，少しずつ容器に分けて盛り付け，空になったら新たに加えるようにする．

> すべて食べることができれば，十分に褒め，達成感がもてるように援助する．
> 食べることを嫌がることがあるが，これは，新しい味を警戒している場合が多い．
> 嫌いだと決めつけず，何日かして改めて食べさせてみる．

❼ 上手に食べることができれば褒める．自分でスプーンを使用して食べるようになる．

> スプーンにうまく食物を乗せられない場合は，介助者が，時々スプーンの上に食物を乗せる．

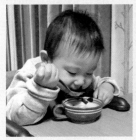 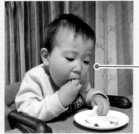

> 1歳半ごろには，上手に手づかみ食べができる．

❽ コップで水を飲む場合は，少量の水分（コップの底から1cmくらい）を入れ，飲み干したらまた注ぐようにして練習する．

❾ 遊びに夢中になり始めたら，「ごちそうさま」と言い，食事を終了する．

❿ 食後の口腔ケアを行う．

⓫ 間食は幼児食で補えない内容を摂取できるよう，栄養のバランスを考える．間食も決まった椅子に座り，食器から食べるようにする．

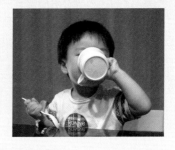

離乳食完了以後の食事

❶ 乳歯20本が生えそろうのは2歳半〜3歳ごろである．これで噛み合わせが完成し，大人に近い食事が摂取できるようになる．それまでは，咀嚼能力はまだ不十分なので，大人より軟らかめの食物で一口大よりやや大きめのものを与える．

> 3歳までの味の記憶は将来に大きく影響するので，薄味のものを与える．

❷ 2歳になるとスプーンやフォークを上手に使い食べる．食器は角が直角のものを用いると食べやすい．「いただきます」「ごちそうさま」が言えるようになる．

> 夢中になると手づかみ食べをする子どももいる．
> むら食べが見られることがあるが，厳しく注意したりせず見守る．

❸3歳になると箸が使えるようになる．箸を使うときは，短く軽い箸にして，スプーン，フォークと併用しながら練習する．スプーンなどを鉛筆持ちするようになったら箸の練習を始める．

❹5歳では，成人と同じ箸の持ち方になる．
　➡食行動の自立過程と支援のポイントの詳細については，ナーシング・グラフィカ『小児の発達と看護』2章3節6項 表2.3-12参照．

> 食事のときは，子どもに「満遍なく食べると元気になる」と話しかける．
> 食べ方や好みの個性がはっきりと現れる．
> 集団での食事に興味をもち始める．社会での一般的な食事のルールを教える．

2 子どもの健康状態に応じた食物・栄養摂取方法とケア

1 経管栄養法

　消化・吸収能力はあるが，経口的に十分な栄養を摂取できないとき，あるいは，経口摂取が不可能なときに，栄養補給を目的として行うのが**経管栄養法**である．経管栄養法には，口あるいは鼻腔から胃，十二指腸，空腸まで栄養チューブを挿入し必要な栄養剤を注入する方法と，造設された胃瘻，空腸瘻にチューブを接続して注入する方法がある．

　ここでは，鼻腔から胃まで栄養チューブを挿入する方法と栄養剤の注入方法，次項で胃瘻カテーテルから栄養剤を注入する方法について説明する．

1 基礎知識

a 目的

- 安定した栄養補給を行い，栄養状態を維持，改善する．
- 正常な消化・吸収能を有効に活用し，より生理的な栄養補給を行う．

b 子どもへの説明

　栄養チューブが挿入されることは苦痛を伴う．子どもの気持ちを考慮し，子どもの成長・発達に応じた説明を行う．具体的な説明内容を次に示した．

①栄養チューブを挿入する目的と方法（なぜ栄養チューブを挿入して栄養を摂らなくてはならないのか）

②栄養チューブは，どのようにして挿入するのか．所要時間や体位，挿入時の痛みや，挿入後の違和感など．

③挿入中に協力してほしいことや，痛みがあったときの合図の方法．

④どのような状態で栄養剤を注入するのか．

⑤どのような状態になれば栄養チューブが抜けるのか．

⑥何日間留置する予定なのか．

c 誤挿入・誤注入を防ぐ方法

①マーキングの位置は正しいか．

②胃内容物は吸引できるか．

③気泡音は確認できるか．

　これら三つを確認し，②③に関しては，どれか一つでも確認できない場合

plus α

経腸栄養剤

経腸栄養剤には，食品と医薬品がある．食品には濃厚流動食と半消化態栄養食品，医薬品には半消化態栄養剤，消化態栄養剤，成分栄養剤がある．小児用には成分栄養剤がある（エレンタール®P）[19]．詳細は日本静脈経腸栄養学会のガイドラインを参照．
【例】エレンタール®P
カロリー濃度：1kcal/mL
脂肪エネルギー比：9%
糖質：デキストリン
脂質：大豆油

は，他の看護者や医師に確認を要請する．それでも確認できない場合は X 線
写真撮影による確認が必要な場合もある．

┃2┃鼻腔から栄養チューブを挿入する方法

準備するもの

① 防水シーツ
② ティッシュペーパー
③ 潤滑剤（潤滑油もしくは蒸留水）
④ タオル
⑤ 膿盆
⑥ ガーグルベースン
⑦ 吸引器・吸引チューブ
⑧ アルコール綿
⑨ 聴診器
⑩ ディスポーザブル手袋
⑪ ガーゼ
⑫ 絆創膏
⑬ はさみ
⑭ フェルトペン
⑮ 注射器2本
⑯ 栄養チューブ
〈必要に応じて〉
⑰ チューブ鉗子
⑱ 皮膚保護剤
⑲ 舌圧子
○ 酸素吸入器
○ 酸素マスク

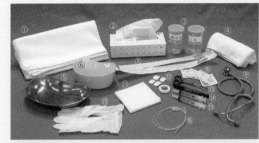

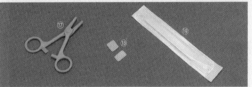

手順＆アドバイス

❶ 子どもへの説明（家族も含めて）を行う．

❷ 誤嚥，窒息などの急変に備え，吸引器・酸素吸入器がすぐ使用できるように準備する．

❸ 排泄を済ませ，ベッドに楽な体勢で仰臥位になってもらう．プライバシーの保護のため，ベッド周囲のカーテンを閉める．

❹ 全身状態の観察を行いアセスメントする．

> 呼吸状態（呼吸困難，チアノーゼの有無），消化器症状（嘔気・嘔吐），栄養状態〔子どもの場合はカウプ指数やローレル指数（➡ ナーシング・グラフィカ『小児の発達と看護』2章6節1項参照）〕，原疾患の随伴症状の有無，精神状態など．

❺ 栄養チューブ挿入の準備を行う．体位は仰臥位，もしくは座位が一人で保持できる子どもは，ベッドの頭部を挙上し，座位または半座位（30 ～ 45°）とし，膝を軽く曲げ，腹部の緊張を取る（ベッドの足元を少し挙上すると，身体が安定する）．

❻ 衣服を緩め，腹部がすぐに露出できるようにする．

❼ 子どもの周囲の環境を整える．

> • 防水シーツを頭側に敷く．
> • 嘔吐したときのために必要な物品を手の届く位置に配置する．
> • 栄養チューブなど，必要なものを配置する．
> • 動きが活発な場合は，転落の危険がなく，呼吸を妨げないようにバスタオルなどを用いて身体を包み込むように固定を行う（➡ p.262 参照）．
> • 首元から胸にかけてタオルで覆う．

➡ p.72「子どもへの説明」参照．

吸引が必要な子どもは初めに吸引を済ませ，呼吸状態が安定してから栄養チューブを挿入する．

乳児・幼児の場合，病室で行わずに，処置室などを使用する配慮も大切である．

経口的に十分な栄養を摂取できない，あるいは，経口摂取が不可能になった原因について，全身状態の観察を行いながら確認する．子どもがどのような状況に置かれているのか，アセスメントする．

➡ 安楽な体位については，10 章 1 節 p.250 参照．

タオルなどを用い，不必要な露出を避ける．

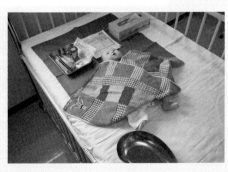

❽挿入する鼻孔を選択する.

❾手洗いをする.

❿ディスポーザブル手袋を装着する.

成人の場合はペンライトで鼻孔内の観察を行うが, 子どもの場合, 鼻孔が小さく確認しづらいので, ①鼻出血しやすい, ②鼻がつまりやすい, ③過去に鼻骨骨折したことがあるなどの情報を基に, 鼻孔を選択する. 栄養チューブ挿入時に鼻腔内で抵抗が強い場合は, 無理せず, 反対側の鼻腔に挿入してみる.

⓫栄養チューブを挿入する長さを決定する.

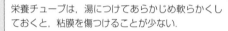

子どもの経管栄養チューブ挿入の長さの目安
①耳介から鼻の先端＋鼻の先端から剣状突起の先端まで
②眉間から剣状突起＋1cm
③身長×0.2＋7cm（鼻腔から挿入）
④身長×0.2＋6cm（口腔から挿入）

栄養チューブは, 湯につけてあらかじめ軟らかくしておくと, 粘膜を傷つけることが少ない.

新生児看護学会の調査結果によると, 口腔からでは
①耳孔→鼻の先端→剣状突起＋2cm（24.2%）
②眉間→剣状突起＋2cm（10.8%）
鼻腔からでは
①耳孔→口角→剣状突起＋2cm（20.2%）
②耳孔→口唇中央→剣状突起＋2cm（16.7%）
が多く用いられる[27].
今後は, X線などで経管栄養チューブの挿入の長さを子どもの体型に応じて標準化していく必要がある.

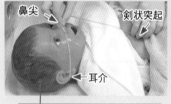

①耳介から鼻の先端＋鼻の先端から剣状突起の先端まで

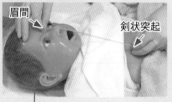

②眉間から剣状突起＋1cm

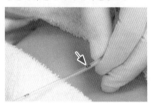

挿入を行う場合は, あらかじめ挿入するチューブの長さを計測し, 目盛りのある場合は長さを覚え, 目盛りのない場合はフェルトペンなどで印をつけておくとよい.

⓬潤滑剤を塗布する.

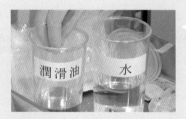

潤滑油　水

新生児, 乳児の場合は, 潤滑剤を使用せず, 栄養チューブの先を蒸留水に浸し, 滑りをよくすることもある. 潤滑剤の使用は, 薬剤の種類によってアナフィラキシーショックを起こす可能性があること, 栄養チューブが気管に入った場合, 呼吸器合併症を起こす危険性があることに注意する.

⓭端のキャップを閉めてから栄養チューブを挿入する.

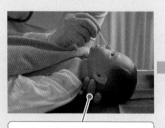

子どものあごを少し挙上するように頸部を支え, 鼻翼を押し上げるようにチューブを挿入する.

あごが引けるように顔を戻す.

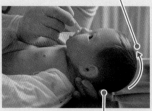

栄養チューブの先が咽頭部に達したら, あごの位置を元に戻すか, やや前屈させる.

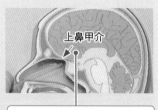

上鼻甲介

チューブ挿入後, そのまま上方に入れ続けると上鼻甲介にぶつかり, 突き上げるような痛みを感じるので注意する. 子どもの場合, 解剖学的な距離が短く, チューブを入れ続けるとすぐに咽頭部に達する.

⓮下咽頭に達してやや抵抗があるまで，咽頭の後壁に沿って真っ直ぐ後方に挿入する．抵抗を感じたら手を上げて知らせるよう，子どもに協力してもらう．
　身体の力を抜き，深呼吸してできるだけリラックスするよう話しかける．

下咽頭にチューブが達すると嘔気・嘔吐反射が起こるので一時休止する．子どもの理解力に応じて協力を求める．

⓯下咽頭からは食道内の嚥下運動に合わせて栄養チューブを少しずつ進める．

「ごっくん，ごっくん」と声を掛け，唾液を飲み込んでもらうことで嚥下運動を起こす．咳嗽反射が強い場合は気管に入っている可能性が高いので，チューブを入れ直す．

⓰目安の長さまで栄養チューブを挿入し，抜けないように仮固定を行う．

成人では，ここでペンライトを用いて口腔内に栄養チューブがとぐろを巻いていないか確認するが，子どもの場合は，口からチューブが出てくることで確認できることが多い．学童期以上で協力が得られる場合は，口腔内を観察する．
二つの方法で確認できなかった場合は，医師に報告し，X線写真撮影などで位置を確認する．

⓱栄養チューブが胃内に入っていることを確認する．

- 栄養チューブの端を軽く折り曲げ，チューブのキャップを開けて注射器を接続し，空気を注入して，心窩部に当てた聴診器で気泡音を聴取する．
- 注射器で空気を注入して，胃内容物が吸引できることを確認する．

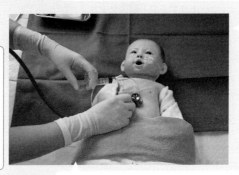

栄養チューブのキャップを開けたままにすると，胃内容物が逆流してくる可能性がある．
栄養チューブを折り曲げることが難しい場合は，チューブ鉗子を使用する．

空気の注入量は，乳児は 0.5 ～ 1mL，幼児・学童期は 5mL 以下 [14]とし，注入した空気を抜くことを忘れないようにする．

⓲栄養チューブの端を軽く折り曲げ注射器を外し，栄養チューブの端のキャップを閉める．

⓳手袋を外し，絆創膏で栄養チューブを固定する．

子どもはテープにかぶれることもあるので，皮膚に直接触れる部分には，皮膚保護剤を用いるとよい．

⓴固定後，鼻孔部のチューブにフェルトペンで印をつける．

栄養剤を注入する際に，チューブが抜けていないかの目安となる．

㉑頑張ったことを褒める．

栄養チューブ挿入後は，速やかに固定を外し，抱きしめたりしながら，頑張ったことを褒める．

㉒栄養チューブが子どもの生活に影響を与えたり，チューブを抜去したりしないようにまとめる．

栄養チューブを挿入したことによって日常生活に制限が加わらないように，チューブ先をガーゼで覆い，衣服に絆創膏で固定するなど工夫する．

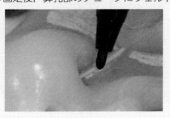

袖の中をチューブが通っている．

㉓防水シーツやタオルを外し，衣類を整える．

準備するもの

①経腸栄養剤
②膿盆
③微温湯
④イリゲーター・イリゲーター用チューブ
⑤アルコール綿
⑥吸引器・吸引チューブ
⑦絆創膏
⑧注射器3本
⑨聴診器
⑩はさみ
⑪フェルトペン
⑫ディスポーザブル手袋

〈必要に応じて〉
⑬ティッシュペーパー
⑭ガーグルベースン
⑮注入用ポンプ
⑯加温器
⑰ポンプ用栄養注入セット
⑱チューブ鉗子
⑲ペンライト
⑳タオル
○パルスオキシメーター
○イリゲーター用スタンド
○酸素吸入器
○酸素マスク

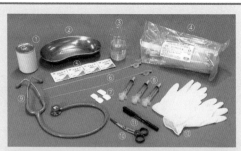
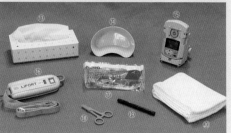

手順&アドバイス

❶栄養剤の種類や量は，子どものところへ持っていく前に，ダブルチェックを行う.

> 施設の基準やマニュアルに沿って，医師の指示書と合わせて，2名以上で確認する.

❷子ども，家族に注入方法について説明をする.

> 栄養剤には，においを付けることができるので，子どもの好みに合った香りがするよう考慮する.

❸子どもの全身状態を観察しアセスメントする（➡p.73「鼻腔から栄養チューブを挿入する方法」参照）.

❹ベッドサイドで子どもの氏名，注入する栄養剤の種類，濃度，注入量，注入速度，注入回数などを医師の指示書を見ながら再度確認する.

> 子どもの体重や疾患の程度に応じて選択される. 注入時間は子どもの睡眠や活動を妨げない時間帯を選ぶ.

❺手を洗い，必要物品を準備する.

> ・栄養剤は注入時，体温よりやや高めとなるように湯せんする（38〜40℃程度）.
> ・栄養剤を，クレンメを閉じたイリゲーターに入れる.
> ・ルート内を栄養剤で満たす.

❻体位を整える.

> ・座位の保持できる子どもは座位，もしくは半座位（45〜60°以下）とする.
> ・座位が保持できないときは，右側臥位にする.

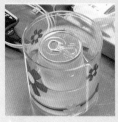
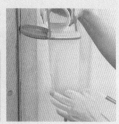

体温より高めに栄養剤を温め注入を開始しても，時間が経過すると温度が低下してしまう. 注入が長時間に及ぶことが予測される場合は，注入ルートに加温器を取り付け栄養剤を温める方法もある.
チューブ内に空気が入っていると，栄養剤とともに空気も注入され，腹部膨満を起こし，嘔気・嘔吐を誘発する. 子どもの場合，腹部膨満は呼吸への影響も大きい（➡ナーシング・グラフィカ『小児の発達と看護』2章2節3項 表2.2-2 参照）.

❼ディスポーザブル手袋を装着し，栄養チューブが胃内に正しく留置していることを確認する．

> ・口腔内からチューブが出てきていないか．
> ・絆創膏がはがれていないか．
> ・栄養チューブ挿入時に印をつけた位置まで
>   チューブが挿入されているか．
> ・胃内容物が吸引できるか．
> ・注射器を使用して空気を注入し，気泡音が
>   確認できるか．

➡ p.72「誤挿入・誤注入を防ぐ方法」参照．
胃内容物の前吸引を行うことで，注入した栄養剤の消化状況を確認できる．吸引した胃内容物は一般的には胃内に戻す（子どもの状況に応じて違うため，病院での指示に従う）．体調が悪化すると上・下部消化管の動きが悪くなり，前回注入した栄養剤が多量に吸引されることもある．その場合は，注入時間を変更することもある．前吸引は子どもの身体状態を示すバロメーターともなる．

❽栄養チューブが胃内に留置していることを確認後，栄養チューブのキャップ部分を軽く折り曲げてからキャップのふたを開け，胃内容物の逆流に注意しながら，栄養チューブと注入セットのルートを接続する．手袋を外す．

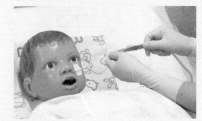

子どもの場合，危険を認知できずに，注入中の栄養チューブやルートを引っ張り，抜去する可能性がある．注入中に抜去すると，誤嚥する可能性がある．
洋服の中にチューブを通す，ルートの上にタオルを置くなど，子どもの視界に入らないように工夫したり，他のおもちゃなどに注意を引きつけたりする．注入中の上肢を固定しなくて済むように，子どもの遊びや活動を保障する．

❾鼻孔からイリゲーターまで指でたどり，正しく接続されているか確認する．

他の静脈注射のルートと誤って接続していないか，必ず確認する．

❿クレンメを開き，子どもの状態に応じた注入速度を設定し，注入を開始する．

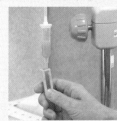

子どもの栄養剤注入速度は，特に規定された値はない．しかし，注入速度が速すぎると**ダンピング症候群***や，下痢などの消化器合併症が出現する可能性がある．子どもの年齢や体格，疾患，消化器症状を考慮し，注入速度を調整することが重要である．注入には注入用ポンプを用いることもある．

用語解説*

ダンピング症候群

食物が急に十二指腸に流れ込むことで，血管から腸へ水分が集められ，循環血漿量が減少する．そのため，発汗・頻脈・動悸・めまいなどが生じて，さらに嘔気・嘔吐，腹痛などが出現する．

⓫注入中の子どもの状態を観察し，注入による変化がないかアセスメントする．

⓬注入後，手袋を装着し，クレンメを閉め，栄養チューブの端を軽く折り曲げ，栄養チューブからイリゲーターを外す．

⓭栄養チューブに微温湯の入った注射器を接続し，注入する．

注入開始後，5分くらいは子どものそばにいて，全身状態の変化がないかどうか確認する．特に意識障害がある場合は，咳き込みやチアノーゼなどの症状がわかりにくい場合もあるので，パルスオキシメーターによる酸素飽和度の測定などを用い，全身状態に変化がないか注意する．

⓮栄養チューブ内に微温湯が残らないように，注射器で空気を注入し，栄養チューブの端のキャップを閉め，手袋を外す．

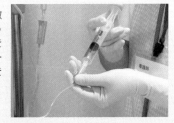

栄養剤の細菌汚染は6～8時間以上で急激に多くなる[16)]．注入後は，栄養剤が残らないように微温湯を用いて，チューブの中を洗浄し，空気を注入する．微温湯の量はチューブの太さ，長さ，子どもの体格によって違うが，水分制限の必要な子ども，低出生体重児などは，極少量の微温湯を注入することもある．空気の注入量にも規定はないが，空気を入れていくと，急に注射器の抵抗がなくなる点があるので，一つの目安とすることができる．

⓯栄養チューブが子どもの生活に影響を与えたり，チューブを抜去したりしないようにまとめる．

⓰子どもの全身状態についてアセスメントする．

⓱排泄がないか確認し，環境を整える．

2 胃瘻カテーテルから栄養剤を注入する方法

|1| 基礎知識

a 目的

- 経口摂取は困難であるが消化管機能は保たれている子どもの栄養の管理を行う.
- 4 週間以上の長期経管栄養の必要な子どもの栄養の管理を行う.
- 誤嚥性肺炎を繰り返す子どもの栄養の管理を行う.
- 胃内の減圧を行う.

b 胃瘻の合併症

胃瘻は経鼻栄養チューブに比べ，①鼻・咽頭への違和感がない，②チューブが咽頭・食道胃接合部に持続的に通過していないため逆流のリスクが少ない，③管理が簡単，④長期的な経腸栄養が可能などのメリットがある．しかし，一方では，デメリットもある．表3.2-1 に胃瘻の合併症とその対処方法について挙げた.

また，腹腔に挿入されたバルーンボタンは 図3.2-1 のようになっている.

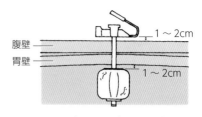

図3.2-1 バルーンボタンの挿入状態

腹壁 1～2cm
胃壁 1～2cm

表3.2-1 胃瘻の合併症とその予防・対処方法

合併症	予防・対処方法
胃瘻部分の皮膚の発赤	■胃瘻の周囲は，毎日石けんで洗浄し，自然乾燥させる．ただし，1日1回程度とし，それ以外は湯だけでの洗浄や拭き取りとする. ■胃瘻周囲に栄養剤の漏れがある場合は，綿棒やガーゼなどできれいに拭き取り（こすらないように注意する），乾燥させる. ■胃瘻からの漏れが少量の場合は，切込みガーゼなどは使用せず，胃瘻周囲に皮膚保護剤（粉状，板状）を使用して，皮膚に排泄物が直接触れないようにする.
皮膚潰瘍・壊死	■外部バンパーの締めすぎによって生じる．①バンパーに 1～2cm の遊びがあるか（図3.2-1），②座位になってもバンパーが皮膚に食い込んでいないか観察して調整する. ■腹帯をする場合は，圧迫しすぎていないか観察する. ■胃瘻カテーテルは 1日1回転以上回し，同一部位の圧迫を避ける．また，上下に軽く動かし胃瘻カテーテルが上下することを確認する．内部バンパーの胃粘膜への埋没を防ぐ意味でも必要なケアである. ■皮膚に潰瘍・壊死が発生した場合は，胃粘膜にも同様の症状が発生している可能性がある．バンパーと皮膚との間に遊びがあるか常に確認し，子どもの成長に合わせて胃瘻カテーテルを交換する.
胃瘻からの栄養剤の漏れ	■胃内の空気を抜き，減圧する. ■注入中や直後に，子どもが啼泣するようなケアや処置が重ならないようにする. ■専用のフィーディングチューブを使用しているか確認する. ■栄養剤の粘度を上げる. ■消化管の通過障害が生じていないか，全身状態の観察をする.

皮膚保護剤

plus α

栄養剤の半固形化

栄養剤に寒天を添加して半固形化し，胃瘻チューブから直接注射器を用いて注入する．この方法では半固形化した経腸栄養剤が，咀嚼嚥下した食物と同様の硬さで胃内にとどまる．その結果，①液体に比べ粘度が増加するので，胃食道逆流を防ぐ，②短時間で投与できる，③下痢を起こしにくい，④栄養剤の胃瘻からの漏れを防ぐ，などのメリットがある.

胃瘻カテーテルの抜去	■必要時，緩めの腹帯を巻くなどの工夫をする. ■滅菌蒸留水を充塡するボタン型バルーンの場合は蒸留水が抜けていないか，1週間に1回確認し，記録に残す. ■抜去後は早急に再挿入しないと，瘻孔が閉鎖してしまうことがある.
胃瘻カテーテルの閉塞	■注入後は必ず微温湯を通し閉塞を予防する.
誤嚥， 胃食道逆流	■栄養剤の粘度を上げる. ■経腸栄養注入ポンプを使用し，注入速度を調整する（意識障害のある子どもの場合は特に慎重に投与する）. ■上体を挙上する. ■胃瘻を経由して空腸にチューブを留置する方法（PEJ：経皮内視鏡的空腸瘻造設術）では，胃内容物逆流を防止できるが，細いチューブしか留置できず，閉塞などのトラブルを起こすことも多い.
下　痢	■栄養剤は室温程度の温度にする. ■経腸栄養注入ポンプを使用し注入速度を調整する. ■栄養剤の変更を検討する. ■栄養剤の粘度を上げ，胃内の停滞時間を長くする.
代謝障害	■高血糖，低血糖，ビタミン・微量元素欠乏症，肝機能障害などに注意し，検査結果をアセスメントする.

│2│実施方法

　ここでは，胃瘻カテーテルからの注入方法について述べる.

準備するもの

① ティッシュペーパー
② ガーグルベースン
③ イリゲーターおよびイリゲーター用チューブ
④ 膿盆
⑤ 注射器2本
⑥ ディスポーザブル手袋
⑦ フィーディングチューブ（注入用・減圧用）
⑧ 栄養剤
⑨ ポンプ用栄養注入セット
⑩ 注入用ポンプ
⑪ 皮膚保護剤
⑫ 聴診器
○ 微温湯

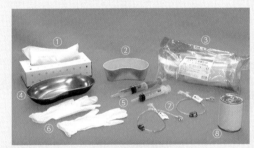
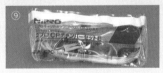
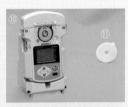
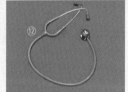

❶ 栄養剤の種類や量は，子どものところへ持って いく前にダブルチェックを行う.

施設の基準やマニュアルに沿って，医師の指示書と合わせて，2名以上で確認する.

❷ 子ども，家族に注入方法について説明をする.

自宅で管理するケースもあるので，家族に注入方法を説明しながら実施する.

❸ 子どもには排泄を済ませた上で，楽な体位でベッドに寝てもらう.

❹ ベッドサイドで子どもの氏名，注入する栄養剤の種類，濃度，注入量，注入速度，注入回数など医師の指示書を再度確認する.

❺ 手を洗い，必要物品を準備する. ボタン型では， イリゲーターのルートにフィーディングチューブ（注入用）を接続する.

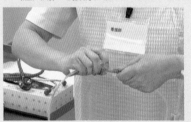

胃瘻カテーテルにはさまざまな種類があるので，専用のフィーディングチューブを用いて注入する. 異なる種類のチューブを無理に接続すると，胃瘻カテーテルの逆流防止弁が破損したり，栄養剤の漏れの原因となる恐れがある. フィーディングチューブには，①減圧用チューブ，②持続注入用チューブ，③ボーラス用チューブ（濃度の高い栄養剤や薬剤を注入する際に使用する. 持続注入用に比べ径が広く目詰まりしにくい），④減圧と注入共用のチューブなどがある. 用途に応じたフィーディングチューブを用いる.

❻ クレンメを閉じたイリゲーターに栄養剤を入れる.

❼ ルート内を栄養剤で満たす.

❽ プライバシーの保護のため，ベッド周囲のカーテンを閉める.

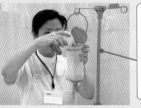

・栄養剤は注入時，室温程度の温度にする.
・冬期や，下痢がみられる場合は，体温程度に温めて準備することもある.

下痢の予防となる.

❾ 子どもの全身状態を観察しアセスメントする.

呼吸状態（呼吸困難，チアノーゼの有無），消化器症状（嘔気・嘔吐），栄養状態〔子どもの場合はカウプ指数やローレル指数（➡ナーシング・グラフィカ『小児の発達と看護』2章6節1項参照）〕，原疾患の随伴症状の有無，精神状態など.

経口的に十分な栄養を摂取できない，あるいは，経口摂取が不可能になった原因について，全身状態の観察を行いながら確認する.
子どもがどのような状況に置かれているのか，アセスメントする.

❿ ディスポーザブル手袋を装着し，腹部の観察（胃瘻の状態）を行う.

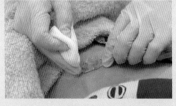

胃瘻周囲の皮膚になんらかの変化が認められたり（➡ p.78 表3.2-1 参照），胃瘻カテーテルの向きが簡単に変えられない場合や，上下に動かない場合は医師に連絡する.
観察中に，子どもが誤って胃瘻カテーテルを抜かないよう注意する.

⓫ 必要時，胃内の減圧を行う. フィーディングチューブ（減圧用）を接続し減圧する.

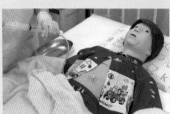

腹部膨満は胃瘻カテーテルや胃瘻からの栄養剤の漏れの原因となる. また，子どもの場合は，解剖学的特徴から，腹部膨満は呼吸に影響を与えるので（➡ナーシング・グラフィカ『小児の発達と看護』2章2節3項 表2.2-2 参照），胃内の空気を抜き，減圧することが必要である.

⑫前吸引を確認する.
　フィーディングチューブ（減圧用）の先に経管栄養専用の注射器を接続し，胃内容物の性状・量を確認する.

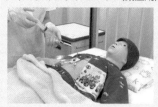

胃内容物の前吸引を行うことで，注入した栄養剤の消化の状況を確認することができる．吸引した胃内容物は一般的には胃内に戻す（子どもの状況に応じて違うので，病院での指示に従う）.
体調が悪化すると上・下部消化管の動きが悪くなり，前回注入した栄養剤が多量に吸引されることもある．その場合は，しばらく時間を置いてから注入することもある．前吸引は子どもの身体の状態を示すバロメーターともなる．前吸引を行うことで，胃瘻カテーテルが胃内に留置されていることを確認することができる.

⑬体位を整える.
⑭胃瘻カテーテルにフィーディングチューブ（持続注入用）を接続する.

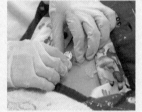

胃の圧迫が少なく，安楽に注入できる体位は，子どもによって異なる．体位の工夫をして，安楽な体位をとる．座位が一人で保持できる子どもは，いすに座ったり，ベッドの頭部を上げて座位または半座位にし，膝を軽く曲げて腹部の緊張をとる．このとき，足元を少し挙上すると身体が安定する.

⑮ディスポーザブル手袋を外しクレンメを緩め，注入を開始する.

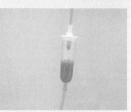

子どもの栄養剤注入速度は，特に規定された値はない．しかし，注入速度が速すぎるとダンピング症候群や，下痢などの消化器合併症が出現する可能性がある．子どもの年齢や体格，疾患，消化器症状を考慮し，注入速度を調整することが重要である．注入には注入用ポンプを用いることもある.
注入開始時間は子どもの生活に合わせた時間を設定する.

⑯注入中の子どもの状態を観察し，注入による変化がないかアセスメントする.

特に胃瘻カテーテルを交換した後，初回の注入時には注意して子どもの状態を観察する.

⑰注入中も子どもが遊んだり，学習したりできる環境をつくる.
⑱注入後，ディスポーザブル手袋を装着しクレンメを閉じ，胃瘻カテーテルから栄養点滴セットを外す.

注入中に胃瘻から栄養剤が漏れた場合は注入を中断し，漏れの原因を確認した後，注入を再開する．乳幼児で腹式呼吸をしている子どもは，腹壁の上下運動によって腹壁とボタンのズレが生じ，わずかな隙間から栄養剤が漏れることがある．また，啼泣で腹圧がかかり漏れることもあるので注意して観察する.

⑲フィーディングチューブ（持続注入用）の先に微温湯の入った注射器をつなぎ注入する.

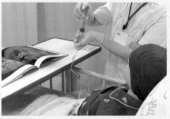

⑳フィーディングチューブ（持続注入用）を胃瘻カテーテルから外す.
㉑胃瘻カテーテルの周囲，および腹部を観察する.

注入中に空気の飲み込みが多く，腹部膨満の強いときは，胃内の空気を抜き，減圧することもある.

㉒ディスポーザブル手袋を外し，子どもの全身状態についてアセスメントする.
㉓衣服を整える.
㉔排泄がないか確認し，環境を整える.

子どもが誤って胃瘻カテーテルを引っ張り，抜去しないように注意する.
胃瘻カテーテルから栄養剤の注入を行っている場合も，口腔ケアを行う必要がある.

3 中心静脈栄養法

│1│基礎知識

中心静脈栄養法では，中心静脈カテーテルを，①内頸静脈または鎖骨下静脈から上大静脈へ，②大腿静脈から下大静脈などに留置する．カテーテル管理上の注意点や合併症について熟知し管理していく必要がある．

ⓐ 目的

- 低栄養で 2 週間以上の消化管的栄養補給が不可能な場合
- 末梢静脈路が確保できない場合
- 多量の栄養補給が必要である場合
- 水分制限が必要な場合

ⓑ 中心静脈カテーテルの合併症とその対処方法

安全に中心静脈栄養法を実践するためには，十分な観察と管理が必要となる．中心静脈カテーテルのトラブルは，カテーテルの抜去，閉塞，感染が最も多くみられる．起こり得る合併症を予測しながら観察やケアを実践する（表3.2-2）．

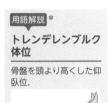

用語解説*

トレンデレンブルク体位

骨盤を頭より高くした仰臥位．

表3.2-2 中心静脈カテーテルの合併症とその対処方法

合併症		対処方法
中心静脈カテーテル挿入時	気 胸	■鎖骨下に留置する場合に起こる．カテーテル挿入中の呼吸状態をモニタリングし，変化がないかどうか確認する． ■カテーテル挿入後，必ずX線写真撮影を行い確認する．
	動脈穿刺	■誤って動脈を穿刺した場合は，速やかに穿刺針を抜去し圧迫止血を行う． ■血胸に至った場合は，胸腔ドレナージが必要となる場合がある．バイタルサインの変動に注意し，血管確保などの救急処置を行う．
	皮下血腫	■動脈を穿刺した場合，数回穿刺を繰り返した場合に形成しやすい．圧迫止血を行う．
	空気塞栓	■カテーテルの内筒抜去時に空気が吸引され空気塞栓が起こる．**トレンデレンブルク体位**＊にすることによって上半身の静脈を怒張させ空気塞栓を予防する． ■意識下でカテーテルを挿入し，協力が得られそうな場合は，内筒を抜去するときに息を止めておくように声を掛ける． ■無症状のことが多いが，多量に空気が吸引されると，呼吸不全や心停止を起こすこともある．
中心静脈カテーテル挿入〜中心静脈栄養法中	カテーテル関連血流感染	■中心静脈カテーテル挿入時は，マキシマルバリアプリコーション（清潔手袋，長袖の滅菌ガウン，マスク，帽子，ドレープなど）が必要である． ■中心静脈栄養の輸液は，本来ならクリーンベンチで調剤すべきである（看護者によって病棟で調剤されているのが現状である．作業スペースの消毒を行い環境を整え，手洗いの徹底，マスク，ガウンの着用を行う）． ■カテーテル挿入部の消毒は，0.5％クロルヘキシジンアルコール，10％ポビドンヨード，ヨードチンキの三つのうちから選択する． ■カテーテル挿入部に，抗菌薬の軟膏やポビドンヨードゲルは使用しない． ■カテーテル挿入部にドレッシング材を使用している場合は1週間ごとに消毒し，交換する．また，子どもの場合は発汗が多いことや，体動が激しいことから，ドレッシング材が剥がれることもある．その場合は，その都度消毒し，貼り替える．ドレッシング材は隙間ができないように貼る．入浴した場合は，その都度交換する． ■ルートの交換は，1週間に2回程度行う． ■三方活栓の使用は避け，クローズドシステム（閉鎖式輸液システム）の輸液セットを用いる． ■インラインフィルターを使用する．すべての細菌が除去できるわけではないが，微細なゴミの除去や空気の除去機能が期待できるため，中心静脈カテーテルのルートには必ず使用する．
	代謝性合併症欠乏症	■糖代謝合併症，必須脂肪酸不足，微量元素欠乏，肝機能障害，ビタミン欠乏症などに注意して観察を行う．

準備するもの

カテーテル挿入時

① 中心静脈カテーテルキット
○ 生理食塩液
○ カテーテルを固定するための針糸
○ 消毒液
○ ドレッシング材
○ テープ
○ 清潔野をつくるために滅菌シーツ数枚

カテーテル挿入後

○ 輸液バッグ
○ 輸液ルート（クローズドシステム，インラインフィルター）
○ 輸液ポンプ
○ 輸液スタンド

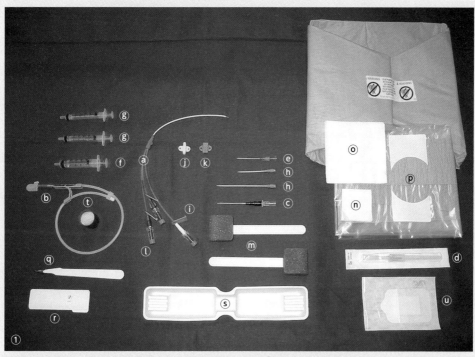

MTO-16553-J　アロー中心静脈カテーテルセット トリプルルーメンカテーテル　提供：アロウジャパン

ⓐ中心静脈カテーテル（5.5Fr＊
　1.9mm×13cm）
ⓑガイドワイヤー（アドバン
　サー・マーカー付き）
ⓒⓓカニューレ／カニューレ針
ⓔ穿刺針
ⓕ5mLシリンジ
ⓖ3mLシリンジ
ⓗ皮膚拡張器（ダイレータ）

ⓘクランプ（エクステンション
　ラインクランプ）
ⓙカテーテル固定具（カテーテ
　ルクランプ）
ⓚカテーテル固定具（カテーテ
　ルブルークランプ）
ⓛキャップ（インジェクション
　キャップ）
ⓜ消毒用スポンジ（スポンジス
　ワブ）

ⓝⓞガーゼ
ⓟ穴開きドレープ
ⓠメス（スカルペル）
ⓡ針付き縫合糸（シルクスーチャ）
ⓢ消毒用トレイ（スワブ用トレ
　イ）
ⓣ針刺しキャップ（シャープス
　アウェイカップ）
ⓤドレッシング材

中心静脈カテーテル挿入時

❶子どもには，年齢に応じた説明を行う．

❷年齢に応じた固定を行い，挿入時の危険を回避する．

❸身体の位置や顔の向きなど，カテーテルの挿入しやすい体位をとる．

❹カテーテル挿入中はモニタリングとともに，子どもの顔色や呼吸状態の変化がないか観察する．

❺挿入の操作はすべて無菌的に行う．

中心静脈カテーテル挿入は，透視下で行うことで安全性が確保される．子どもの場合，体動が激しく危険を伴うことや，カテーテル挿入には無菌操作が必要なことから手術室で全身麻酔下にカテーテルを挿入することが多い．しかし，緊急の場合は処置室などで実施することもある．

トレンデレンブルク体位（➡p.82 用語解説参照）をとる．

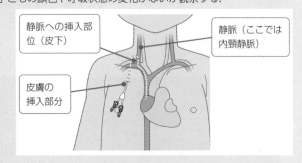

静脈への挿入部位（皮下）

静脈（ここでは内頸静脈）

皮膚の挿入部分

❻カテーテル挿入後は，挿入部の糸針固定終了後，透明なドレッシング材を挿入部に貼用し，出血がないかどうか観察する．

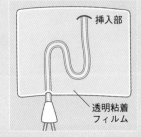

挿入部

透明粘着フィルム

ドレッシング材は隙間ができないように貼る．

中心静脈カテーテル挿入後

❶子ども，家族へ日常生活上の注意点や，感染防止についての説明を十分に行う（➡p.82 表3.2-2参照）．

子どもの場合，危険を認知することができずに，①ルートを引っ張ってカテーテルを抜去する，②ルートを口に含み噛んで損傷する，③ルートを触っているうちに接続部分が外れてしまうことなどが予測できる．また，便や尿でルートが汚染した場合は，早急に消毒する必要がある．

❷カテーテル挿入後は，胸部のX線写真撮影を行い，カテーテル先が正しい位置にあることを確認してから，高カロリー輸液を開始する．

カテーテルの先端が，通常の位置に達していない場合，血流による希釈が期待できず，高張液による静脈炎を引き起こす可能性がある．

❸子どもの氏名，輸液する薬剤の種類，輸液量，輸液速度など医師の指示をダブルチェックする．

施設の基準やマニュアルに沿って，医師の指示書と合わせて，2人以上で確認する．また，子どもの年齢，疾患，体重に適した薬剤と投与量かを判断する．

❹輸液を無菌的に調剤する．

薬剤によっては遮光の必要なもの，インラインフィルターを通してはいけないもの，ルート自体を特殊なものに交換しなければならないものなどがある．薬剤の特性を理解し調剤する．

❺輸液ポンプを使
用して輸液を開
始する.

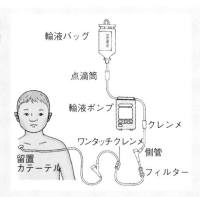

輸液バッグ

点滴筒

輸液ポンプ

クレンメ

ワンタッチクレンメ　側管

留置
カテーテル

フィルター

輸液ポンプが正常に作動しているか確認する.

① コンセントは入れてあるか.
② ルートは正確にセットされているか.
③ クレンメは全開になっているか.
④ ルート内に空気は入っていないか.
⑤ 使用した輸液セットの1mLの滴下数と,
　 ポンプの滴下数の設定は一致しているか.

❻ルート類は,なるべく子どもの視界に入らないよう工夫する.

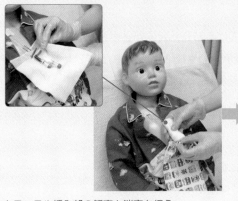

中心静脈カテーテルは抜去
したからといって容易に再
挿入できるものではない.
また,抜去する過程でカ
テーテルの先端が破損し,
体内に残され,塞栓を起こ
す可能性もある.衣服に固
定するなど,抜去予防を工
夫する.

❼カテーテル挿入部の観察と消毒を行う.

挿入部の発赤,出血,圧痛,硬結,腫脹,滲出
液,テープかぶれによる水疱形成など.

異常を発見した場合は,子どもの全身状態を観察し,
医師に報告する.
中心静脈カテーテルには,挿入した際に何cmくら
い挿入したのかわかるように目盛りがついているも
のが多い.各勤務帯で最低1回は,カテーテルが抜
けかけていないか確認する.

❽ルートの管理と交換を行う.

ルートのねじれ,屈曲,緩みはないか確認する.
ルート内に血液の逆流はないか確認する.
輸液の外観に変化はないか(薬剤の配合や光による
分解によって着色,沈殿などが見られることがある)
十分注意する.

❾子どもの日常の行動が制限されないように工夫
した遊びを取り入れる.

ルートのつながった状態では,多くの場合,ベッド上での
遊びが中心になることが多い.危険のない範囲で,遊びを
工夫したり,輸液ポンプの十分な充電を行い,散歩に出か
けるなど,子どもの状態に合わせた援助を行う.

❿清潔への援助を行う.

清拭,入浴の援助
カテーテル挿入部をドレッシング材(入浴専用に市販されているものもある)で保護し,シャワー浴を行う.
中心静脈栄養法中の子どもは,低栄養状態で抵抗力,免疫力が低下している場合が多い.感染予防のために
も清潔への援助が必要である.
口腔内の清潔援助
絶食を強いられている場合も多く,唾液の分泌低下により口腔内が不潔になりやすい.栄養状態の悪化によ
る口腔粘膜の障害も考えられるため,毎日のケアと観察を行う.
瘙痒感への援助
長期間,同じ部位にテープを貼り続けると,発汗などによって皮膚にトラブルを起こすことがある.ドレッ
シング材を貼り替えるときは,よくテープ跡を落とし,清拭してから行う.瘙痒感を訴える場合は,ドレッ
シング材を変えてみるなど工夫する.

⓫転倒を予防する.

⓬合併症の出現がないか, 全身状態を把握しアセスメントする.

子どもの場合, 遊びが自由にでき, 家族が抱っこしやすいように, ルートを長めにすることがある. その場合, ルートが手足に絡まり, ベッドから転落したり, 歩行中にルートにつまずき転倒したりすることが予測される. 危険防止のため, 歩行中はルートをポシェットのようなものに格納したり, 一つにまとめたりするなど工夫する.

➡ p.82 表3.2-2 参照.
バイタルサイン, 体重, 水分出納チェック, 脱水症状の有無, 検査データ, 機嫌, 活気など.

4 口唇口蓋裂のある子どもの哺乳

│1│基礎知識

口唇口蓋裂にはさまざまなタイプがあり, 個人個人に合わせた対応が必要となる. 口唇裂の手術は生後3カ月前後に, 口蓋裂の手術は生後1歳半から2歳くらいまでに実施されることが多い. 口唇口蓋裂にはさまざまな分類(図3.2-2)があり, 手術が数回にわたることもある. 口唇口蓋裂に伴う問題としては, 哺乳, 口唇・鼻の形, あごの発育, 噛み合わせ, 発語, 中耳炎などがある.

➡口唇口蓋裂については, ナーシング・グラフィカ『小児の疾患と看護』2章4節参照.

出生直後から養育者の最も負担となることの一つに哺乳の問題がある. 養育者は「うまく吸えない」「時間がかかる」「むせる」「体重が増えない」など, 多くの悩みを抱えている. 口唇口蓋裂のある子どもは医療者からの適切なアドバイスで, 直接授乳や哺乳瓶からの授乳が可能になる場合がある. 口蓋裂の子どもには, 生後早い時期から哺乳床(ホッツ床：口の中に入れる披裂部位をカバーするプレート, 図3.2-3)を使用することで口と鼻を遮断し, うまく吸啜できることもある. 経口哺乳は, 嚥下に伴う舌の運動, 口腔周囲筋の運動などの強化にもつながり, 将来の言語発達にも影響を及ぼす. 看護者は口腔外科医や形成外科医, 小児科医と協力しながら, チームで家族を支援していくこと

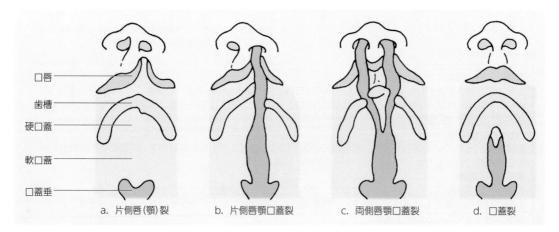

口唇
歯槽
硬口蓋
軟口蓋
口蓋垂

a. 片側唇(顎)裂　　b. 片側唇顎口蓋裂　　c. 両側唇顎口蓋裂　　d. 口蓋裂

図3.2-2　口唇口蓋裂の分類

が重要である.

a 目的

- 子どもの成長発達を促す.
- 栄養補給を行う.
- 母子関係の確立を促す.

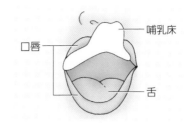

哺乳床
口唇
舌

図3.2-3　哺乳床を装着したところ

|2| 実施方法

準備するもの

直接授乳への援助

- ○タオル
- ○おむつ
- ○ディスポーザブル手袋
- ○テープ（必要時）
- ○哺乳床（必要時）

哺乳瓶を用いた授乳

- ○ミルク
- ○乳首
- ○哺乳瓶
- ○タオル
- ○おむつ

- ○ディスポーザブル手袋
- ○テープ（必要時）
- ○哺乳床（必要時）

> **哺乳床（ホッツ床）を用いる利点**
> ①口腔と鼻腔の遮断ができる.
> ②左右歯槽に均等に矯正力が働く.
> ③舌の位置の確保ができる.
> ④乳首のスペース確保ができる.

哺乳が困難な子ども用の哺乳瓶を用いた授乳

①口唇口蓋裂の子ども用哺乳瓶
- ○ミルク
- ○タオル
- ○おむつ
- ○ディスポーザブル手袋

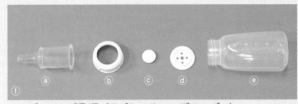

ⓐ乳首
ⓑふた
ⓒ薄膜
ⓓ薄膜台
ⓔボトル

ハーバーマン哺乳瓶（スペシャルニーズフィダー）

手順&アドバイス

直接授乳への援助

❶子どもと母親がなるべく一緒にいられるようにする.
❷リラックスできる環境を整える.
❸母乳育児の利点について説明する.
❹子どもと母親の状態を観察する.

> 子どもの全身状態に問題がなければ, 早期から直接授乳を開始できるように支援する.
> ➡母乳栄養の利点については, ナーシング・グラフィカ 『小児の発達と看護』2章2節6項 表2.2-8 参照.

> バイタルサイン, 嘔気・嘔吐の有無, 排泄（排尿・排便の回数や量, 性状）, 体重の増減, 機嫌, 手足の活動, 皮膚の状態, 眼窩や大泉門の陥没など.

> 口唇口蓋裂のある子どもは, 他の合併症がある場合もあるので, 授乳前の観察は重要である. また, 子どもの状態に注目するだけではなく, 母親の身体・精神状態, 家族からの支援の状況などを総合的に判断する.

❺おむつ交換をする.
❻手を洗う.
❼乳房を温かいタオルで拭く.
❽クッションを利用して, 母親が楽に授乳できる態勢を整える.

> 乳房は特別に消毒する必要はない. 清潔が保持できるようにする. 乳首を柔らかく, 伸びやすくすることにも役立つ.

> 母親の手や腰に負担のないように, 一緒に安楽な方法を探す.

⑨口唇裂のある子どもは，立て抱きにして，母親が母指で歯槽の裂をふさぎながら飲ませる場合もある．

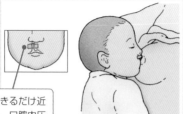

乳房が柔らかい状況であれば，乳房を深くくわえることで，十分な吸啜が得られる．乳房の張りが強い場合は，あらかじめ搾乳を行ってから授乳する．子どもの空腹感が強く，啼泣してうまく吸啜できない場合は，搾乳した母乳を哺乳瓶で授乳し，落ち着いてから直接授乳を再開する．

口唇裂の披裂部分をできるだけ近づけてテープを貼用し，口腔内圧を高める方法もある．

⑩口蓋裂のある子どもでは，哺乳床（➡p.87図3.2-3参照）を使用することで，うまく吸啜できる場合もある．

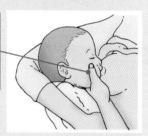

口腔内に乳房が密着しにくい場合は，両頬を母指と示指で圧迫しながら飲ませるダンサー・ハンド・ポジションという方法もある．

哺乳床は，生後早い時期に装着を開始する．装着時期を逸すると子どもが嫌がり嘔気を誘発することもある．

⑪途中で排気しながら授乳する．

空気を多量に飲み込みやすいので，授乳途中の排気が必要になる（➡3章1節2項p.65参照）．

⑫授乳時間は，10〜15分程度とする．

子どもや母親の疲労を考慮する．直接授乳で十分な哺乳量が得られなかった場合は，搾乳した母乳を哺乳瓶で授乳する．体重増加や子ども，母親の疲労を考慮して，直接授乳の時間や回数を調節することが必要である．

⑬口腔ケアを行う（綿棒やガーゼを用いる）．

哺乳障害，嚥下障害，咀嚼障害，歯列不正などのため，口腔内に乳汁が残りやすく，自浄作用が不良となり，口腔内が不潔になりやすい．口腔内の観察とともにケアを行う．

哺乳瓶を用いた授乳

❶〜❻「直接授乳への援助」の手順 ❶〜❻ 参照．

❼授乳時は必ず抱っこして，後ろに反り返らないように頭頸部を支える．

❽タオルをあごの下に敷く．

❾必要時，口唇裂の披裂部分にテープを貼用し，口蓋裂のある子どもには哺乳床を装着する．

❿子どもの状態に合わせた乳首，哺乳瓶を選択し授乳する．

普通の哺乳瓶や乳首で授乳できる場合もある．

哺乳が困難な子ども用の哺乳瓶を用いた授乳

ここでは，哺乳が困難な子どもに使用するスペシャルニーズフィダーの使用例を紹介する．この哺乳瓶は，吸啜に問題があり，授乳が困難な赤ちゃん専用に開発されたものである．➡授乳前・中・後の観察や注意事項，おむつ交換や排気などについては，「授乳」（3章1節2項p.63）参照．

❶〜❾「授乳」の手順 ❶〜❾（➡p.64）参照．

❿哺乳が困難な子ども用の哺乳瓶に37〜38℃に冷ましたミルクを準備する．

⓫ボトルは上向きに持ち，乳首部分を圧縮し，そのままの状態でボトルを下向きにして手を離し，ミルクを乳首に流し込む．これを繰り返し，乳首にミルクを満たす．

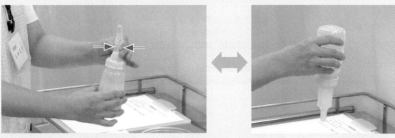

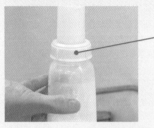

哺乳瓶と乳首は逆流を防止するための薄膜と薄膜台で区切られているので，ミルクが乳首から哺乳瓶に逆流することはない．

⓬安定した場所で子どもを横抱きにし，肘関節と上腕で子どもの頭を支え，手掌で殿部を支えるようにして座る．

⓭ミルクが出る量を調整するために，乳首に付いている線を，授乳する子どもの鼻の中心線と合わせる．

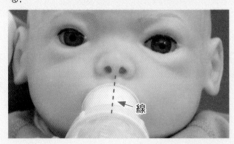

←線

乳首の部分には「流出0」「中間流出」「最大流出」の線が付いている．乳首の角度によりスリットの開き方が変わることで，流出量の調節ができる．一番短い線に合わせると，流出量はゼロになる．中間の長さに合わせると流出量は中等量となる．一番長い線に合わせると，流出量は最大となる．

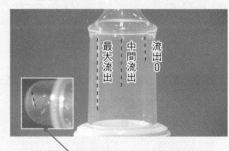

最大流出　中間流出　流出0

⓮子どもの哺乳力に合わせて，乳首を口の中で回転させ，ミルクの出る量を調整したり，乳首部分に圧力をかけ，授乳を助ける．

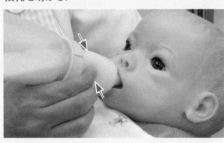

スリットの開き方

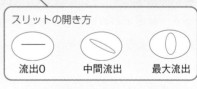

流出0　　中間流出　　最大流出

⓯手術後には，細口乳首を使用することもある．術後，使用することになる哺乳瓶や乳首は，手術前から練習を開始する．

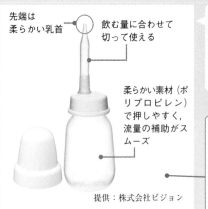

先端は
柔らかい乳首

飲む量に合わせて
切って使える

柔らかい素材（ポリプロピレン）で押しやすく，流量の補助がスムーズ

提供：株式会社ピジョン

細口乳首は乳首の先端 1/2 ～ 1/3 を口に入れ授乳する．
乳首の先が吸啜とともに吸い込まれないように注意する．
乳首の先は，自由に切ることができるので，乳汁の量を調整できる．
乳首を嫌がる場合は，焦らず，乳首の先を口に入れ，少しずつ乳汁を流し込むようにして慣れるように支援する．

哺乳瓶に関してもガラス素材のものとポリプロピレン素材の柔らかいものがある．子どもの吸啜力が弱い場合は，ポリプロピレン素材の哺乳瓶を使用し，吸啜や嚥下に合わせてボトルを圧し，乳汁を出す．この場合も，乳汁が出すぎて鼻から溢れたりむせたりしないように量を調整し，呼吸状態を見ながら授乳する．

⓰子どもがむせていないか，口腔内のミルクを飲み込んだか確認しながら授乳する．

⓱排気を行う．

⓲授乳時間は，10 ～ 15分程度とする．

⓳最後に綿棒やガーゼを用いて口腔ケアを行う．

⓴全身状態の観察を行い，現状をアセスメントする．

授乳中は腹部の状態も合わせて観察する．子どもの状態は日々変化している．変化に対応した授乳ができるように，哺乳状態を観察し，ケアに生かしていく．

5 食べる機能に障害のある子どもへの援助

｜1｜基礎知識

a 食事介助の姿勢

　乳幼児の食事の援助技術の部分でも述べたが，食べる機能の発達には一定の順序がある．食べる機能に障害のある子どもへの食事介助を行う場合は，子どもを椅子に座らせたり，直接抱っこをしたりして介助する．その際，頸・体幹・腰が正面を向き，上体を挙上し，体幹と床との角度が45°となるようにする．また，首はやや前屈とし，頭頸部と床とが直角になるような体位を保つ（図3.2-4）．

b 過敏への対応

　食べる機能を障害する原因の一つに，口腔感覚の異常である「過敏」がある．過敏は出生後，外部からの刺激が少なく触れられることに慣れていないことや，過剰で不適切な刺激が繰り返し与えられたことから生じる．過敏があることで，口唇，口腔内に哺乳瓶やスプーンが触れることを嫌がり，経口摂取が妨げられる．過敏は，日々，繰り返し口腔内に

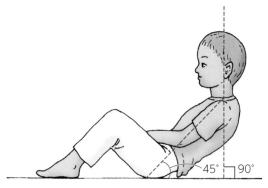

図3.2-4　食事介助の姿勢

哺乳瓶やスプーンを入れるだけでは改善しない．身体に触れて全身に力が入る，泣き出す，触れた皮膚表面がひきつるなど，過敏症状を示す場合は，食事摂取の介助をする前に，過敏の除去（脱感作）に取り組むことが重要である．まず，過敏について正しく理解し，子どもの状況に応じた看護実践を行う必要がある．

│2│実施方法

　ここでは，過敏を取り除く方法（脱感作）について紹介する．

手順&アドバイス

❶訓練の準備

> ・どの部分に過敏があるのかを調べる．
> ・食事の時間帯は避ける．

子どもと普段からコミュニケーションのとれている者が担当する．
食事の時間帯に行うと，食事自体に拒否反応を示すようになるため，訓練の時間を決めて行う．
リラックスしている時間に行う．
訓練の回数は多いほうがよいが，子どもの過敏状態の変化の経過を追いながら，専門家（保育士，理学療法士，言語聴覚士，栄養士など）と相談の上，実施する．

❷手掌から腕全体を使うようにして，身体の末梢部分からゆっくりと優しく触っていく．

一般的に，身体の中心部分ほど敏感である．肩→頸部→頰→口唇（下唇→上唇）→口腔内の順番に触れていく．

❸子どもがどの部分で過敏を示すか観察する．

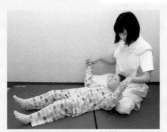

子どもが顔をしかめる，啼泣する，全身を緊張させる，反り返る，顔を横に振って嫌がる部分はどこであるのか注意深く観察する．
場合によっては，けいれんなどがみられることもある．
過敏がみられた部位より中心部には触れないようにする．

❹過敏反応を示した部位に，強い刺激は与えず，広い面積で少しの刺激を，動かさずに長時間与える．

過敏反応を示す部分を叩く，こするなど強い刺激を与えないように注意し，逆に不快な感覚とならないようにする．

❺触れても問題ないところを含めて過敏な部位に触るようにする（例えば，過敏がみられる上唇を含めて，頰，下唇に触れる）．

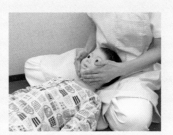

子どもが嫌がっても，子どもの動きに合わせ，手掌全体をしっかりと皮膚に密着させ，手がずれたり，離れたりしないようにする．くすぐったり，短時間で移動したりすると過敏状態が悪化する可能性がある．

❻子どもが落ち着くまで手を離さない．

落ち着いたら，ゆっくりと手を離す．
子どもの状態にもよるが，過敏が取り除かれるまでに数週間から数カ月を要することもある．気長に焦らず訓練を続ける．

❼訓練後の子どもの状態を観察し，訓練中・後の子どもの様子を記録に残す．

定期的に訓練方法や子どもの状態を医療チーム全体で見直す．
心理的な拒否の場合もある．心理的な拒否の場合，触れられた位置を中心とした筋肉の収縮はみられず，単に顔を背ける．過敏との見極めが必要である．
家族への支援も大切である．子どもの現状を伝え，家族の気持ちを十分に受け止める．

■ 引用・参考文献

1) 岡崎美智子監修. 臨床看護技術（母性・小児編）：その手順と根拠. メヂカルフレンド社, 2003, p.298-299, 300-302,（看護技術実習ガイド, 4).
2) 木口チヨほか編. イラスト小児の生活援助−病院・家庭におけるケアの徹底図解：子どもにかかわるすべての人に. 文光堂, 2001, p.63-65, 188-193.
3) 多田裕. 哺乳瓶はいつまで消毒すべきか？. 周産期ケア：エビデンスを求めて. 周産期医学. 2004, 34 増刊号, p.816-817.
4) 食品成分データベース. https://foodd.mext.go.jp/,（参照 2023-11-06).
5) 文部科学省科学技術・学術政策局政策課資源室.
6) 飯沼一宇ほか編. 小児科学新生児学テキスト. 全面改訂第5版. 診断と治療社, 2007, p.36.
7) 山﨑智子監修. 小児看護学. 第2版. 金芳堂, 2005, p.87-90, 231-232,（明解看護学双書, 4).
8) 金子芳洋監修. 障害児者の摂食・嚥下・呼吸リハビリテーション：その知識と実践. 医歯薬出版, 2005, p.5-45.
9) 細谷亮太監修. はじめての育児百科. 主婦の友社, 2008, p.86-98.
10) 金子芳洋監修. 上手に食べるために：発達を理解した支援. 医歯薬出版, 2005, p.16-63.
11) 金子芳洋編. 食べる機能の障害：その考え方とリハビリテーション. 医歯薬出版, 1987, p.22-35, 56-57, 88-92.
12) 二木武ほか編著. 新版小児の発達栄養行動：摂食から排泄まで／生理・心理・臨床. 医歯薬出版, 1995, p.47-89.
13) 竹内義博監修. 小児看護実習指導の手引き. メヂカルフレンド社, 1995, p.137-140.
14) 野中淳子監修. 改訂子どもの看護技術. へるす出版, 2007, p.144.
15) 玉木ミヨ子編. 看護学生必修シリーズ "なぜ？どうして？" がわかる基礎看護技術. 照林社, 2005, p.92-95.
16) 日本静脈経腸栄養学会編. コメディカルのための静脈・経腸栄養ガイドライン. 南江堂, 2000, p.35, 68-73.
17) 東口髙志編. NST 完全ガイド・改訂版：経腸栄養・静脈栄養の基礎と実践. 照林社, 2009, p.139-188, 200-246.
18) 岡田晋吾監修. 胃ろう（PEG）のケア Q&A. 照林社, 2005, p.65.
19) 東口髙志編. 全科に必要な栄養管理 Q&A：初歩的な知識から NST の実際まで. ナーシングケア Q&A. 2005, 第8号, p.120-129, 211.
20) 大岡良枝 ほか 編. NEW なぜ？がわかる看護技術 LESSON. 学習研究社, 2006, p.290-297.
21) 森口隆彦編. 口唇裂口蓋裂の総合治療：成長に応じた諸問題の解決. 第2版. 克誠堂出版, 2003, p.65-82.
22) 堀内成子編. 助産師・看護師必携：産褥・退院支援ガイドブック. ペリネイタルケア. 2003, 夏季増刊, p.156-159.
23) 橋本武夫編. 104 の？に答える：母乳育児支援アンサーブック. ペリネイタルケア. 2004, 夏季増刊, p.217-219.
24) 小島操子ほか編. 看護のコツと落とし穴⑤小児看護. 中山書店, 2000, p.30-33.
25) 藤島一郎編. ナースのための摂食・嚥下障害ガイドブック. 中央法規出版, 2005, p.288-297.
26) 厚生労働省. 授乳・離乳の支援ガイド（2019 年改定版）. https://www.mhlw.go.jp/stf/newpage_04250.html,（参照 2023-11-06).
27) 横尾京子. 新生児看護標準化に関する検討委員会報告：医療安全に資する標準化に関する研究. 新生児看護学会誌. 2004, 10（2), p.46-55.
28) スペシャルニーズフィダー取扱説明書. メデラ株式会社.
29) 乳児用調製粉乳の安全な調乳, 保存及び取扱いに関するガイドライン（仮訳）. https://www.mhlw.go.jp/topics/bukyoku/iyaku/syoku-anzen/qa/dl/070604-1b.pdf,（参照 2023-11-06).
30) 弘中祥司. 過敏除去（脱感作）. 日本摂食嚥下リハビリテーション学会医療検討委員会. 訓練法のまとめ（2014 版）. 日本摂食嚥下リハビリテーション学会誌. 2014, 18（1), p.72-73.
31) 日本摂食嚥下リハビリテーション学会. 「訓練法のまとめ（2014 版）」訂正のお知らせ. https://www.jsdr.or.jp/news/news_20170417.html,（参照 2023-11-06).

看護はアート（創造）である

　臨地実習は，演習と違い「わからない」「できない」が通用しない，当然，初心者であろうと失敗も許されない，そんな緊張の連続を強いられる，あるいは何もできない自分に焦りといら立ちを感じ，「この職業に向いていないのでは……」と思うつらい体験だと思っている方もいるでしょう．そして，「実習なんてなければいいのに」と……．でも，看護学には学内では教えられないもの，臨地実習でしか学べないものがあるのです．それは「看護はアート（創造）である」ということです．

　学生の皆さんは，学校で看護実践の基礎となる知識と技術を学び，それらを統合する「事例学習（ペーパーペーシェント）」を通じていろいろな疾患をもつ，さまざまな年齢層の患者さんの看護を考えてきたことと思います．しかし，これらの学びだけでは患者さんへの看護実践はできません．なぜならば，皆さんが学内で学ばれたものはあくまでマニュアルであり，そのマニュアルでは臨床で看護を必要としている「Aという患者さん」の一部しかカバーできないからです．

　マニュアルは，科学的な根拠に基づいて作られたもので，「誰にでも使えるよう」に工夫されています．当然，あなたが臨地実習で受け持つAという患者さんの看護実践にも使える，看護を実践する上で欠かせないものです．しかしながら，そのマニュアルのみでAさんに看護を提供しようとすると，足りないものがたくさん出てきます．食事介助という看護技術を例に考えてみましょう．

　学生の皆さんは「食事介助の際，患者さんの食べるペースに合わせる必要がある」と学んだことと思います．でも，この記述だけでは目の前にいるAという患者さんに必要な食事介助は明らかではありませんね．マニュアルには「患者さんのペースに合わせる」とは書かれていますが，Aさんがじっくり，ゆっくり一口一口噛み締めて食べる人なのか，それとも，ガツガツ口の中にかき込むように食べることが好きなのか，汁物→ご飯→おかずの順番をきちんと守らないと嫌な人なのかなど，Aさんの食べるペースやその合わせ方などはどこにも書かれていないからです．

　では，皆さんがAさんに食事介助をするためにはどうすればよいのでしょうか．それは，実際にAさんの食べるペースや食べ方の好みといった情報を収集し，それに基づいてマニュアルをAさんに合ったものに変更すればよいのです．つまり「食事介助の際，患者さんの食べるペースに合わせる」というマニュアルを，「Aさんは一口を30回以上噛み，嚥下にも時間がかかるので，Aさんの食事介助の際には，Aさんが嚥下し終わってから次の一口分をお箸に取るペースで食事介助をする」へ変更することで，Aさんに必要な食事介助が可能になるのです．

　さて，もうおわかりですね．そう，臨床で看護を実践するためには，学内で学んだマニュアルをそのまま使うのではなく，あなたの目の前にいるAという患者さんの特性に合わせてマニュアルを変更して使う，つまり，AさんにはAさんの特性に応じて，BさんにはBさんの，100人の患者さんがいれば100様の特性に応じてマニュアルを変更し，その患者さんだけのマニュアルを作り上げなければならないということです．そして，この患者さんの特性に応じたマニュアルを新たに作り上げるプロセスこそが，個別性のある看護の創造過程であり，学生の皆さんが臨地実習において学ぶ必要のある「看護がアートである」ことの真髄だと考えます．

　ここまで読まれて「えっ，マニュアルは科学的根拠に基づいているから問題はないが，個人の特性を追加すると科学的根拠が明確でないケアマニュアルになっちゃうんじゃないの？」，あるいは「初めて患者さんを看護するとき，患者さんの特性なんかわからないのにどうするの？」と思われた方もいることでしょう．実は，その通りなんです．もし，学生の皆さんが「Aさんにこうしてあげたいな」「私はこうしてもらいたいから」といった個人の思いや経験から新たなマニュアルを作り上げれば，それは，科学的な根拠に基づいた看護とはいえないと思います．

　では，臨床の看護師がどのように個別的なマニュアルを作り上げるのか，説明しましょう．初めて看護ケアを提供する際，個別的な看護ケアを提供するのに十分な情報がないことが多々あります．そこで，臨床の看護師は，まず「このような年齢，このような状況，このような疾患であれば，このようなケアが必要と考えられる」といった仮説を立てます．もちろん，この仮説は看護学だけでなく，さまざまな学問領域で明らかになっている知

識，つまり科学的な根拠に裏打ちされた知識に基づいて立てられます．看護師はその仮説に基づいて看護を実践し，その過程の中で仮説が正しいのか，もっと適切な看護があるのかを検証していきます．検証過程の中で，初期段階ではわからなかった情報が加味され，さらなる知見を求めて文献を検索することもありますし，実践の中では最適なケアの創造のために試行錯誤を繰り返していきます．そして，患者さんに最も適した個別性の高い看護を作り上げていくのです．つまり，臨床では日々，個別性の高い看護を目指して仮説が立てられ，その検証が繰り返されているのであり，看護が実践の科学だといわれるゆえんです．

今，「わっ大変だ！」と思いましたね．でも，個別性のある看護が提供できれば，必ず患者さんはよい方向に変化してくれます．そして，努力したあなたに看護した喜びと誇りをもたらしてくれるでしょう．

さて，臨地実習がなぜ必要か，もうおわかりですね．同じケアを提供するにしても一人ひとりに必要なケアの内容は違うのだから，技術の手順を覚えるだけでは不十分．個別に応じた看護実践を創造するためには，患者さんとの相互作用の中で試行錯誤を繰り返す必要がある．そして，学生の皆さんにはこの看護を創造する過程，つまり，この世界に一人しかいないAさんという患者さん，その人だけのための看護を作り出す，その過程を学び，楽しんでいただきたいのです．もちろん，すぐにはできないかもしれません．でも，臨床にはそんなあなたに手を貸したいと熱烈に思う先輩看護師と教員がいます．怖がらず，どんどん周囲の力を借りましょう．そして，一緒に看護をする楽しさ，面白さを満喫しましょう．

（幸松美智子）

4 排泄の援助技術

学習目標

◗ 子どもの成長・発達に合わせた排泄の援助を理解できる.

◗ なんらかの障害により, 排泄に関する特別な援助が必要な子どもについて理解し, その実践方法を習得する.

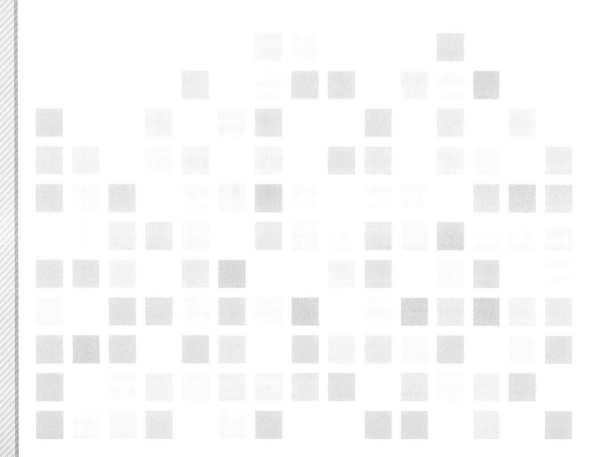

1 おむつ交換

子どもは，母親の子宮内にいるときから排尿をしている．子どもが出生した瞬間から，すぐに必要となるのが，この排尿と排便に関係する**おむつ交換**の看護技術である．新生児期・乳児前期は神経機能の発達が未熟なために，膀胱に尿がたまり膀胱が拡大するとすぐに排尿されてしまう．1歳6カ月ごろになると神経系の発達に伴い，膀胱にたまる尿量は増加し，排尿間隔が空くようになる．幼児前期には，神経機能だけでなく運動機能，言語能力などの発達に伴い，トイレット・トレーニングというしつけが加味されることで排泄の自立に至る．

➡排泄の自立については，ナーシング・グラフィカ『小児の発達と看護』2章3節6項参照.

しかし，なんらかの疾患や障害によって排泄障害が生じたり，排泄行動そのものが制限されることがあり，その対処方法として，おむつによる排泄が行われる場合もある．ここでは，主に乳幼児のおむつ交換を紹介する．

1 基礎知識

a 目的

- 尿や便で汚染された殿部・陰部の清潔を保つ．
- 殿部が尿や便で汚れた「不快」な状態から，さっぱりとした「快」の感覚を提供する．
- 子どもにとって，「気持ちよい」という経験を通したコミュニケーションを図る．
- おむつ交換による心地よい体験を通して「汚い」「きれい」という清潔観念を育てる．

b 皮膚トラブルの予防

尿や便などの排泄物は，皮膚に付着すると皮膚トラブルの原因となる刺激物になる．特に成人と比較すると，皮膚の構造上角質層が薄い新生児や乳児は，刺激を受けやすい．したがって，排泄物による皮膚の汚染は可能な限り短時間であることが望ましい．尿や便の回数や量は，成長発達に伴う水分摂取や食事などの生活習慣とも密接なつながりがある．月齢ごとの尿や便の回数はおよそ表4.1-1の通りである．1日の生活の中で，子どもの排泄パターンに合わせたおむつ交換を行う必要がある．

表4.1-1 月齢ごとの排泄回数

月　齢	尿			便	
	1回量（mL）	1日回数	1日量（mL）	1日回数	1日量（g）
新生児期	5〜20	15〜20	30〜300	2〜10	20〜100
乳児期前半	10〜30	15〜20	200〜500	2〜10	20〜100
乳児期後半	20〜50	10〜16	350〜550	1〜2	60〜150
幼児期	10〜150	7〜12	500〜1,000	1〜2	60〜150

なお，おむつかぶれが生じた場合は，おむつをこまめに交換し，汚れた殿部
はやさしく拭き取った上で，ぬるま湯で殿部浴を行う．

│2│実施方法

準備するもの

紙おむつの場合	布おむつの場合
①紙おむつ または②紙おむつ（パンツ式）	③布おむつ
	④おむつカバー（布おむつ用）
⑤お尻拭き	⑤お尻拭き
⑥ディスポーザブル手袋	⑥ディスポーザブル手袋
○洗浄用微温湯（必要時）	○洗浄用微温湯（必要時）

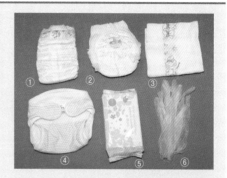

手順＆アドバイス

紙おむつ

❶子どもを仰臥位にする．

❷サイズの合った紙おむつを用意する．
　紙おむつを十分に広げて，くっついている箇所がないかを確認し，内側の漏れ防止のギャザー部分を立てておく．

> 仰臥位にする際には，子どもの手が届く場所に危険な物がないことを確認する．
> 準備されたおむつと温めたお尻拭きは手元近くに用意する．子どもがお尻に手を持っていってしまう場合はおもちゃを握らせるとよい．

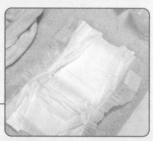

> 紙おむつには，新生児用，Sサイズ，Mサイズ，Lサイズなどの種類がある．
>
> 新しい紙おむつを入れる場合は，お尻の下に手を入れて軽くお尻を浮かせながら挿入する．
> 両足を持って腰を浮かせると，股関節脱臼を起こす可能性が生じる．

❸汚れた紙おむつを外す前にお尻の下に新しい紙おむつを敷いておく．

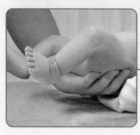
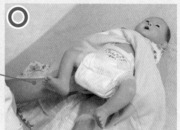
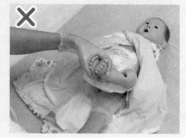

❹汚れた紙おむつを開け，お尻拭きで拭き取った後，紙おむつを引き抜く．手袋を外す．

❺新しい紙おむつの背中側上端が臍の高さにあることを確認し，両足を軽く開き紙おむつを身体に沿わせる．

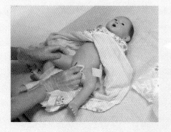

> お尻拭きで拭く際には，皮膚をこすらず，やさしく拭き取る．

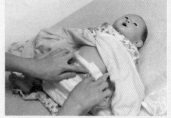

❻紙おむつのお腹側の位置がずれない
ように片手で押さえて，テープを軽
く引っ張りながら留める．

腹部の圧迫を防ぐために，おむつは
臍部の下の位置で留める．新生児で
は臍帯の状況が観察しやすくなる．

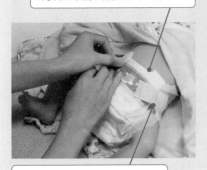

お腹周りに指が2本入るくらいで，
左右が対称になる位置で留める．

❼お腹周りのギャザーや太もも周りのフリルが内側に折れ込んで
いないかを確認する．フリルが内側に折れ込んでいる場合，横
漏れの原因になる．

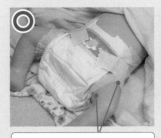 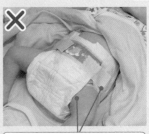

テープが左右対称でしっかり装
着され，フリルが全部外側に出
ている．

テープが左右非対称で，フリル
が内側に折れ込んでいる．

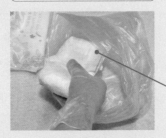

紙おむつ内の便は，可能であれ
ばトイレに流す．
汚れた紙おむつは，くるっと巻
いてテープで小さくまとめて捨
てる（ごみの扱いは各自治体に
確認する）．

布おむつ

❶子どもを仰臥位にする．
❷サイズの合った布おむつのセットを用意する．

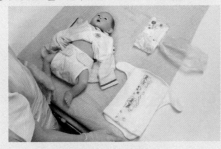

❸カバーを広げて布おむつをのせる．その際，布おむ
つはカバーの後ろのゴムよりも1～2cm下にセッ
トする．

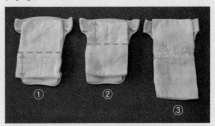

①男児用　②女児用　③全体を広げたところ
←→が二重になっている．

❹汚れた布おむつを開け，お尻拭きで拭き取った後，お尻の下に手を入れて腰を持ち上げるようにして，布おむ
つを引き抜く．手袋を外す．

❺カバーを子どもの腰に深めに当てる．目安は腋窩よ
り少し下にカバー上部がくる位置とする．

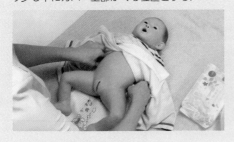

❻両足を軽く開き，布おむつを股に当てる．
❼腹部の圧迫を防ぐために，布おむつの先端が臍部を
圧迫する場合は，臍の2～3cm下で折り返す．

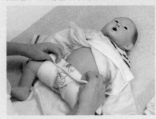

特に腹式呼吸
が中心の乳児
は注意する．

❽カバーを布おむつが隠れるようにかぶせ，臍が見えることを確認して，ベルトを上から下に引っ張るように留める.

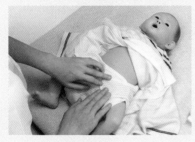

❾股関節周囲のはみ出した布おむつをカバーの中にそっと押し込み，漏れ止め用のギャザー部分を引っ張る.

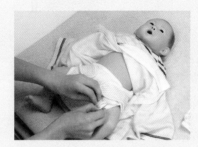

布おむつがぬれてもカバーで完全に覆うことで，衣服や寝具などへの漏れを防ぐことができる.

ベルトの面ファスナーをしっかり付ける.

❿カバー全体を見て確認する.

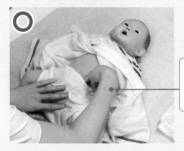

腹部に看護者の示指と中指が入るくらいの余裕をもたせる.

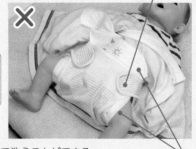

布おむつがはみ出さないようにする.

＊汚れた布おむつは軽く水洗いした後に，洗濯機などでまとめて洗うことができる.
＊最近では，乳幼児の敏感な皮膚を考慮した専用の洗剤も販売されている.

紙おむつ（パンツ式）

❶サイズの合った紙おむつ（パンツ式）を用意する.

❷紙おむつ（パンツ式）をはいていて，尿だけの汚染の場合はそのまま脱がせる.便の汚染の場合は，子どもを仰向けに寝かせて，脇の縫い目部分を破る.

紙おむつ（パンツ式）には，パンツ式Lサイズ，パンツ式ビッグサイズなどの種類がある.

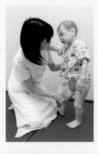
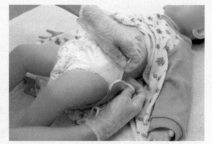

❸清拭後，紙おむつ（パンツ式）の前後を確認し，おむつの足ぐりから手を通し，子どもの足を持って通す.または，子どもがつかまり立ちをした状態で，紙おむつ（パンツ式）を広げながら子どもの足を通す.

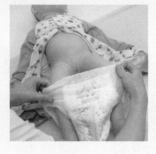
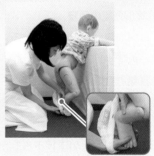

❹臍の部分までしっかりと引き上げる.

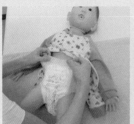
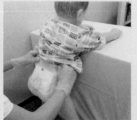

❺お腹周りのギャザーや太もも周りのフリル
　が内側に折れ込んでいないかを確認する.

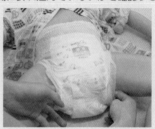

＊紙おむつ（パンツ式）の場合も，捨て方は紙おむつ同様である.

2 排泄行動自立への援助

　排泄行動の自立に向けた援助をする際の便器や尿器の使い方には，大きく分けて2通りある．一つは，子どもの成長発達の過程で行うトイレット・トレーニングの際に，おまるなどを用いる場合である．もう一つは排泄が自立している子どもが，なんらかの病気や障害が原因で，便器や尿器を用いる場合である．看護技術の方法として，使用する便器，尿器などに関しては双方に大きな違いはない.

│1│基礎知識

a 目的

● トイレット・トレーニングの過程の子どもを支援する.

● 行動制限がある子どもの排泄を促す.

b トイレット・トレーニング

　トイレット・トレーニングとは排泄のしつけを指しており，排泄の自立を目的にしている．排泄の自立は狭義では，昼間のおむつが外れてトイレでの排泄ができることである．現在のトイレット・トレーニングは1歳6カ月ごろから開始し，3歳ごろまでには自立していることが一般的である．トイレット・トレーニングの時期には，子ども自身が着脱しやすいトレーニングパンツを用いる．裏地に防水シートが施されているものもある（図4.2-1）.

c 準備段階の目安

① 排尿間隔が空いてきている.

② 一人で歩ける.

③ 言葉の意味がわかる.

④ 排尿・排便の開始を知らせることができる.

⑤ トイレット・トレーニングに関心を示す.

⑥ 衣服（下着）の上げ下ろしができる.

　準備段階が認められたら，まず排尿・排便のサインが子どもに見られたときに，おまる・

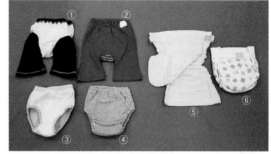

①ロングタイプの裏　②ロングタイプの表
③ショートタイプの裏　④ショートタイプの表
⑤おむつ型の内側　⑥おむつ型の外側

図4.2-1　トレーニングパンツ

トイレに誘導することから始める．そこで排尿・排便が見られた場合は「えらかったね」「トイレでできたね」「気持ちよかったね」などと褒め，子どもが達成感をもてるように工夫する．また，おまるやトイレなどは子どもが喜ぶ環境を整え，絵本やビデオなどでトイレット・トレーニングに関心がもてるような配慮を行うことも効果的である．

➡排泄の自立については，ナーシング・グラフィカ『小児の発達と看護』２章３節６項参照．

d おまる，尿器，便器の使用

　病気の治療のための入院などで，安静保持や持続点滴による行動制限があったり，移動が困難だったりする場合，子どもが低年齢であればおむつ，おまるを活用する．幼児後期，学童期以降であれば子ども本人・家族と相談の上で尿器・便器を用いることがある．尿器・便器は原則として成人に対する手順と同様となる．

|2| 実施方法

準備するもの

トイレット・トレーニングの場合
①おまる
②子ども用便座
○ステップ（必要時）
○その他の用具（必要時）

尿器・便器の場合
③尿器
④便器
⑤ティッシュペーパー
　または
　トイレットペーパー
○防水シーツ（女児の場合）

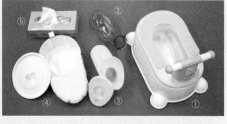

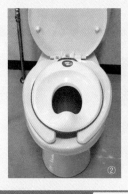
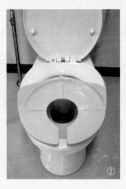
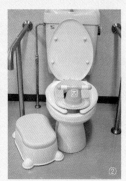
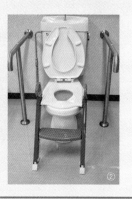

手順＆アドバイス

トイレット・トレーニング

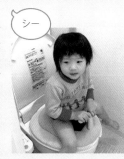
シー

❶一定の時間がきた，もしくは，子どもがモゾモゾとおしっこをしたい仕草をしたときには「おしっこ，行こうか」「ちっちしようか」と声を掛け，トイレへ誘導する．

❷周囲に人がいるようであれば，適宜，カーテンなどを用いてプライバシーの保持を行う．

❸おまる・子ども用便座に座らせる．
❹「シー」など排泄を促す声掛けを行う．
❺排泄がみられたら「気持ちよかったね」「えらかったね」などと褒める．
❻お尻を拭き，下着・衣類を着る．
❼手を洗う．

尿器，便器

❶子どもが尿意・便意を訴えたら「おしっこ（うんち）しようね」と声を掛け，準備を始める．

❷用具の準備：必要物品をベッドサイドに準備する．

❸ベッドサイドのカーテンを引き，プライバシーを保持する．

❹子どもを膝を立てた姿勢にし，衣類を膝下まで下げる．
女児の場合は，防水シーツを敷いておく．

❺看護者は片方の手を子どもの腰下に入れて軽く持ち上げ，もう片方の手で便器の縁を持って殿部に挿入する．

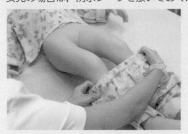 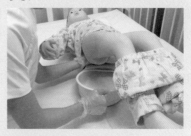

❻女児の場合は，陰部に細長く折ったティッシュを当てて，尿が飛び散るのを予防する．
男児の場合は，ペニスを尿器に入れ，漏れを予防する．

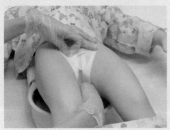 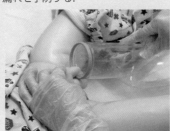

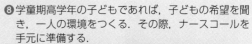
便意の訴えであっても，同時に排尿がある場合もある．

❼子どもの両足を軽く開き，ベッドを少し上げて上半身を軽く起こし，掛け毛布を掛ける．

❽学童期高学年の子どもであれば，子どもの希望を聞き，一人の環境をつくる．その際，ナースコールを手元に準備する．

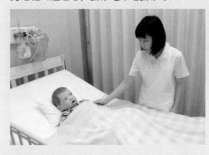 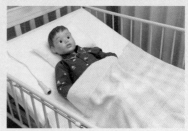

❾排泄終了後は，ティッシュペーパーまたはトイレットペーパーで陰部を拭く．女児の場合は，上行感染を起こさないように，前から後ろ（尿道口から肛門）の方向に拭く．

❿便器を挿入するときと同じ手順で便器を外す．

⓫衣服を整え，環境を整えて終了する．

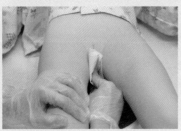
ティッシュペーパーはそのままトイレに流すことができないので，ティッシュペーパーのみゴミ箱へ廃棄する．

3 浣　腸

浣腸は，強制的に排便を促す方法の一つである．子どもがなんらかの原因によって排便が困難である場合，または腸内の処置などの目的で排便を促さなくてはならない場合に実施する．浣腸には，いくつかの種類（表4.3-1）があり，その目的によって方法は異なる．ここでは，乳児から広く行われているグリセリン浣腸の手技について述べる．

1 基礎知識

a 目的

- 排便困難な子どもの排便を促す．
- 検査・処置を行うために，腸内の便を排出する．
- 便のみならず，腸内のガスの排出も行う．

b グリセリン浣腸の作用機序と注意点

グリセリン浣腸の作用機序は，グリセリン液が直腸内に注入されることで水分吸収に伴う刺激作用が腸管壁に生じ，腸管蠕動の亢進が起こることによる．また，グリセリンの浸透作用によって便を軟化し膨潤化させることで排便を促している．子どもによっては，肛門に異物を挿入するという機械的刺激や，腸内の刺激作用・腸管蠕動の亢進などを不快に感じて不安を訴えたり，拒絶したりすることも多い．スムーズで確実な技術が求められる．また，立位によるグリセリン浣腸は，腸管穿孔の危険性が最も高いため実施しないよう注意する．

表4.3-1　浣腸の種類

種　類		目　的
催下浣腸	グリセリン浣腸	グリセリンの腸内刺激によって，排便を促す．
	高圧浣腸	腸重積などの診断確定
駆風浣腸		腸内のガスの排出
バリウム浣腸		大腸のX線撮影による検査
刺激浣腸		肛門刺激によって，排便を促す．

2 実施方法

準備するもの

①グリセリン浣腸　　　　　○おむつやおまる
②湯
③潤滑剤（オリーブオイルなど）
④手袋
⑤膿盆
⑥ティッシュペーパー

グリセリン液量＝体重1kgにつき1mLが目安となる．

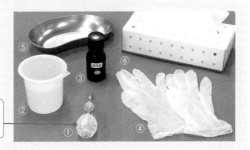

❶事前にグリセリン浣腸を湯の中につけて，人肌程度の温度に温める.

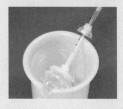

❷道具の準備：必要物品をベッドサイドに準備する.

❸ベッドサイドのカーテンを引き，プライバシーを保護する.

❹子どもを膝を立てた姿勢にし，衣類を膝下まで下げる.

> 子どもに「かんちょう，しようね」と声を掛け，準備を始める.「今日はうんちが出ていないから，おしりからお薬入れて，うんちを出すね. 痛くないからね」と声を掛ける. 説明は年齢に合わせる.

❺乳児であれば仰臥位，幼児以降は看護師に背中を向けた左側臥位の姿勢をとる.

❻挿入するカテーテルの目盛りを確認する.

> カテーテルを挿入する長さは，子どもの体格に応じて考慮するが，目安は次の通り. 子どもの体格により考慮することが重要である.
> ・乳児 3～4cm
> ・幼児 3～6cm
> ・学童～成人 6cm まで

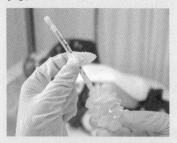

❼カテーテル内の空気を抜き，先端まで浣腸液で満たす.

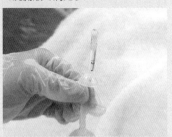

❽スムーズに挿入できるよう，カテーテルの先端に潤滑剤を付ける.

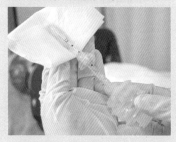

❾片手で肛門の位置を確認し，やや開くように押さえ，もう片方の手でグリセリン浣腸を持ち，肛門に挿入する.

❿肛門を押さえた手で，挿入されたグリセリン浣腸のカテーテルを動かないように固定する.

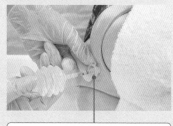

> ストッパーが肛門内に入らないよう注意する.

⓫グリセリン浣腸を握り，液を注入する.

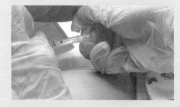

⓬注入終了後にカテーテルを抜去し，液が漏れないように肛門をティッシュペーパーで軽く押さえる. 可能であれば3～5分はこの状態を維持する. しかし，子どもが「我慢できない」「お腹が痛い」などと訴えた場合は，すぐに手を離し排便できるようにする.

⓭排便終了後は，便の観察（量・性状など）を行い，陰部，殿部を拭く.

⓮衣服を整える.

4 導尿（CIC）

　導尿は，疾患や障害などのなんらかの原因によって生じた排尿障害に関する対処方法の一つである．具体的には，膀胱内に貯留した尿を，尿道口から挿入したカテーテルを用いて排尿する行為である．導尿には広義では膀胱留置カテーテルなども含まれるが，子どもの場合，最も多いのは先天性の神経系疾患による排尿障害（神経因性膀胱など）に対する，**清潔間欠導尿**（clean intermittent catheterization：CIC）である．ここでは，CIC を中心に紹介する．

|1| 基礎知識

a 目的

● 排尿困難な子どもの排尿を促す．

b 成長発達のレベルに合わせた関わり

　CIC は 1 日数回カテーテルで導尿する方法で，残尿の改善には簡便で優れた方法である．以前は厳重な清潔操作で実施されていたが，手順の簡略化に伴い，確実に実施するほうが効果的であるという考え方によって，清潔操作がより簡略化される方向にある（急性期管理では，鑷子を用いた無菌的導尿が行われることもある）．しかし，子どもの場合は，その成長発達のレベルに合わせて CIC の手技を工夫する必要がある．また，子どもに CIC を行う上では，いくつかの段階的な関わりが必要である．例えば，先天性疾患で新生児期から 1 日数回の導尿が必要な場合は，母親や父親など，子どもの家族が実施する必要が生じる．次に幼稚園や学校など，子どもの社会生活範囲が拡大していく中で，子ども自身が実施する**清潔間欠的自己導尿**（clean intermittent self-catheterization：CISC）への移行が必要である．

|2| 実施方法

準備するもの

① 潤滑剤
② 清浄綿
③ 滅菌手袋
④ カテーテル
⑤ 尿器

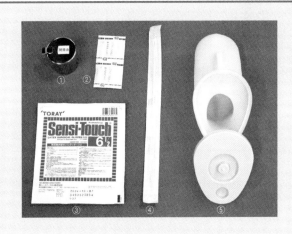

❶物品を準備する.

❷手を洗う，もしくは手指をウェットティッシュなどで拭き清潔にする.

❸乳児・幼児前期は仰臥位でおむつ交換と同様の姿勢をとる. 幼児後期以降はおまる，もしくは洋式便座に腰掛け，両足を軽く開き，導尿しやすい姿勢をとる.

❹尿道口を清潔にするために清浄綿で拭く.

子どもに「おしっこをくだで出すからね」と声を掛ける. 声掛けは年齢に合わせる.

トイレなどで，子ども自身が実施する場合は，ウェットティッシュを手元近くに準備するとよい.

洋式便座で足が床に着かない場合は，ステップなどを準備すると安定する.

尿道口は清潔を保っていれば，上行感染は起きないと考える.

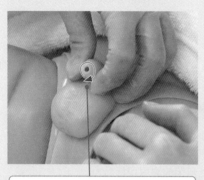

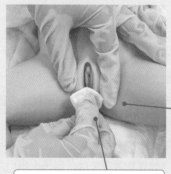

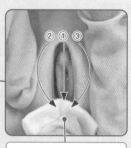

男児は，ペニスの皮を引っ張って，真ん中から外側にくるっと円を描くように拭く.

女児は，片手で陰唇を広げて，前から後ろ（肛門の方向）へ拭く.

清浄綿は一拭きごとに新しいものに交換する.

❺カテーテルの先端に潤滑剤を付ける.

❻片手で尿道口が確認できるようにペニスや陰唇を支持し，もう片方の手でカテーテルを尿道口から挿入する.

CIC を行っている子どもの大半は，尿道口への挿入に関しての痛みを感じない. したがって，麻酔薬が含まれない潤滑剤が望ましい.

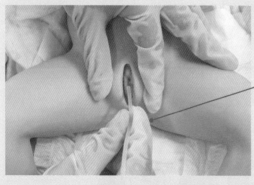

カテーテルは鉛筆を握るように持つとやりやすい.

❼尿が排出される時点までカテーテルを進める.

❽尿が出た位置でカテーテルを止める. 適宜，尿の性状（量・混濁など）を観察する.

❾尿が出なくなったらカテーテルをゆっくりと抜去する.

5 ストーマケア

　子どもでストーマを造設する代表的な疾患には，先天性の消化管疾患で鎖肛，ヒルシュスプルング病がある．いずれも新生児，乳児期に一時的ストーマを造設し，幼児期までには閉鎖することが多い．永久的ストーマとしては，短腸症などを合併した消化管疾患やがんなどによって，なんらかの排泄経路変更が必要な場合などがある．ストーマには，排便に関する**消化管ストーマ**と，排尿に関する**尿路ストーマ**があるが，ここでは消化管ストーマについて述べる．

|1| 基礎知識

a 目的

● 排泄経路の変更に伴うストーマ造設に関するケア（ストーマ装具の交換）

b ストーマの部位

　子どものストーマケアを行うにあたって必要な知識は，消化管のどの部位にストーマが造設されているかという点である（表4.5-1）．これは，原因疾患によって決定され，またその部位によって便の性質が異なるために，ストーマケアに用いる物品や手技の変更が必要となる．また近年，**皮膚・排泄ケア認定看護師**の活躍によってストーマケアの技術の標準化が進んでおり，参考にすることを勧める．

plus α

**皮膚・排泄ケア
認定看護師**

①ストーマ造設・褥瘡等の創傷および失禁に伴い生じる問題のアセスメントおよび適切な皮膚ケアが実践できる．
②排泄障害の病態理解および個人に適した排泄管理指導（オストミー，失禁ケア）に関して，熟練した看護技術と知識を用いて，水準の高い看護実践ができる．

表4.5-1　ストーマの種類

造設部位	結腸ストーマ	ほぼ肛門から排出される便と同じ性質の便が排出
	回腸ストーマ	水様便で消化酵素によって皮膚への刺激の強い便
	その他	尿路系ストーマ・胃瘻・胆汁瘻など
形　態	単孔式ストーマ	永久的ストーマなどに用いられる．
	双孔式ストーマ	一時的ストーマに多い．

|2| 実施方法

● ストーマ援助技術の一例〈動画〉

準備するもの

①面板
②ツーピース型ストーマ袋
③ワンピース型ストーマ袋
④湯
⑤皮膚保護剤（ペースト）
⑥皮膚保護剤（パウダー）
⑦スケール
⑧はさみ
⑨タオル
⑩石けん

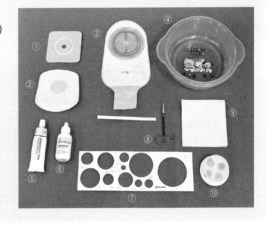

手順＆アドバイス

❶子どもに合ったストーマ装具を選択する． ┃ストーマケアは，授乳・食事直後などの便が出やすい時間帯を避ける．

❷ストーマ装具の準備を行う．面板をあらかじめストーマのサイズに合わせて切っておく．

❸装着しているストーマ袋の面板の部分を愛護的に（必要に応じてよく泡立てた弱酸性石けんで洗いながら）剥離する．

❹ストーマの周囲の皮膚をよく泡立てた弱酸性石けんを用いて洗浄し，十分に石けん分を拭き取る．皮膚の観察を行う．

❺ストーマのサイズを計測する．スケールをストーマに軽くあてて，あらかじめ準備した面板のサイズと合っているかを確認する．

❻ストーマ周囲の水分を拭き取り，ストーマのサイズに合わせて穴を開けた面板を貼布する．

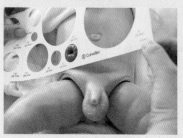

┃ストーマのサイズは，腹圧などで影響を受けるため，啼泣などがない安静時に計測することが望ましい．

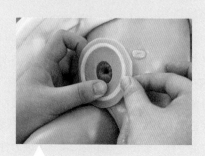

┃体重の少ない乳幼児の場合は，面板のサイズが大きすぎ，臍部や股関節周囲まで及ぶことがある．その場合は面板の縁を切り取って対処する．

❼面板とストーマ周囲の隙間に粉状皮膚保護剤を充塡する．

❽角度に注意してストーマ袋を装着する．必要時，ストーマ袋内に便が固まり漏れにくくなる吸水剤を入れる．

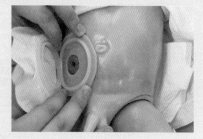

┃便がたまるストーマ袋の下方がどの方向に向くよう装着すればよいか，臥床の状態が長い乳児と，立位の時間が長い幼児以降との違い，また，おむつ，下着，衣類との重なりなど，発達や状況に合わせて工夫する．

❾おむつ，下着，衣服を整える．

■ 引用・参考文献

1）榊原洋一．トイレットトレーニング：アメリカ小児科学会のガイドライン．チャイルドヘルス．2001, 4（6），p.38-40.
2）山崎洋次ほか．小児のストーマ・排泄管理の実際．へるす出版，2003.
3）萩原綾子ほか．すぐにわかる！使える！自己導尿指導BOOK：子どもから高齢者までの生活を守るCICをめざして．メディカ出版，2012.
4）中条俊夫ほか．小児のストーマ・ケア．へるす出版，1997,（臨床看護セレクション，5）.
5）穴澤貞夫．実践ストーマ・ケア．へるす出版，2001,（臨床看護セレクション，10）.
6）日本看護協会認定看護師制度委員会創傷ケア基準検討会．瘻孔・ドレーンのケアガイダンス．日本看護協会出版会，2002.
7）溝上祐子ほか編．小児創傷・オストミー・失禁（WOC）管理の実際．照林社，2010.

小児看護専門看護師として働く20年間を振り返って

● 患者，家族の長い人生を長距離伴走するパートナーであること

　看護師を目指している学生だったころは，自分が30年以上も臨床現場で看護師の仕事をするとは想像していませんでした．そのうちキャリアの大半，20年間は神奈川県の小児専門病院での小児看護専門看護師としての仕事です．同じ場所で長く仕事をしているからこそ，私の関わった子どもたちが，立派な社会人になって挨拶に来てくれることがあります．

　その中に病気や障害がきっかけで，お友達とうまくいかなくなって，学校を休みがちになったAちゃんがいます．二分脊椎症のAちゃんは，学校の休み時間に友達と遊ぶことよりも，自己導尿のために教室から離れた障害者用トイレに行くことを優先しなければなりませんでした．おむつをしていることも友達には絶対知られたくないことでしたし，トイレに入っている時間が長くてからかわれたこともありました．

　話しているうちに涙がこぼれてしまうAちゃん，苦しそうな表情で横にいるお母さん，私は看護外来でじっくり気持ちを聴き，3人で作戦会議をしました．「休み時間に友達と遊べるように，教室から近いトイレで，短時間でサッと導尿する」にはどうしたらよいか？　そこで浮かんだのは，『1回分の導尿グッズを，スカートの裏側に縫い付けた大きなポケットに入れて，チャイムが鳴ったら速攻でトイレへ！作戦』．

　試行錯誤して頑張っているAちゃんは，どんどん自分で工夫して「自己導尿をすることで，健康に楽しく生活している自分」を得ることができたのです．

　看護師は時に患者，家族の長い人生を長距離伴走するパートナーになることができます．今では立派な社会人になったAさん，先日は職場で新人指導をしている，と報告してくれました．こんな経験ができるのは，長く小児看護という仕事をやり抜いているからこそ，と誇りに感じています．

（萩原綾子）

5 清潔・衣生活の援助技術

学習目標

◖ 子どもの成長・発達に応じた沐浴・入浴・清拭・洗髪に関する基礎知識を理解し，援助方法を習得する．

◖ 子どもの成長・発達に応じた口腔の清潔を保つための援助方法を習得する．

◖ 子どもの清潔に関するニーズをアセスメントし，適切な援助方法を選択できる．

◖ 子どもの衣服の交換に関するニーズをアセスメントし，適切な援助方法を選択できる．

1 沐 浴

沐浴とは，沐浴槽で新生児や乳児の身体を洗うことである．沐浴の方法は，①沐浴槽内で洗う方法，②顔と頭は沐浴槽外で洗う方法，③先に身体に石けんをつけてから浴槽に入る方法などがある．子どもの健康状態に応じて，安全・安楽で清潔が保てる沐浴方法を工夫する．

|1| 基礎知識

ⓐ 目的

- 身体を清潔にし，感染防止を図る．
- 血液循環を促進し，新陳代謝を高める．
- 心身を爽快にし，清潔の習慣を育む．
- 全身の観察を行う．

ⓑ 子どもの体温調節機構

成人と同じような体温調節機構になるのは10歳ごろである．年少の子どもの体温は，①体重に比べて体表面積が大きい，②筋肉や皮下脂肪層が薄いため，環境条件によって容易に影響を受ける．

ⓒ 新生児，乳児の体脂肪

体重当たりの体脂肪は，出生時は12％，その後急激に増加して6カ月で25％，1歳で28〜30％となり成人に近づく．乳児は，成人と比べて熱産生をする脂肪細胞が少なく，体温調節機能も未熟で，寒冷刺激に伴い低体温を招く可能性があるため，皮膚を露出する沐浴時には，適切な保温のための援助が必要である．

ⓓ 新生児の熱喪失

熱喪失のルートは，①**輻射**，②**対流**，③**伝導**，④**蒸散**である．新生児は，体重当たりの体表面積が成人の3倍もあることから，輻射による熱喪失が最も重要となる．

ⓔ 乳児が脱水に陥りやすい理由

出生時の**体水分量**（total body water）は体重の約75％であるが，乳児は呼吸数が多く新陳代謝も著しく，不感蒸泄により容易に水分を喪失しやすい．また，子どもの腎機能は成人に比べて未熟で，腎臓の尿濃縮力が低く，電解質や尿素などの溶質を排泄するための水分量（尿量）が成人に比べて多い．乳児は，尿細管での水の再吸収能力が低いことなどから**脱水**を起こしやすい．

さらに乳児は細胞外液が多いことからも容易に脱水に陥る．**細胞外水分量**（extracellular water）は出生時体重の約44％で，体水分量の50％を占める．その後，急速に減少して1歳で26％となり，それ以降はほぼ一定である．

ⓕ 乳児の胃内容停滞時間

胃内容停滞時間は多くの因子により左右されるが，母乳に比べて乳児用調製粉乳は胃での消化と腸からの吸収にかかる時間が長いことを考慮して，乳児の

沐浴するタイミングをアセスメントすることが大切である．哺乳してから時間が経ち，胃内容物の消化・吸収が進み，沐浴に伴う動きで嘔気・嘔吐が誘発されにくく，かつ空腹感が強くない時間帯が望ましい．

|2| 実施方法

●沐浴援助技術の一例〈動画〉

準備するもの

①②肌着・上着　　⑧綿棒
③水温計　　　　　⑨バスタオル
④差し湯（50℃くらい）⑩ヘアブラシ
⑤おむつ　　　　　○ベビーバス
⑥ガーゼ　　　　　　（2槽式または1槽式）
⑦石けん　　　　　○臍の消毒セット（必要時）

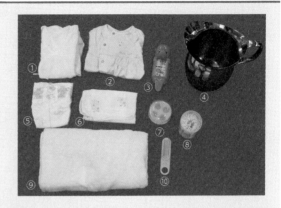

手順＆アドバイス

沐浴槽内で洗う方法

❶手洗いをする．

❷沐浴前にバイタルサインを測定し，異常のないことを確認する．

❸適度な室温（25℃前後），湿度（40～60%）に調節する．

❹沐浴槽に38～40℃の湯を準備する．

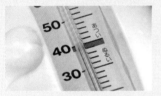

❺台の上にバスタオルと着替えを準備し，その上にさらにバスタオルを敷く．石けん，タオル，ガーゼを取りやすい位置に置く．

❻子どもに沐浴をすることを語りかける．

❼子どもをバスタオルの上に寝かせる．必要に応じて計測を行う．服を脱がせる．

❽ガーゼやタオルなど布地を子どもの身体に掛ける．手掌で子どもの頭部から背部を確実に保持して，足から徐々に湯をかけながら，静かにゆっくり浴槽に入れる．

> 手洗いは，子どもへの援助に当たり感染予防上，基本である．

> 空腹時，授乳直後は避ける．発熱があるとき，体調が悪いと判断される場合はやめる．沐浴にかかる時間は10分以内が適当である．湯につかっている時間は5～6分にとどめる．時間をより短くして，呼吸や循環に負荷がかからないようにすることが必要な場合もある．子どもの健康状態に応じてアセスメントする．

> 熱傷予防のために，湯温の確認は，必ず湯をかきまぜてから行う．腕内側を湯にひたし温度の確認をする．

> 台の上に子どもを乗せたら，転落を避けるために絶対にそばを離れない（おむつ・肌着・上着はすぐ着られるようにセットしておくとよい）．

> 話しかける人の顔を見つめる子どものしぐさや，微笑を引き出すように子どもに話しかけながら行う．5カ月ごろから喃語が盛んになる．子どもとコミュニケーションをとりながら沐浴を進める．

> 皮膚状態，呼吸状態の観察をする．

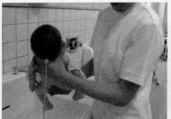

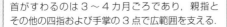

> 首がすわるのは3～4カ月ごろであり，親指とその他の四指および手掌の3点で広範囲を支える．

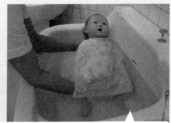

> 3～4カ月ごろまでの乳児は驚くと何かにしがみつこうとする反射（モロー反射）があるため，前もってガーゼやタオルなど布地を掛け，安心感を与える．

❾軽く身体全体に湯をかけ，ガーゼをきれいな湯（上がり湯など）でぬらし，顔を拭く．乳児湿疹がある場合は，顔もよく泡立てた石けんで，手で優しくていねいに洗い，きれいな湯をかけながら石けん成分が残らないようによくすすぐ．

①②目尻から目頭に．
③④8の字を描くようにして拭くとよい．
⑤⑥3の字を描くように拭く．

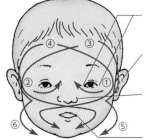

目頭の眼脂や目尻の汚れを取る．

耳介や耳の中の汚れを取る．

小鼻の脇には脂肪や汚れがたまりやすい．

口元，特にミルクや流涎の汚れをきれいにする．

目尻から目頭に拭く．左右を拭くときにガーゼの異なる面を用いる．左側の額，頬，鼻の脇，鼻の下，口周囲へSの字を描くように拭き，続いて，右側の額，頬，鼻の脇，鼻の下，口周囲へと拭く．
例えば，目頭に眼脂など汚れが目立つときには，まず目頭のみを拭いて汚れを取り，その後，異なるガーゼの面で目のラインに沿って拭き，目頭の涙嚢に洗い流されるようにする．症状が特にないときに目頭から目尻に向かって拭く場合もあり，生理的機能と症状に合わせて清潔が保てるように拭くようにする．

涙は，涙腺から分泌され，眼球表面を潤し，上下の目頭の小さな穴（涙点）から排出され，涙小管→涙嚢→鼻涙管を通って鼻に流れる．また，眼脂は，結膜や角膜上皮から分泌されているムチンを主成分とする粘液に，涙・血液から漏れた血液細胞・まぶたからの老廃物・ほこりなどが混じったものであり，通常はまばたきによって涙とともに目頭の涙嚢に洗い流されている．ゆえに，生理的機能を考慮すると，目尻から目頭に向けて清拭するほうが望ましい．
(➡ナーシング・グラフィカ『母性看護技術』4章11節参照)

❿できるだけ耳に水が入らないように，頭に湯をかける．石けんまたはシャンプーを手につけて泡立て，子どもの頭髪を洗う．

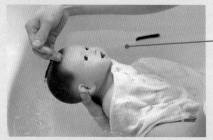

できるだけ水が入らないように，母指と中指で子どもの耳を軽く閉じるように支える．

⓫湯の中で手の石けん成分を落とす．子どもの頭髪の石けん成分を，湯をかけながら落とす．

子どもの頭部の右側面，後頭部，前頭部，左側面の石けん成分の残りがないように洗う．そのために，子どもの頭部と後頸部をしっかりと固定した状態で，洗う部位に合わせて，左右および上下に頭部を水面に近づけるように少し傾けて洗う．

⓬頸部，腕・手，胸，腹，両足を洗う．

頸部，腋窩，股間など，皮膚の密着しているところは，よく洗う．子どもの手はしっかり握っているので，湯の中で開かせて洗う．子どもの手のひらを下に向けると手が開きやすい．指しゃぶりをするようになるので，手につけた石けんは，洗った後にすぐに湯の中で洗い流すようにしておくとよい．

⓭子どもを腹臥位にし，背部，殿部を洗う．

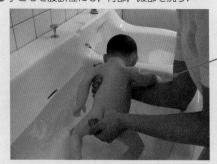

右手で，子どもの左腋窩を持ち，子どもの胸を右前腕で支える．

子どもの身体と介助者の手が石けん成分で滑りやすく，危険性があるため，注意する．

⑭左手で子どもの頭から背部を固定して仰臥位にし，陰部・殿溝部を洗う．　⑮かけ湯をして石けん分を落とす．

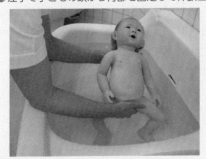

さし湯を使用する場合は，子どもから離れた位置の湯にさし湯を少しずつ入れて，かき混ぜながら調節する．湯の温度が40℃を超えないように注意する．

上がり湯から上がるとき，床が水でぬれないようにする．床がぬれていると，看護者が滑り子どもを取り落とす危険がある．

⑯上がり湯につかり（または，上がり湯をかけ）上がる．バスタオルで全身を拭く．

押さえ拭きでこすらないようにする．

⑰臍帯のついている子どもは，臍の消毒を行う．
⑱新しいおむつ，衣服を着せる．
⑲ガーゼで鼻・耳の水分を拭く．
⑳髪をブラシで整える．

耳の中は傷つきやすい．入り口付近の水分を丁寧に拭き取る．耳垢が入り口近くにたまっていたら，子どもの頭部をしっかりと支えてガーゼまたは小児用綿棒で絡めるように除去する．奥に見えるものは，出てくるまで待ち，滲出液が多い場合を除いて毎日行う必要はない．

㉑一般状態の観察を行い，子どもを抱っこしてベッドに戻して安静を保てるようにする．
㉒必要に応じてミルクを与える．
㉓爪が伸びている場合には切る．

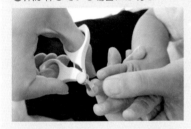

乳児が動いていると，指を傷つける危険があるために入眠中に行うとよい．切った爪がベッド周囲など，子どもの手が届くところに落ちていないことを確認する．

年齢に合わせた爪切りを用意する．

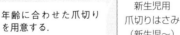
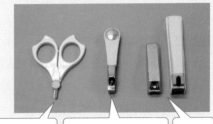

新生児用
爪切りはさみ
（新生児〜）

乳幼児用
爪切り
（9〜12カ月ごろ〜）

〈参考〉
成人用

㉔使用した浴槽は，洗浄液で洗う．

顔と頭は沐浴槽外で洗う方法

❶着衣のまま顔を拭く．
❷着衣のまま抱いて，浴槽の湯をかけながら頭を洗う．

石けん成分と水分により体温が低下しないように，バスタオルまたは着ていた衣服で，身体を覆いながら素早く行う．

手の石けん成分を洗い流し，子どもが介助者の手から滑らないようにする．

先に身体に石けんをつけてから浴槽に入る方法

❶着衣のまま顔を拭き，頭を洗っておく．
❷布団などの上にビニールなどの防水可能なシートを敷く．その上に置いたバスタオルまたは着ていた衣服の上で，手に湯をつけながら石けんを子どもの身体につける．
❸身体を支える部分（腋窩・首など）の石けん分をタオルで拭き取る．
❹子どもを浴槽の中に入れて，石けんを洗い流しながら湯につける．

2 入 浴

　入浴には，浴槽を使う**全身浴**と**シャワー浴**がある．入浴ができない場合には，ベッドサイドで**部分浴**（手浴・足浴）や，洗髪を行うこともある．

|1|基礎知識

a 目的

● 身体を清潔にし，感染防止を図る．

● 血液循環を促進し，新陳代謝を高める．

● 心身を爽快にし，清潔の習慣を育む．

● 全身の観察を行う．

b 入浴の援助が必要な子どもへの援助

① 介助者は，長靴とビニール製エプロンを着用する．子ども自身ができることは付き添いながら見守る．

② 幼児期までの子どもの入浴は必ず付き添って援助する．学童期以降の子どもで，点滴などの医療処置をしていても入浴が可能な場合，子どもが安心して入浴できるように工夫をする．子どもの羞恥心に配慮し，意思を尊重した援助を行う．

c 自分で入浴することができる子どもへの援助

① 入浴に際して，子どもまたは一緒に入室して介助する家族に説明をし，理解を確認した上で見守る．看護者は，途中で時々声を掛ける．転倒・熱傷などの事故防止に留意する．

② 学童期以降の子どもが一人で，または家族と一緒に入浴する場合には，ナースコールの位置，使用方法，使用目的を子どもと家族に説明し，練習して理解を確認する．寒気を感じたり，浴槽の湯を追加したいときには，ナースコールを押してよいことを伝える．浴槽へは，全身を湯でよく洗い（特に陰殿部を丁寧に洗う），流した後に入るように説明する．

③ 不慮の熱傷予防のために，入浴前に湯温ダイヤルは40℃を超えない設定であることを，子どもと家族とともに確認する．ダイヤル設定を変更しないことの理解を子どもと家族から得る．

④ 浴室内で急いだり，走らないように伝える．

d 末梢からの点滴や創傷ケアをしている子どもへの援助

① 防水性のドレッシング材や，タオル，ビニール袋などを使用して点滴刺入部や創傷部を保護する（図5.2-1）．

② 入浴中に点滴液がなくならないように残量を確認して対応する．可能であれば，ルートを外してロックして入浴することも検討する．

plus α

入浴時の石けん

衛生管理の観点から，最近では固形石けんではなく，個人（保護者）が準備したボトル入り液体石けんを使う施設も増えている．

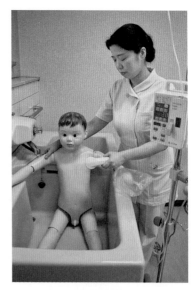

図5.2-1　末梢からの点滴をしている子どもの入浴

③シャワー水をかけるときは，保護した点滴刺入部や創傷部，ルートの接続部を避けるようにする．また，子どもの協力を得て，水がかからないように介助者が支援してその部位を挙上するなどの工夫をする．

④発汗や浴室の湿度により点滴刺入部や創傷部が湿潤することがあるので，入浴は長時間にならないように注意する．入浴後に包帯交換や，刺入部の消毒ができるように準備を整えておく．

e 酸素が必要な子どもへの援助

①酸素など，医療用具使用の準備を整えてから入浴する．

②子どもの意思，理解と納得を確認しながら安全・安楽に援助する．途中で，子どもが不安にならないように，呼吸および全身状態の変化に応じて，シャワー浴，部分浴に切り替えるなどの判断をする．

③人工呼吸器使用（気管挿管）中でも，用手換気をしながら入浴することができる．この場合，看護者2名が付き添う．チューブ固定の絆創膏に緩みがないことを事前および入浴後に確認する．緩みがある場合は交換する．

f 心疾患のある子どもへの援助

①個々の子どもの病状を把握し，細かい観察をしながら入浴をする．疲労や体力の消耗を最小限にする．

②酸素の使用に制限がある場合があるため，病態および病状をアセスメントし把握することが必要である．

③低酸素発作が誘発される場合もあるので，酸素を使用してよい場合は，酸素吸入ができる準備をしておく．

|2| 実施方法

準備するもの

①水温計
②ベースン
③防水エプロン
④シャンプー
⑤リンス
⑥バスタオル
⑦タオル
⑧清潔な下着やおむつ
⑨石けん
⑩清潔な衣類
⑪浴用マット
⑫ブラシ
⑬ドライヤー
⑭身体を洗うタオル

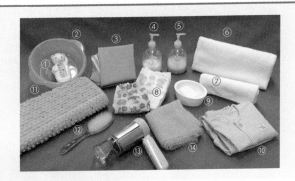

❶ 手洗いをする.

手洗いは，子どもへの援助に当たり感染予防上，基本である.

❷ 子どもに応じた適切な浴槽および入浴環境を選択する.

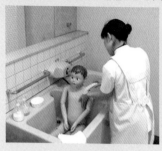 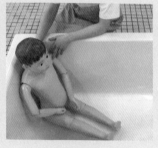

入浴が可能かどうかをアセスメントする.
入浴環境は，子どもの成長，発達，年齢，全身状態に応じて選択する. 浴槽は，成人と同様のもの（援助が必要な子どもの場合はもちろん，原則として一人で入浴できる小学生以上の子どもでも介助者が付き添う），ジュニアバス（身体の小さい幼児が対象. 介助者は，入浴開始から終了まで援助する），特殊浴室の浴槽がある. 転倒予防のための浴用マット，途中で座れるように浴用椅子を使用する.

❸ 入浴前にバイタルサインを測定し，全身状態の観察を行い，異常がないことを確かめる.

血圧の変動や心臓への負担などから，病状の変化・体力の消耗を起こすことがあるので注意する.

❹ 子どもに入浴することを説明して，子どもの気持ちを確認する. 子どもが排泄を済ませることができるように援助する.

❺ 入浴に当たり準備する物品において，子ども自身が準備できるものは，子どもが参加できるように支援する.

入浴時間は，学習や遊びを考慮した時間を選ぶ. 家族が入浴の支援に参加することも選択肢の一つである. 子どもとコミュニケーションをとりながらの入浴を勧める. 食後は消化のために血液が胃（壁）に集まることから，胃壁血流量を保つために食後1時間は避ける.

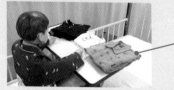

1〜2歳の子どもでも，提示された衣服を好むか好まないかの意思表示をすることができる. 3歳ごろから，自分が着たいと思う衣服を選ぶことができるようになる.

❻ 室温は25℃前後，湯の温度は38〜40℃前後に調節する.

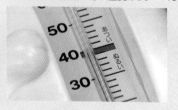

湯温は子どもの状態や希望に合わせて調節する. 急激な血圧の変動を起こさないように，脱衣室・浴室は事前に暖めておく. 湯温はぬるめにするとよい. 熱傷を予防するため，40℃を超える熱湯を先に浴槽に入れて水を足していくことは絶対にしない.
熱めの湯は，入浴初期に血圧を上昇させ，その後の血圧の変化を起こすため注意する.

❼ シャワーは，末梢から順番にゆっくりとかけていくと循環動態への影響が少ない.

❽ 頸部，腋窩，背部，陰部，殿部など不潔になりやすく，洗いにくい部分は，特に注意して洗うように伝え，必要時は補足して手助けをする. 子どもに応じた方法で洗髪を行う.

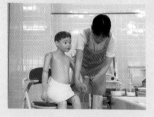 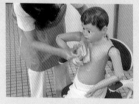

子どもは，2歳半ごろから，手を洗うことができるようになる. 4歳では，鼻をかむことや，顔を洗うことができる. 5歳ごろになると，自分で身体を洗うことができるようになる（➡ナーシング・グラフィカ『小児の発達と看護』2章3節6項参照）.

年少幼児は，石けんで泡立てることを楽しみながら部分的に身体を洗うことができるようになる. 身体の各部位を清潔に洗う方法は練習を重ねるうちに適切にできるようになる.
入浴による子どもの疲労度を考慮しながら，子ども自身ができることは見守り，十分に洗えないところは援助する.

⑨全身を洗い終わったら浴槽につかり身体を温める.

⑩浴槽から出たら，前室の脱衣所でバスタオルで身体を拭き，新しい衣類を着て整える.

子どもの成長発達と全身状態に合わせて，子どもの持ち物をまとめるなど，子どもが実施可能な事柄は子どもの主体性を支援しながら一緒に行う.

⑪浴室や更衣室を出る前の準備を行う. 転倒予防のために，床の水は拭いて乾燥を確認する.

⑫髪をドライヤーで乾かす.

湯冷め（熱放散）を予防する.

⑬点滴刺入部，創傷部の消毒を行う.

消毒と湯冷め予防でどちらを優先するか判断する. 明らかに点滴刺入部や創傷部がぬれてしまっている場合は消毒を優先する. 子どもは，緊張していることもあるので，リラックスできるようにコミュニケーションをとりながら行う.

⑭入浴後の全身状態の変化を観察し，直接子どもにも聞いて，全身状態に変化を感じていないかを確認する.

子どもが入浴により爽快感を得られているかについても会話をする. 子どもの自由な感想や気持ちを聞く.

⑮休息がとれるように環境を整える.

発汗が多い場合は水分補給を支援する.

⑯爪切り，耳のケアも行う.

⑰子どもとコミュニケーションをとる.

入浴についての子どもの感想や，次回の入浴についての子どもの希望があれば聞いておく. 必要時，次回の援助計画に追加する.

⑱浴室の片付けを行う. 浴槽を洗剤で洗う.

接触感染する感染症のある子どもの入浴後は，浴槽・浴用椅子などを適切な薬液で消毒する.

3 清 拭

清拭とは，身体の清潔を保つために行う援助である. 入浴することができないときだけではなく，乳幼児や発汗の多い子ども，体動制限のある子どもの場合には，頸部・背部や殿部の清拭をすることで清潔を保つようにする.

|1|基礎知識

ⓐ 目的

● 入浴できない子どもの身体を清潔にして皮膚の機能を円滑に保つ.

● 血液循環を促進し，新陳代謝を促す.

● 心身を爽快にする.

● 全身の皮膚の状態を観察する.

ⓑ 目の清拭

目尻から目頭を拭くことは，①睫毛の根元まできちんと拭けること，②細菌を**涙小管**へ洗い流している眼の生理的機能を考えると望ましい. 子どもは涙小管が細いため，目頭で十分に汚れを拭き取る必要がある.

涙液分泌量は年齢によって異なり，子どもでは多く，年齢とともに減少する. 涙液の浸透圧は血漿とほぼ等張である. pHは7.0 ～ 7.6で，分泌の多いときや結膜の急性炎症ではpHは増加する. 眼脂，結膜の発赤，瘙痒感や異物感，疼痛の有無を観察して，異常の早期発見をする.

➡目の清拭については，p.114も参照.

ⓒ 陰部の清拭

尿道から肛門に向かって拭くのは，**尿路感染症**を予防する意味がある.

|2| 実施方法

準備するもの

①②清潔な衣服
③水温計
④石けん（または沐浴剤）
⑤湯（50℃前後，ただし足浴，
　手浴，殿部浴の湯は子どもに
　応じて38～40℃が目安）
⑥下用タオル

⑦タオル
⑧バスタオル
⑨ベースン
○ディスポーザブル手袋
○絆創膏の跡を取り除くために
　除去用剝離剤やオリーブ油
　（必要時）

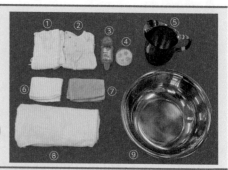

手順&アドバイス

❶手洗いを行う.
❷病状やバイタルサインの確認をする.
❸室温を25℃前後に設定して保温に注意する.
❹子どもに説明し，子どもの気持ちを確認する.
❺子どもの排尿・排便を誘導する.
❻ベースンに湯（および沐浴剤）を準備する.
❼ベッド周囲のカーテンを引く.
❽ベッド柵を下ろす.

> 食事や治療・処置，学習や遊びの時間を考慮し，時間を調整
> しておく.

> 50℃くらいの湯を用意する. 70～80℃の湯を使用す
> ると入浴に近い爽快感が得られるが，その際はゴム手袋
> を使用する. 清拭には，a. 石けんを用いる場合，b. 沐
> 浴剤を用いる場合，c. おしぼりやタオルのみを用いる場
> 合がある. cは発汗時の部分清拭などに行う.

> ベッドから転落しないように，特に乳幼児は，ベッ
> ドの奥に座ってもらう. 子どもとコミュニケーショ
> ンをとりながら清拭を進めていく.

> すべての年齢の子どものプライバシーに配慮する.

❾ベースンの湯にタオルを浸した後，タオ
　ルの温度が低下しないように素早く
　水気を絞り，顔を拭く面が子どもの皮
　膚を傷つけないよう，平らに整える.

❿顔を拭く.

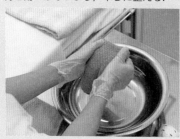

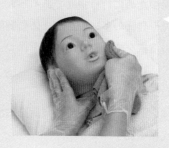

> 子どもが自分でできる場合
> は，見守り手助けをする.

⓫子どもが衣類を上半身から脱ぐ援助をする.

> 点滴中の場合は，点滴していない側から脱ぐ.
> バスタオルで皮膚の露出を最小限にする.

⓬上肢，胸・腹部，背部，腰部の順に末梢から中枢に向かって拭いていく. バスタオルで皮膚の露出を最小限に
　しながら手際よく行う. 石けんを使用するときは，石けんを手にとるかタオルにつけてよく泡立ててから身体に
　つけ，温湯で固く絞ったタオルで拭き取っていく.
　流水による手洗いや，シャワー浴ができない場合，創傷がない手や足は可能な限り手浴や足浴を行う.

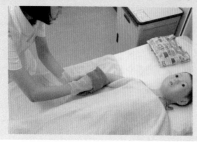

> 熱いタオルで子どもが熱傷を起こさないように，子どもの皮膚に当
> てる前に，看護者の前腕内側に一度当てて温度を確かめてから，子
> どもの皮膚に接するようにする. 末梢から中枢に向かって拭くこと
> により，静脈血の還流を促進する.
> 拭き取るときには，皮膚に石けん成分が残らないように確認しなが
> ら，よく拭き取る. 血小板低下のある子どもや，放射線照射部位の
> 皮膚は，こすらず押さえ拭きをする.

⑬清拭をしながら，全身状態の観察をする.

⑭清拭したところからバスタオルで余分な水分を拭き取る.

⑮上半身に清潔な衣類を着る援助をする.

術後や全身状態の不安定な子どもは，安全に短時間で実施できるように看護者2名で行う.
子どもの状態により疲労度を考慮して，部分清拭を選択することもある. 汚れやすいところは，腋窩，頸部，背部，殿部，陰部などである.

⑯子どもが下半身の衣類を脱ぐ援助をし，末梢から中枢に向かって，下腿，大腿の順に拭き，最後に足部を拭いていく.

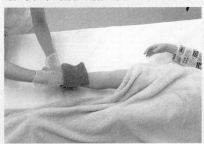

子どもが自分で拭けるところは拭くよう促す.

⑰子どもがおむつや下着を脱ぐ援助をし，陰部・殿部を拭く.

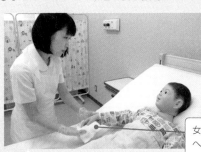

自分で拭ける子どもには，下用のタオルを渡し，自分で拭くように促す. タオルの面を変えて清拭する.
陰部の汚染状況，皮膚かぶれの有無などを把握するために，かゆみの有無を子どもに聞き，直接観察する. 尿道への上行感染の防止をする.

女児には前から後ろへ（尿道口の位置から肛門に向かって）拭くように伝える.
男児は，亀頭から，陰茎，陰嚢，肛門の順に拭くように伝える.

⑱皮膚に湿疹や炎症がある子どもは，部分浴として，殿部浴を行うとよい. 乳児は殿部浴用のベースンとピッチャーや，ディスポーザブルシリンジやプラスチックボトルを使用する. 幼児や，ベッド上臥床の学童は，水分吸収シートや，便座の上で行う.

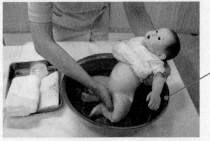

周囲に湯が飛び散らないように配慮する.

⑲バスタオルで，水分を十分に拭き取る.

水分が残っていると体温が奪われてしまうので，十分に拭き取る.

⑳子どもが清潔なおむつや下半身の下着，衣類を着る援助をする.

衣服の着脱は，子どもの発達に合わせ自立を促す.

㉑ベッド周囲の環境を整え，下ろしたベッド柵を必ず元に戻し上げる.

㉒後片付けを行い，援助者も手を洗う. ベースンは，洗浄液で洗う.

転倒予防のために床にこぼれた水は拭き取る.

㉓清拭後は，シーネを毎回交換する. 絆創膏固定による皮膚の異常，末梢循環障害の有無を観察する.

㉔必要時，爪切りを行う.

爪が伸びる速さには個人差があるが，週に1回の爪切りを習慣にするとよい. 幼児や学童前期の子どもが爪切りを行う場合はそばに付き添う. 角を残さないように切り，切った爪はティッシュペーパーの上に集めて捨てる.

㉕清拭終了に当たり，子どもとコミュニケーションをとる.

清拭についての感想や，次回の清拭について子どもの希望があれば聞いておく. 必要時，次回の援助計画に追加する.

4 洗 髪

洗髪とは，頭皮・頭髪の清潔のために頭部を洗うことである．洗髪のみ行う
場合と，入浴，シャワー浴と同時に行う場合がある．

|1| 基礎知識

a 目的

● 頭皮・頭髪の清潔を保ち，皮膚呼吸および血行を促進することにより爽快感
を与える．
● 清潔な習慣を育む．

|2| 実施方法

準備するもの

① シャンプー　⑤ タオル
② リンス　　　⑥ シャンプーハット（必要時）
③ ブラシ　　　⑦ 綿球（必要時）
④ ドライヤー　○ 湯

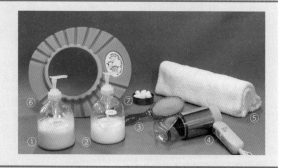

手順＆アドバイス

❶ 手洗いをする．
❷ 全身状態とバイタルサインの確認を行う．
❸ 子どもに説明し，子どもの気持ちを確認する．
❹ 子どもの状態と希望から洗髪方法を選択する．

湯やシャンプーが目に入ることで不安や恐怖を抱いている子どももいる．子どもがそれまでに行っていた洗髪方法の情報収集をする．
抗がん薬投与中の脱毛時期には，洗髪時に多量の抜け毛があることを事前に子どもと家族に説明しておく．

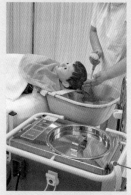

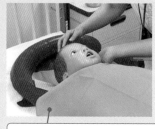

沐浴や入浴中には，座って顔を下に向けて洗うか，シャンプーハットを用いて洗髪する．または，洗髪台を使用するかベッド上で行う．子どもが仰臥位で洗髪を行う場合，ストレッチャーで移動して洗髪台の場所で行うこともできる．

ベッド上では，洗髪車，ケリーパッド，ビニール袋などを使用する．

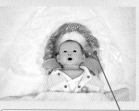

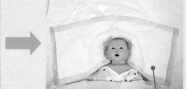

乳児にはタオルを用いてケリーパッドの代わりを作り，その上に水分吸収シートを敷いて行うこともできる．

タオルを用いてケリーパッドの代用とする．

水分吸収シートを頭の下に敷く．

❺髪の毛をブラッシングしながら，頭皮を観察する．

❻38～40℃の湯が使用できるように準備する．子どもの頭皮に湯をかける前に看護者の前腕内側に湯をかけ，直接温度を確認する．

> 子ども自身ができることは子どもが行う．5歳ごろになると，髪をとかすことができるようになる．ブラッシングは毛髪のもつれをほぐし頭皮の血行をよくする．

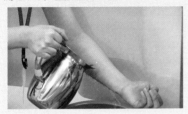

❼沐浴や入浴中以外の洗髪時には，上衣を緩め，頸部にタオルを巻く．臥位で洗う場合は，眼の上にタオルを当てるとよい．

> 子どもが不安にならないように声を掛け，コミュニケーションをとりながら進める．

❽頭髪の生え際から静かに湯をかける．シャンプーをつけて頭髪の生え際や耳介裏などの汚れやすい部分は指の腹を使って丁寧に泡立てて洗う．

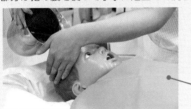

❾すすぎは，よく流す．

> シャンプーが残るとふけや瘙痒感の原因となる．後頸部はシャンプーが残りやすい部位であり，特に注意する．子どもの希望や，洗髪後の状態によりリンスや二度洗いをする．
> 水で顔がぬれることを怖がっていた子どもには，すすぎの都度，顔面の水分をすぐに取る．

> シャンプーをつけるためのすすぎは，少量の湯で行い，子どもの眼に飛ばないように留意する．

❿洗髪後は，顔・耳，頭髪，頭皮，頸部の水分をよく拭き取る．首に巻いたタオルを取る．

⓫衣服を整えて，頭髪をドライヤーで乾かす．

> 子どもの希望を聞きながら頭髪を整える．

⓬洗髪終了に当たり，子どもとコミュニケーションをとる．

> 洗髪についての感想や次回の洗髪について，子どもの希望などがあれば聞いておく．必要時，次回の援助計画に追加する．

5 口腔ケア

　口腔ケアとは，成長に伴う口腔内の著しい形態変化において，歯および口腔粘膜の清潔と機能を保つため，また，口腔内の常在菌の増殖を抑制し，口腔疾病を予防するために行うケアである．うがい，歯磨き，口腔清拭などが含まれる．

|1| 口腔ケアに必要な基礎知識

a 歯の発達

　乳歯は生後6～8カ月で生え始め，ほぼ2歳半～3歳で20本が生えそろう．

　永久歯は，上下・左右の切歯2本，犬歯1，小臼歯2，大臼歯2＋1の合計28～32本から成る．6～8歳で生え始め，12～13歳ごろまでに28本が生えそろう．子どもの成長発達に合わせて口腔ケアを進める（**表5.5-1**）．

b 歯垢（デンタルプラーク）

　口腔内では，歯の表面に**歯垢**として1g中に1,000億個レベルの細菌が付着している．歯が生え始めたら口腔ケアの適応となる．乳歯や，萌出直後の歯は石灰化が十分でないためむし歯になりやすい．

表5.5-1 子どもの成長発達に応じた口腔ケアの進め方

成長発達段階	特　徴	口腔ケアの進め方
乳児期前半	哺乳に関連した反射があり，指しゃぶりが盛ん．歯がないため，口腔細菌の定着も起こりにくい．	指しゃぶり，玩具しゃぶりなどの口遊びや，スキンシップを通して口腔周囲の過敏の消失を図る．積極的な口腔清掃は不要である．
乳児期後半	生後6〜8カ月から規則的に乳歯が生え始め，離乳が始まる．よだれが増えて下の前歯は唾液で自浄されやすいが，上の前歯は汚れが残りやすい．10カ月ごろになると歯ブラシを持ちたがるようになる．	綿棒で，口腔内の食べかすをぬぐい取る．食後，白湯かほうじ茶，麦茶などを飲ませる．歯ブラシを子どもが持つ場合は，大人が必ず付き添い，口腔粘膜への穿孔を避けなくてはならない．
習慣形成期：1〜2歳	奥歯（乳臼歯）が生える．食事を中心とした生活リズムが形成される．食べることのできる食物が増える．上の前歯や奥歯に汚れが残りやすく，口腔細菌の定着も起こりやすい．2歳半〜3歳で合計20本が生えそろう．	水歯磨きを練習する．まず1日1回（夕食後から就寝前）の介助者によるブラッシングの習慣化を図る．子どもは介助者の膝の上などに寝て歯磨きを受ける．子どもに方法を説明しながら歯肉にブラシが強く当たらないように口の中をよく見て磨く．子どもの口唇や上唇小帯を介助者の左手で丁寧に避けてブラッシングをすると子どもは嫌がらないことも多い．2歳からはぶくぶくうがいの練習も開始する．
技術習得時期Ⅰ（幼児期）	乳歯が生えそろい咀嚼機能が充実する．大人と同様の食物が食べられるようになる．自我が芽生え，知的発達や運動機能の発達も著しい．	子ども自身のブラッシング技術の向上を図る．介助者は子ども自身が磨きづらい部位を中心に，子どもが行った後に磨く．上手にできるようになっていることを褒めて意欲の向上を図る．
技術習得時期Ⅱ（学童前期）	永久歯へと移行する時期で，咀嚼力が高まる．知的発達が著しく理解力が高まる．社会性や協調性も高くなる．	新しく生えた永久歯の磨き方を子どもに教える．必要に応じて，介助者の後磨きや確認を行う．自分の口の中のケアに対する自覚を育てていく．
自立期：9〜12歳	永久歯列への移行時期である．知的発達においても自意識やコントロール能力が高まる．	子ども自身が自分の口の健康を意識して口のケアを行えるように導いていく．自分の歯の形や歯並びに合わせた磨き方の習得を支援する．

c 舌苔

　特に経口摂取を行っていない場合，唾液分泌の減少，食物との摩擦の喪失などにより，**舌苔**が厚くなる．このような状態においては，細菌が多量に付着している．

d 唾液

　唾液腺で作られた**唾液**はほとんど無菌状態であるが，洗浄作用の結果として細菌を多く含む．したがって，自浄作用が低下していたり，ケアが不十分で，歯や粘膜表面に付着した細菌の量が多いと，唾液には多量の細菌が残ることになる．

1 うがい

1 基礎知識

a 目的

● 上気道の感染を予防する．
● 口腔内の清潔を保持する．

b タイミング

● おやつ・食事の前

● 就寝前

● 帰宅時や起床時など，生活リズムの中で必要時

| 2 | 実施方法

準備するもの

① タオル ④ うがい薬
② ティッシュペーパー ⑤ コップ
③ ガーグルベースン

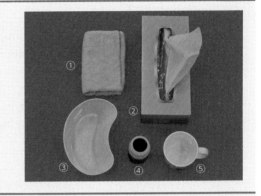

手順&アドバイス

❶ 子どもに説明して子どもの気持ちを確認する．
❷ 食事・おやつ前，就寝前などに，水またはうがい薬を入れたコップを，流し台やオーバーテーブルに用意する．
❸ 水またはうがい薬を口に含み，口腔内をすすぐ．

2歳過ぎからぶくぶくうがいの練習を始めると，3歳くらいには上手にできるようになる．幼児期では，自分でやってみようという意欲を育み，できたことを褒めていく．

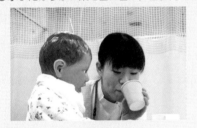

大人がうがいをしているところを見て模倣する機会を重ねて，上手にできるようになるように練習する．

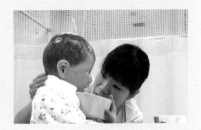

❹ 次に顔を上げて咽頭をすすぐ．
❺ 口周囲を拭く．
❻ 衣服や寝具がぬれていないかを確認し，ぬれていたら着替えや寝具交換をする．
❼ 使用したコップ，ガーグルベースンを洗い，乾燥させる．
❽ うがい終了に当たり，子どもとコミュニケーションをとる．

子ども自身ができる事柄は子どもが行い，できないところは援助する．

今回のうがいの感想や，次回のうがいについて子どもの希望などがあれば聞いておく．必要時，次回の援助計画に追加する．

2 口腔内清拭

| 1 | 基礎知識

a 目的

● うがいをすると誤飲する危険がある子どもの口腔内の清潔を保持し，上気道の感染を予防する．

b タイミング

- おやつ・食事の前
- 就寝前

|2| 実施方法

準備するもの

① 綿棒またはスポンジスワブ
② 舌圧子
③ タオル
④ ティッシュペーパー
⑤ うがい薬
⑥ ガーグルベースン

⑦ コップ
⑧ ディスポーザブル手袋
○ ストローまたは吸い飲み（必要時）
○ リップクリーム（必要時）
○ 10 mLのディスポーザブルシリンジ，吸引チューブなど吸引セット（洗浄時）

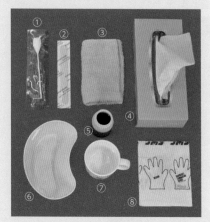

手順&アドバイス

❶ 子どもに声を掛けて説明する．
❷ 手洗いをしてディスポーザブル手袋を着用する．
❸ 食事・おやつ前，就寝前などに，水またはうがい薬を入れたコップを，流し台やオーバーテーブルに用意する．綿棒やスポンジスワブを浸しておく．
❹ 綿棒またはスポンジスワブで口腔内を清拭する．子どもが開口できないとき，口角から指を入れて舌圧子を使用して開口し，口腔内を観察しながら行う．

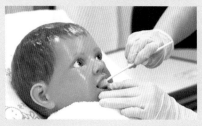

> 嘔吐反射を誘発しないように気を付ける．
> 一度使用した綿棒は，再度コップには入れない．
> スポンジスワブも洗浄する．

> 吸引も子どもに声を掛けながら行う．

❺ 必要時，誤飲を防ぐために口腔内の吸引をする．
❻ 口腔周囲の水分を拭く．口唇の乾燥がある場合，リップクリームを塗る．
❼ 衣服を整える．
❽ 子どもとコミュニケーションをとる．

> 次回の援助計画に子どもの希望を追加する．

3 歯磨き

|1| 基礎知識

a 目的

- 食物残渣や舌苔を除去し，唾液の分泌を促して自浄作用を保ち，口腔内を清潔にする．
- 歯磨きの習慣を確立する．
- 口腔内の粘膜，歯肉の異常や，むし歯などの早期発見をする．

b タイミング

● おやつ・食事の後

● 就寝前

● 生活リズムの中で決まった時間（下の前歯2本が生えて以降）

|2| 子ども自身が行う実施方法

準備するもの

① タオル
② ガーグルベースン
③ コップ
④ 歯ブラシ
⑤ 歯磨き剤
○ ディスポーザブル手袋
○ ストローまたは吸い飲み（必要時）
○ リップクリーム（必要時）

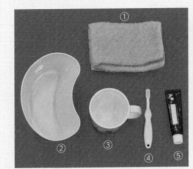

子ども用歯ブラシ

ⓐ 歯が2〜3本用（生後7〜8カ月ごろから）
ⓑ 歯が8〜10本用（生後11カ月ごろから）
ⓒ 年少幼児用（1歳ごろから）
成長に合わせⓐ→ⓒへ移行する.

手順＆アドバイス

❶ 子どもに説明して子どもの気持ちを確認する.

> 歩いて，または車椅子で洗面所へ移動できる場合は，移動して立位または座位で行う.

❷ ベッド上で行う場合は，使用物品は子どもが使用しやすい位置に準備する.

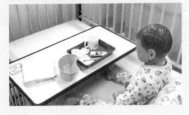

> 歯ブラシは，子どもの口腔内状態，歯の生えている状態によって適切なものを使う.

❸ 座位または半座位，ファウラー位にする. 側臥位の場合は，顔を横に向けた体位にする.

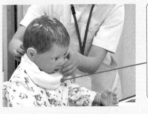

> 寝具や衣服の汚れを防ぐために，子どもの顔の下にタオルを敷くなど工夫する.

❹ 口腔内の観察を行う.

❺ ブラッシングする. 必要に応じて援助を行う.

❻ コップまたは吸い飲みから水を口に含ませて，ぶくぶくうがいをする. ガーグルベースンに吐き出す. これを数回繰り返す.

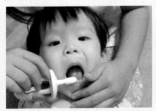

> 絶食中，挿管中も，口腔内は不潔になるので，必ず清拭を行う.

❼ 顔を拭き，体位を元に戻し，衣服を整える.

> 口唇が乾燥している場合はリップクリームを塗る.

❽ 歯ブラシとコップは，きれいに洗い，乾燥させる.

❾ 子どもとコミュニケーションをとる.

> 出血傾向がある場合は，綿棒やコットンを十分ぬらして丁寧に清拭する.

> 歯磨きについての感想や，次回の歯磨きについて子どもの希望などがあれば聞いておく. 必要時，次回の援助計画に追加する.

6 衣服の交換

衣服の交換とは，外界の物理的刺激から皮膚を保護し，皮膚から排泄物を吸い取り付着させる役割のある衣服を，清潔なものへ交換することである．衣服は外界の気候に対して自らの体温を調節する作用を補助している．衣服の素材・枚数の選択や交換は，身体の状態（安静度・装具の装着・発熱・発汗・出血）や室温・湿度に合わせて行う．

|1| 基礎知識

a 目的

● 身体の生理的作用を補助して体温を調節する．

● 外界の物理的刺激から皮膚を保護する．

● 皮膚から排泄物を吸着し，身体表面への汚染を防ぐ．

b 体温調節機構と衣服の選択（表5.6-1，図5.6-1，図5.6-2）

体温調節の未発達な新生児や早産児では，特に冬季の体温に注意する．室温

表5.6-1　望ましい衣服

乳　児	幼　児
1. 材質 　①吸湿性のあるもの 　②保温性のあるもの 　③耐久性のあるもの（頻回に洗濯しても十分耐え得る） 2. 年齢・発達・疾患の程度に合わせた活動しやすいもの（手足が別々に動くように体動が活発になったら肌着やベビードレスはやめる） 3. 成長・発達に合わせて脱ぎ着がしやすいもの（1歳近くなると自分で脱ごうとするようになってくるため，上下別々のものに移行する）	1. 材質 　①伸縮性のあるもの 　②特に夏には通気性，冬には保湿性，保温性のあるもの 2. ズボンまたはスカートの腹部部分のゴム：交換や調整が可能なもの（ゴムがきついことによる腹部圧迫や，緩みによる裾の長さに伴う転倒予防のため） 3. ボタン：誤飲の恐れがあるため，しっかり縫い付いているもの 4. フード付きの衣服を選ぶ場合：フードの衿首部分に引き紐がなく，力が加わったときにフードが本体から外れるような仕様のもの．視覚，聴覚の妨げになる可能性のある大きさのフードは避ける． 5. ファスナーが付いている場合：上げたときに首やあごを挟まない取り付け位置のもの 6. 年少幼児が睡眠時に着用する寝衣：上着とズボンを留めるボタンが付いているものや，ズボンの腹部が腹巻きタイプになっているもの（おなかが出ないようにするため） 7. 絵柄がついていると，子ども自身の着衣時に左右や前後を理解しやすい．

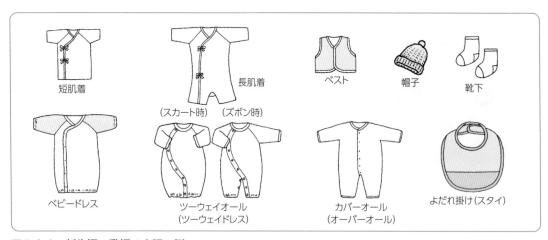

短肌着　長肌着（スカート時）（ズボン時）　ベスト　帽子　靴下
ベビードレス　ツーウェイオール（ツーウェイドレス）　カバーオール（オーバーオール）　よだれ掛け（スタイ）

図5.6-1　新生児・乳児の衣服の例

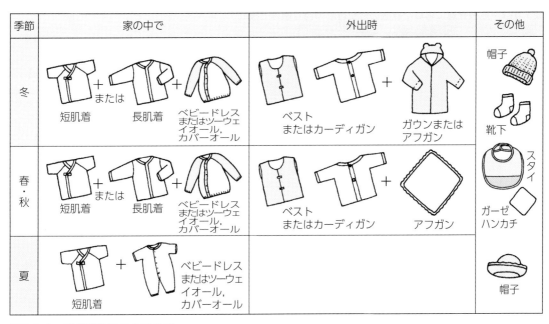

図5.6-2　季節別乳児の衣服の例

25℃前後，湿度50％前後の環境において，大人よりも1枚多く着せる．

　新生児期や乳児期早期には，体温が環境温度に左右されやすい．体重当たりの体表面積が成人の3倍もあることや，皮下脂肪が少ないこと，汗腺の働きが不十分であることなどが理由である．沐浴，哺乳，啼泣などによっても変動する．

　一般的に，乳児の手足は，身体の熱を放散しているために冷たい．手足が熱い場合は，熱の産生に対して放散が少なく厚着をしている状態と同じである．背中に手を入れて汗ばんでいれば着せすぎである．寒いと頰の赤みや腕や首の温かみがなくなり機嫌も悪くなる．

　はいはいや歩くころになると，運動量が増加し，熱の産生量も増えるため，体温が高めとなる．大人よりも1枚少なめに調整するとよい．

c 子どもの呼吸運動

　新生児と乳児の呼吸は**腹式**であるが，2歳を過ぎるころから**胸腹式**となる．その後，横隔膜から胸郭筋中心の**胸式呼吸**に移行し始めるのは3〜4歳ごろである．肺機能における体重当たりの一回換気量は，新生児と成人に差は認められないが，酸素消費量の多い子どもでは呼吸数が多い．衣服は，子どもの呼吸運動を阻害しないようなものを選び，着衣することが必要である．

d 衣服の着脱行動の自立

　成長発達に応じた，衣服の着脱行動の自立過程と援助について**表5.6-2**に示す．

➡ 清潔行動の発達については，ナーシング・グラフィカ『小児の発達と看護』2章3節6項参照．

表5.6-2 　成長発達に応じた衣服の着脱行動の自立過程と援助

年　齢	衣服の着脱行動の自立過程	援　助
乳　児		寝ているときは長肌着，動きが活発になってきたら上着とパンツスタイル. 素足で物を触る，踏ん張るために室内ではなるべく靴下をはかせない. 靴下は，滑り止めのあるものを使用する.
1　歳	着替えようという意欲が出てくる. 帽子・靴下を自分で脱ぐ. 服を脱ぎたがるになる. ズボンやスカートは足首まで脱げる.	足サイズを測定する．骨・筋肉および立位，歩行の発達に対応した靴を選ぶ. 通気性のよい軟らかい素材で，靴底も軟らかいものがよい. マジックテープ®で足をしっかり固定・調整できるものが適している.
2　歳	2歳で洋服を一人で脱ごうとし，2歳半で一人で着ようとする. 靴下を一人ではける. 靴を一人で履ける.	脱いだ靴をそろえることができるように援助する. 脱いだ服の置き場所，たたみ方を教える. 着替えの衣類を自分で出すことができるように収納場所を設置する.
3　歳	前の見えるボタンを掛けられる. パンツを一人ではける. 服を一人で脱げる.	汗をかいたり汚れたりしたら着替える習慣をつける.
4　歳	シャツや上着の前後を間違えずに着ることができる. 両袖に正しく腕を通せる.	個人差があるので，子どもの発達に応じた援助をする. 遊びなどに夢中になっておもらしをすることもあるが，本人が傷つかないように声を掛け対応する.
5　歳	全部一人で脱ぎ，だいたい一人で着ることができるようになる.	帽子，ハンカチ，ティッシュペーパーを持つ習慣をつける. 自分の持ち物の整理ができるようになるよう，整理整頓の方法を伝えて支援する.

｜2｜実施方法

準備するもの

乳児の場合

- ●肌着
- ●おむつカバー
- ●おむつ
- ●上着
- ●おくるみ（アフガン）
- ●帽子

幼児の場合

- ●下着
- ●紙おむつや紙パンツ，または布パンツ
- ●洋服上衣（Tシャツ，長袖Tシャツ，長袖シャツ，トレーナーなど）
- ●洋服下衣（ズボンまたはスカートなど）
- ●上着（ベスト，カーディガンなど）

- ●よだれ掛け
- ●靴下
- ●帽子

手順＆アドバイス

乳児の場合

> 吐乳時は，すぐに着替える.

❶手洗いをする.

❷子どもの発熱，発汗，衣服の汚れなどの全身の状態，および温度・湿度環境，療養上に必要な衣類をアセスメントする（入浴や清拭を済ませて皮膚を乾燥させる）.

❸着替え用の衣服，おむつとおむつカバーなど必要物品を準備して広げておく.

> 子どもの状態，温度・湿度からみて適切な衣類が選択できているかを確認する.

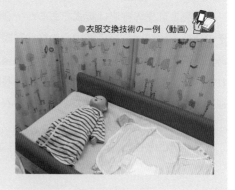

●衣服交換技術の一例〈動画〉

❹子どもの着ている衣類とおむつ
　を開く．
　子どもの肘を曲げて，片方ずつ
　脱がせる.

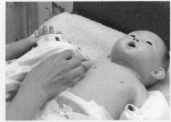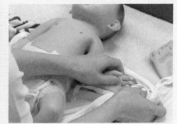

❺片方の袖口から入れた手で，乳児の手関節部を握り，静かに袖を通す．衣服の反対側に少しゆとりをもたせて，
　もう一方の腕を通す.

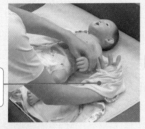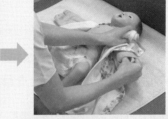

「手迎え」「足迎え」
と表現する.

スキンシップや
お話，遊びの要
素を取り入れて，
楽しく衣服の交
換を行う.

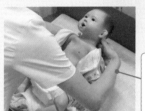

えりが「ソ」の字
になるとよい.

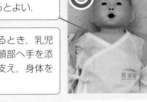◎　❌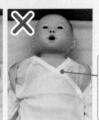

衣服を整えるとき，乳児
の背部から頭部へ手を添
えて入れて支え，身体を
浮かす.

「左前」（右
身頃が上）
にしないよ
うにする.

❻おむつはお腹周りに指が2本入るくらいでテープを
　留め，腹部・背部のギャザーと股関節周りのフリル
　が全部外に出ているか確認する.

乳児の腹式呼吸を妨げないようにおむつを付ける．よだ
れ掛け（スタイ）は，首を絞める恐れがあるので，新生
児には決して使用しない.

幼児の場合

❶手洗いをする.

❷どこまで自立できているかを確認，アセスメントする.

❸子どもが自分の好きな衣服を選択でき
　るように，いくつかの衣服を準備する.

衣服の着脱行動や排泄行動において自分でやろうという
意思を尊重し，上手に援助することが必要である.

❹その日の天気や活動内容にふさわしい上着やズボン，またはス
　カートなど，デザインや色・素材も含めて，子どもと一緒に見て
　会話をしながら，子ども自身の選択する力を引き出す援助をする.

靴下は，ゴムのきつくないものを選
び，特別な場合（冷えを防ぐ）を除
いて，できるだけはかせないように
する．裏に滑り止めのついたものは
転倒予防の意味がある.
よだれ掛けは，表面は吸湿性に富
み，裏面は防水性があるとよい.
帽子は，直射日光から顔や目を守る
ために着用する．帽子で顔が覆われ
ないようにする.

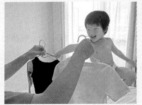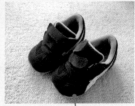

靴は軽く，着脱が楽で滑らないように工夫されているマジッ
クテープ®付きの靴が最適である．2歳ごろまではかかとに
高さのないものがよい．幼児後半では運動靴が活動的でよい.

❺子どもに話し掛けながら，自分でできることは子どもを見守り，促す.

❻援助が必要な幼児に対しては，子どものペースと気持ちを尊重しながら援助する.

子どもの反応や自立状況
をアセスメントして次回
の援助へつなげる.

5

清潔・衣生活の援助技術

131

■ 引用・参考文献

1) 原寿郎．"小児の成長"．標準小児科学．第8版．内山聖監修．医学書院，2013，p.4-14.
2) 原寿郎．"小児の発達"．前掲書1），p.15-23.
3) 武田英二．"小児の栄養"．前掲書1），p.24-37.
4) 千田勝一．"新生児疾患"．前掲書1），p.76-84.
5) 平成28年度東京都商品等安全対策協議会報告書概要．子供に対する歯ブラシの安全対策．https://www.shouhiseikatu.metro.tokyo.jp/anzen/kyougikai/h28/01_contents.html.（参照2023-11-06）.
6) 政府広報オンライン．「カワイイ！」だけで大丈夫？　子ども服は，安全性を考えて選びましょう．https://www.gov-online.go.jp/useful/article/201608/2.html.（参照2023-11-06）.
7) 藤田之彦．"外分泌液（汗・涙・唾液）とその異常"．新版小児生理学．馬場一雄監修．へるす出版，2009，p.283-314.
8) 岸本裕充ほか．実践的口腔ケアの技術：歯科口腔外科からのアドバイス．Expert Nurse. 2001，17（5），p.32-33.
9) 令和2-4年度厚生労働科学研究費補助金（免疫アレルギー疾患政策研究事業）アレルギー疾患患者（乳幼児〜成人）のアンメットニーズとその解決法の可視化に関する研究研究班．小児のアレルギー疾患 保健指導の手引き　2023年改訂版．https://allergyportal.jp/wp/wp-content/themes/allergyportal/assets/pdf/tebiki-1_1.pdf.（参照2023-11-06）.

| 小児看護専門看護師としての活動❹ |

大学病院において医療・看護の質の向上を目指して協働する「チェンジエージェント」

　「チェンジエージェント（change agent，変化の担い手）」として，専門看護師（CNS）は六つの役割機能（➡p.30参照）を通し，依頼に応じた支援・協働によってよりよい変化をもたらすことを意識しながらともに取り組む役割があります．CNSの協働は，現場の第一線のケア提供者の知識・技術，また，その事象・現象について関わる専門職者がアセスメントしている内容から謙虚に学び，何が起きているかを知ることから始まります．CNSは大学院修士課程で学んだ知識・技術を基盤に活動を展開しますが，常に新しい知識・技術を得るための自己研鑽を継続する意識を高くもって日々に臨むことが必要です．CNSはユニークな存在ですが一人で活動して成果を出していくのではなく，主体的に部署を超えて所属する組織のニーズに対応する協働をします．

　大学病院のCNSは依頼を受けた事例や業務改善・研究・研修など，例えば「子どもの成長発達に応じた看護の工夫をしたい」「理論や研究で明らかになっている知識に基づいた援助を展開したい」「成人看護における患者の家族としての子どものケアについて助言がほしい」「病院や部署に既にあるルールの変更を考えている」「小児看護や看護倫理の勉強会を企画，実施するためのサポートがほしい」といったケースにおいてメンバーの一員となり協働します．

　CNSに求められることの多くは，各部署やケア提供者の主体的な取り組みにおいて，子どもと家族への質の向上を目指す効果的なケアのための支援や提言です．実際の協働を通して，ともに働く同僚と効果のある知識・技術や小児看護の技を伝え合い，実践による効果を確かなものにし，チーム全体のケアの質向上に効果をもたらす力となることを目指しています．医療・看護における倫理的側面が生じているときには，同僚とともに言語化して共有しながら倫理的なジレンマ，課題，問題をひもといて解決につなげていく取り組みもします．

　また，CNSの活動は主な役割に臨みながら並行して見えてくる現象や声をとらえていくことを大切にして，病院全体の医療・看護サービスの向上につながるように意識します．病院がもっている機能における地域貢献において役割を担うことも重要なことです．

　よりよい医療・看護を目指す協働において，CNSも「チェンジエージェント」として活動したとき，その変化の兆しは早ければ翌日，翌週に見えてくることもあれば，内容に応じて1年近い年月を必要とすることもあります．子どもと家族が中心の医療，看護の質の向上を実現していくプロセスにおいて，小児看護の専門性の立場から役割を担う看護師，それが小児看護CNSです．

（染谷奈々子）

6 呼吸・循環を整える技術

学習目標

◀ 酸素療法について，目的や準備するもの，実施方法が理解できる.

◀ 吸引について，目的や準備するもの，実施方法が理解できる.

◀ 吸入について，目的や準備するもの，実施方法が理解できる.

◀ 体位ドレナージについて，目的や準備するもの，実施方法が理解できる.

◀ 人工呼吸器の管理について，目的や準備するもの，実施方法が理解できる.

◀ 体温の調節について，目的や準備するもの，実施方法が理解できる.

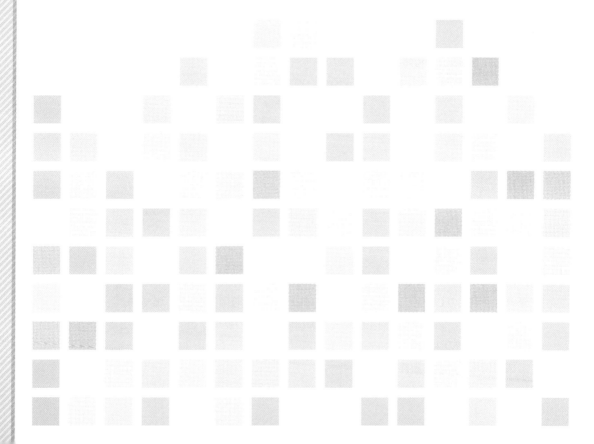

1 酸素療法

酸素療法とは，組織への酸素の供給を増加させ，血液中の酸素含有量を保持する治療法である．

┃1┃基礎知識

a 目的

● 呼吸・循環不全による低酸素状態（肺炎などの低酸素血症，貧血やショックなど）を改善する．

● 酸素消費量の増加が予測される場合（手術後，高熱，熱傷，重度外傷など）に正常化を図る．

b 子どもの特性

子どもは，解剖生理学的特徴として，気道が狭く閉塞を起こしやすいこと，機能的残気量が少ないこと，呼吸筋が疲弊しやすいことから，呼吸困難や呼吸不全を起こしやすい．呼吸不全が心不全につながり，致命的となることもあり，呼吸状態の観察と異常の早期発見・早期治療は非常に重要である．

c 酸素療法の適応基準

相対的適応 PaO_2 60 ～ 70Torr，適応 50Torr 前後，絶対的適応 40Torr 以下．

d 酸素流量（L/分）と酸素濃度（%）➡表6.1-1

e 酸素療法の種類と方法➡表6.1-2

表6.1-1　**酸素流量（L/分）と酸素濃度（%）**

種　類	流　量	酸素濃度
鼻カニューレ	1	24
	2	28
	3	32
	4	36
単純酸素マスク	5～6	40
	6～7	50
	7～8	60
リザーバー付き酸素マスク	6	60
	7	70
	8	80
	9	90
	10	95

伊関長一郎，伊関憲ほか．酸素濃度と酸素流量．呼吸管理：専門医にきく最新の臨床．丸川征四郎ほか編．中外医学社，2003，p.64．一部改変．

表6.1-2　**酸素療法の種類と方法**

種　類		対象年齢	利　点	問題点
酸素マスク	口や鼻をマスクで覆い酸素を投与する方法	幼児以上	装着が簡単	・顔面を覆う不快感や圧迫感 ・深呼吸により酸素濃度が高くなる． ・流量が少ないと息苦しさが出現（マスク内に呼気が滞留） ・食事や会話を妨げる．
経鼻カニューレ	鼻孔にカニューレを挿入し酸素を投与する方法	乳児以上	装着が簡単 食事や会話が可能	・カニューレによる不快感 ・流量が多いことでの不快感 ・鼻腔粘膜の乾燥，鼻孔びらん ・酸素濃度が不明 ・口呼吸をすると効果が低い．

f 酸素療法による副作用

CO_2 ナルコーシス（頭痛，めまい，発汗，血圧上昇，見当識障害など），酸素中毒（手足のしびれ，めまい，悪心，けいれん，呼吸困難など），無気肺，マスクやチューブによる皮膚粘膜障害，鼻口腔・口唇の乾燥など

g 酸素療法時の注意点

①酸素使用中は火気厳禁である．

②酸素療法時には，気道粘膜の浄化機能を妨げないよう，加湿した酸素を用いることが原則とされていた．しかし近年では，加湿器の細菌汚染などの観点から，必ずしも加湿は必要ないという見解もある．子どもを対象とした見解は明確には示されていない．

③先天性心疾患の中で肺高血圧を伴うものには，高濃度の酸素投与は禁忌である．酸素が肺の血管抵抗を低下させ，高肺血流状態を増強させるためである．

④鼻口腔，口唇の乾燥を予防する．

|2| 実施方法

準備するもの

子どもの状況に適した方法（①か②）を選択する．

①酸素マスク（単純フェイスマスク，ベンチュリーマスク，リザーバー付き酸素マスク）

②経鼻カニューレ

③ディスポーザブル加湿器（または直結式酸素湿潤器・滅菌蒸留水）

④酸素流量計

⑤パルスオキシメーター

⑥固定用テープ

⑦聴診器

○酸素用バブルチューブ

○酸素ボンベもしくは中央配管の酸素

○酸素濃度計

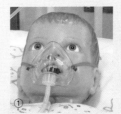
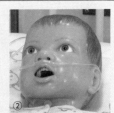
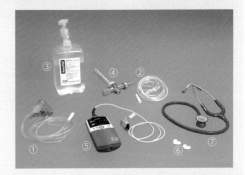

手順＆アドバイス

❶ 子どもの呼吸状態を含めた全身状態を観察する（呼吸音，呼吸の深さ，呼吸パターン，努力呼吸，咳嗽，喘鳴，呼吸苦，顔口唇色，血液ガス値，経皮的動脈血酸素飽和度，X線写真所見，循環動態など）．

❷ 医師の指示を確認し，子どもに適した酸素濃度・流量，投与方法を選択して，必要物品を準備する．

❸ 子どもの年齢や理解に合わせて，酸素療法の必要性と方法について説明し，同意を得る．

酸素投与をしながらであっても，子どもの状況に合わせた日常生活の充実，遊びや学習の工夫が必要である．特に乳幼児では，経鼻カニューレや酸素マスクのチューブが気になり，外してしまったり，引っ張って遊んだりするため，それらに注目しないように，他に興味を引くものを活用したり，大事なものであると繰り返し声掛けをする．

❹ 必要に応じて，経鼻カニューレ装着前に鼻汁や鼻垢を除去する．

❺ 中央配管式の場合，アウトレットが酸素用のものかを確認し，ディスポーザブル加湿器と酸素流量計を接続する．指示された酸素流量や濃度を調節する．酸素流量計の浮子の調節は，ボール型では中心，ロタ型では上面を目盛りに合わせる．

❻ 酸素ボンベの場合，中身が酸素であることと酸素の残量を確認する．ボンベの固定を確実に行い，危険がないようにする．

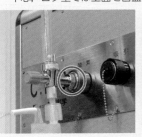
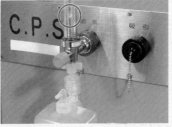
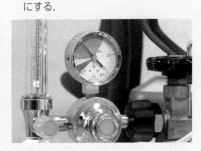

❼酸素投与による不快感が最小限になるように工夫する.

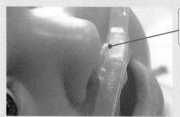

カニューレの突
起部分をカット

例えば, 子どもに経鼻カニューレを使用する場合, カニューレの先端の位置が子どもの鼻孔に合わなかったり, 刺激で粘膜障害が生じたり, 不快感があったりする. その場合, 酸素マスクなど他の方法でもうまくいかなければ, カニューレの突起部分をカットして, カット部分が鼻孔に沿うように使用するとよい.

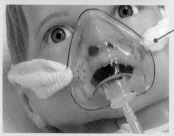

太目のひも状の
もので代用

酸素マスクの場合は, 固定用のゴムがきつすぎないように調整を行い, ゴムによる刺激がある場合は, 弾力性のあるやや太目のひも状のもので代用する.
長期に酸素投与が必要な場合, 子どもは皮膚の保護作用が未熟であるため, 酸素マスクや経鼻カニューレが接触する部位の皮膚障害が出現しやすく, 皮膚の観察と保清が必要である. 経鼻カニューレを絆創膏で固定する場合, 粘着力の弱いテープを選択するか, 皮膚にドレッシング材を貼用し, その上にテープ固定するとよい.

❽酸素チューブが屈曲・閉塞していないか, 接続部が外れたり緩んだりしていないか, 経鼻カニューレや酸素マスクが密着しているか, 酸素チューブ内に水滴がついていないかなどをチェックする.

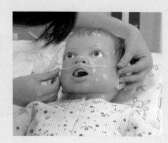

❾酸素濃度計で計測し, 濃度が適切であるかを確認する.

❿パルスオキシメーターで経皮的動脈血酸素飽和度を測定したり, 子どもの状態を観察したりし, 効果と副作用の出現の有無を把握する.

2 吸 引

吸引とは, 管腔・体腔内に貯留した分泌物や血液, 滲出液（しんしゅつ）, 空気などを圧力差や重力を用いて体外に排出させる処置である.

│1│基礎知識

ⓐ 子どもの特性

　子どもは外鼻孔や鼻腔が狭いため, 鼻汁などで閉塞を起こしやすく, 容易に呼吸不全に陥る. よって, 呼吸状態の観察は重要であり, 子どもに与える苦痛が少なく効果的な吸引技術も必要である. 吸引を嫌がって啼泣する場合, エアを飲み込み胃内に多量に貯留することがあり, 吸引後に排気をしたり, 胃チューブを挿入してエア抜きが必要になることもある.

　子どもは免疫力が未熟であり, 感染を起こしやすい. 吸引によって感染を引き起こさないために, カテーテルはシングルユースが推奨される. また, **閉鎖型サクションカテーテル**を活用するとよい（図6.2-1）. 閉鎖型サクションカテーテルの利点としては, ① 人工呼吸器の換気下で気管吸引が行えるため, 胸腔内圧の変化を起こしにくく, 吸引に伴う循環動態の変動を軽減できる, ②気管吸引に伴う肺胞の虚脱と酸素化の低下を予防できる, ③飛沫感染を予

➡乳児の呼吸器系の特徴については, ナーシング・グラフィカ『小児の発達と看護』2章2節3項表2.2-2 参照.

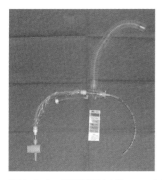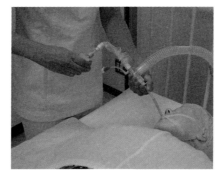

図6.2-1　閉鎖型サクションカテーテル

防し，院内感染・気道感染を減少できることが挙げられる．

b 吸引による副作用

気道・鼻口腔粘膜損傷，迷走神経刺激による気管支けいれん，徐脈や不整脈，低酸素血症，無気肺，肺胞虚脱，感染，頭蓋内圧亢進，精神的ストレスなど

c 鼻口腔吸引のカテーテルのサイズと吸引圧

➡表6.2-1

d 気管吸引のカテーテルのサイズと吸引圧

➡表6.2-2

e 吸引時の注意点

①吸引前にカテーテルに水を通す．吸引圧の確認，カテーテルの滑りをよくするためである．

②子どもでは吸引時間は5〜10秒以内（成人では10〜15秒以内）とする．低酸素状態を防ぐためである．

③ディスポーザブル製排液バッグではない吸引器を使用する場合，使用前に吸引瓶に少量の水道水か消毒液を入れる．吸引瓶への排液の付着を防止するためである．

表6.2-1　鼻口腔吸引のカテーテルのサイズと吸引圧

年　齢	サイズ	吸引圧
新生児	6〜7Fr	12kPa
乳幼児	7〜10Fr	13〜26kPa
学　童	10〜12Fr	26〜40kPa
成　人	12〜14Fr	26〜40kPa

表6.2-2　気管吸引のカテーテルのサイズと吸引圧

年　齢	サイズ	吸引圧
新生児		8〜10kPa
乳幼児〜学童	気管チューブの内径1/2以下の太さ	10〜16kPa
成　人		16〜20kPa

1 鼻腔・口腔の吸引

鼻口腔吸引とは，鼻口腔の分泌物や血液を除去し，気道確保と鼻口腔の清潔を保持する処置である．

| 1 | 基礎知識

a 目的

● 気道の確保，鼻口腔の清潔を保持する．

準備するもの

① 吸引器（壁掛式吸引器また
はポータブル吸引器）
② 接続チューブ
③ 吸引圧調節口付き吸引
カテーテル
④ アルコール綿
⑤ 洗浄用カップと水道水
⑥ カテーテル保管用カップ
⑦ バッグバルブマスク
⑧ ディスポーザブル手袋
⑨ パルスオキシメーター
⑩ 聴診器
⑪ ティッシュペーパー
⑫ ガーグルベースン
⑬ 酸素（必要時）
○ マスク
○ ディスポーザブルエプ
ロン

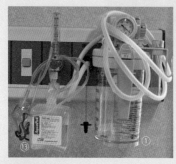
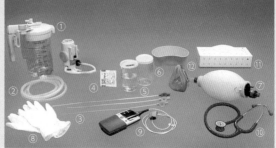

手順＆アドバイス

❶ 子どもの呼吸状態（呼吸数，呼吸音，呼吸の深さ，咳嗽，喘鳴，分泌物貯留の有無，経皮的動脈血酸素飽和度，X線写真所見など）を観察し，吸引が必要かどうかを判断する．

❷ 分泌物の貯留が認められた場合，子どもの発達や身体状態に合わせて喀痰を促す．

❸ 喀痰が困難な場合は，子どもと家族に鼻口腔吸引を提案し，吸引の必要性と方法について説明する．子どもの体位を整える．

> 子どもは吸引に対する不安や恐怖，苦痛が強いため，短時間で効果的な吸引を行う必要がある．吸引は二人で行うとよい．一人で行う場合は，子どもが嫌がって動いても有効な吸引ができるような固定を行う必要がある．
> 例えば，子どもがチューブに手をもっていかないように，大きめのタオルなどで上肢と体幹を覆い（➡10章3節 p.262 参照），しっかりと頭部を固定して吸引を行う．

❹ 洗浄用カップに水道水を入れ，必要物品を準備する．

❺ 手洗いを行い，マスクやディスポーザブルエプロンなどの個人防護具を装着する．

❻ 吸引器の圧力調節スイッチをONにし，カテーテルの先端を指でふさぎ，陰圧にして圧を確認する．

❼ 両手にディスポーザブル手袋を着用する．

> 出血傾向のある子どもには，細いカテーテルを使用し，吸引圧は低めに設定する．

❽ 吸引器の接続チューブをアルコール綿で消毒し，吸引用カテーテルを接続する．

❾ 吸引用カテーテルの先端から5cmくらいのところを持つ．

❿ 滑りをよくするためにカテーテル先端を水道水でぬらし，吸引できるかどうかの確認のため，少量の水道水を吸引する．

> 鼻口腔吸引時の吸引圧は，子どもの年齢，分泌物の性状・量などを考慮して調整する（➡カテーテルのサイズと吸引圧は p.137 表6.2-1 参照）．

⓫ 圧をかけずに鼻腔または口腔に静かにカテーテルを挿入する．

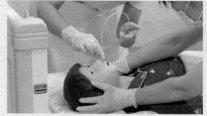

⑫目安の深さまで挿入したら，カテーテルを回しながら吸引を行う．1回の吸引時間は5〜10秒以内とする．

●鼻口腔吸引の一例〈動画〉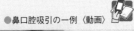

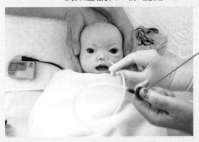

吸引圧を調節する際は調節口を指でふさぐ．

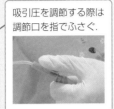

鼻口腔吸引時の吸引カテーテルの挿入の長さ：鼻口腔から咽頭，口蓋部まで挿入する．子どもの口角から耳架までの長さを目安にするとよい．成人では約15〜20cm．

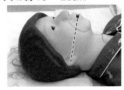

⑬吸引中は，子どもの顔・口唇色，呼吸状態の変化，経皮的動脈血酸素飽和度，心拍数，分泌物の性状や量などを観察し，必要時は酸素を投与しながら行う．

⑭吸引用カテーテルに付着している分泌物をアルコール綿で拭き取り，洗浄用水道水を吸引してカテーテル内の分泌物を取り除く．

➡パルスオキシメーターについては，9章3節2項p.233参照．

⑮吸引用カテーテルを接続チューブから外し，カテーテルと手袋を廃棄する．リユースする場合は，カテーテル保管用カップにカテーテルを入れ保管する．

⑯吸引終了後，吸引器の圧力調節をOFFにする．

⑰エプロンなどの個人防護具を外し手指衛生を行う．洗浄用カップの中身は廃棄する．

⑱子どもの呼吸状態を含む全身状態(経皮的動脈血酸素飽和度，呼吸音，呼吸の深さ，循環動態など)を観察する．

⑲子どもに吸引が終了したことを伝え，頑張りを褒める．体位を整える．

2 気管吸引

　気管吸引とは，気道内の分泌物や血液などを除去し，気道確保と感染予防を行う処置である．

1 基礎知識

a 目的

- 無気肺や肺炎の防止，ガス交換障害の防止，気道抵抗の正常化，窒息・誤嚥後の対処として行う．

2 実施方法

準備するもの

①吸引器（ディスポーザブル製排液バッグ）
②接続チューブ
③アルコール綿
④滅菌蒸留水
⑤パルスオキシメーター
⑥吸引圧調節口付吸引カテーテル
⑦バッグバルブマスク（アンビューバッグまたはジャクソンリース）
⑧ディスポーザブル手袋
⑨聴診器
○吸引用カップ
○洗浄用カップ
○マスク
○ディスポーザブルエプロン
○酸素（必要時）

●気管吸引の一例〈動画〉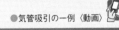

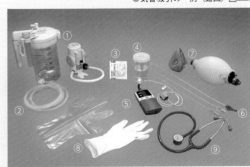

❶子どもの呼吸状態（呼吸数，呼吸音，左右の各肺胞音，咳嗽，喘鳴，分泌物の貯留の有無，経皮的動脈血酸素飽和度，X線写真所見など）を観察し，吸引が必要かどうかを判断する．

❷子どもと家族に吸引の必要性と方法について説明する．子どもの体位を整える．

❸必要物品を準備する．

❹手洗いを行い，マスクやディスポーザブルエプロンなどの個人防護具を装着する．

❺吸引器の圧力調節スイッチをONにし，カテーテルの先端を指でふさぎ，陰圧にして圧を確認する．

子どもの安全と効果的な吸引を考慮し，気管吸引は原則として二人で行う．

吸引用カテーテルは基本的にシングルユース（1回使い捨て）とする．しかし，経済的な問題もあり，子どもの状態によってはリユースとしてもよいと判断することもある．例えば，気管切開後1カ月以上経過した子ども，在宅移行，慢性の経過をたどり状態が安定している場合，頻回の吸引が必要でディスポ吸引操作が子どもの状態に即応できない場合など．

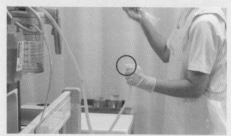

❻両手にディスポーザブル手袋を着用する．

❼吸引器の接続チューブをアルコール綿で消毒し，吸引用カテーテルを接続する．

❽滑りをよくするためにカテーテル先端を滅菌蒸留水でぬらし，吸引できるかどうかの確認のため，少量の滅菌蒸留水を吸引する．

❾必要時は吸引前に酸素濃度を上げる，もしくはバッグバルブマスクで数回換気する．

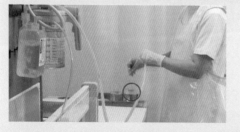

吸引圧調節口のないカテーテルを使用する場合，根元を屈曲させ圧をかけないようにすることが多い．しかし，開放時に過度の圧がかかり気道粘膜を損傷する恐れがあるため，圧をかけたまま吸引してもよいという見解がある．吸引圧調節口付カテーテルの使用が推奨される．

❿圧をかけずに挿管チューブや気管カニューレから静かにカテーテルを挿入する．カテーテルを回しながら吸引する．1回の吸引時間は5～10秒以内とする．

気管吸引の吸引圧は，子どもの年齢，分泌物の性状・量などを考慮して調整する（➡カテーテルの吸引圧は p.137 **表6.2-2** 参照）．

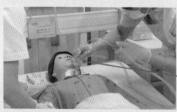

気管吸引時の吸引カテーテルの挿入の長さ（➡ p.189 **表8.2-10** 参照）：気管チューブ先端までの長さに5～10mm加算した長さが適切である．気管分岐部に当たってから少し引き戻して吸引する方法については，特に子どもは肉芽を作りやすく，また肉芽により換気不全に陥ることもあるため，分岐部への刺激は少ないほうがよい．したがって，カテーテルが当たってから引き戻すのではなく，あらかじめ長さを計算して挿入し吸引するほうがよいと考える．

⓫吸引中は，子どもの顔・口唇色，呼吸状態の変化，経皮的動脈血酸素飽和度，心拍数，分泌物の性状や量などを観察し，必要時は酸素を投与しながら行う．

⓬必要時は吸引後，酸素を投与する，もしくはバッグバルブマスクで数回換気する．

⓭吸引用カテーテルに付着している分泌物をアルコール綿で拭き取り，滅菌蒸留水を吸引してカテーテル内の分泌物を取り除く．

⓮吸引用カテーテルを接続チューブから外し，カテーテルと手袋を廃棄する．

⓯吸引終了後，吸引器の圧力調節をOFFにする．

⓰エプロンなどの個人防護具を外し，手指衛生を行う．

⓱子どもの呼吸状態を含む全身状態（経皮的動脈血酸素飽和度，呼吸音，呼吸の深さ，循環動態など）を観察する．

⓲子どもに吸引が終了したことを伝え，頑張りを褒める．体位を整える．

3 低圧胸腔内持続吸引（胸腔ドレナージ）の管理

低圧胸腔内持続吸引とは，胸腔内にドレーンを挿入して貯留している滲出液や血液，空気などを持続的に体外へ排出させ，胸腔内の生理的陰圧を回復させて肺の再膨張を図る治療法である．

1 基礎知識

a 目的

- 胸腔内に貯留した滲出液，分泌液，血液，空気などを体外へ排出する．
- 胸腔内陰圧の保持，肺の再膨張を促進する（気胸，血胸，膿胸，乳び胸，胸水，開胸術後など）．

b 子どもの特性

子どもは認知的発達途上にあり，ドレーン挿入による安静の必要性が十分に理解できないことがある．動きを制限されることで，子どもはストレスを感じるため，必要以上の制限は行ってはならない．また，行動制限の中でも，その子らしく過ごせるような遊びや生活行動の工夫が必要である．

c 胸腔内圧とドレーン挿入の位置

❶**胸腔内圧の正常値**　吸気時−4 ～−8cmH₂O，呼気時−2 ～−4cmH₂O

❷**一般的な吸引圧の設定**　−5 ～−15cmH₂O

❸**ドレーン挿入の位置**　気体の場合：鎖骨中線上の第2，3肋間（胸腔上部）
　　　　　　　　　　　　　液体の場合：中腋窩線上の第5，6肋間（胸腔最下部）

2 実施方法（管理方法）

準備するもの（管理中）

①絆創膏　　　　　⑨イソジン®
②チューブ鉗子　　⑩ミルキングローラー
③はさみ　　　　　⑪ディスポーザブル胸腔
④ガーゼ　　　　　　ドレナージセット
⑤注射用蒸留水　　○中央配管式吸引または
⑥注射器　　　　　　電動式吸引器
⑦針　　　　　　　○接続チューブ
⑧アルコール綿

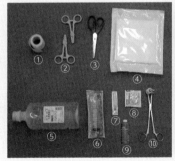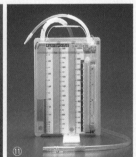

提供：住友ベーク株式会社

手順&アドバイス

❶医師の指示した吸引圧を確認する．

❷子どもと家族が吸引の目的・方法・必要性を理解または納得できているかを確認し，適宜補足説明を行う．

❸子どもの全身状態を観察する（バイタルサイン，特に呼吸状態，循環状態，排液の量・性状，出血量，皮下気腫，疼痛，血液データ：WBC・CRP・TP・電解質，X線写真所見など）．

胸腔ドレーン挿入中は，効果的なドレナージを行い安全や安静を保持するために，子どもの動きを制限することになる．子どもにとって動くことは日常生活・成長発達の基礎であり，感情や緊張・衝動のコントロールやコーピングの手段，自己表現・コミュニケーション（相互作用），感情・エネルギーの表出，自律・学習の手段などさまざまな意味をもつ．よって，安全を確保しながらも，動きの制限を最小限にする工夫が必要になる．
例）ある程度動いても大丈夫なように確実な固定を行う，子どもがチューブを意識しないようにタオルなどでチューブが見えないように隠す，臥床していても遊べるように手が届くところに好きなおもちゃを置いたり，天井からおもちゃを吊るしたりする，誰かがそばにいるように調整する．

❹効果的なドレナージができているかを観察する.　　❺ライン管理を確実に行う.

指示された吸引圧と実際の吸引圧, 水封部の水量, 呼吸性移動, エアリーク, 気泡, ドレーン接続部の緩み, ドレーンの閉塞や屈曲, バッグの位置を確認する.
水封部と吸引圧調整部の水量を調節する.
脱気や排液を容易にするために体位変換を行う.

挿入部に緊張がかからないよう, テープ固定は2カ所以上にする. テープが剥がれかけている場合は再固定する. また, 体動時に緊張がダイレクトにかからないよう, ゆとりをもたせてラインをベッドに固定する.
マーキングの位置がずれていないかを確認し, ドレーンの進入や脱落がないようにする.
ドレーンが閉塞しないように, ミルキングを行う.

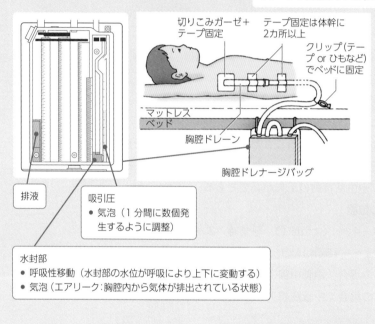

切りこみガーゼ+
テープ固定

テープ固定は体幹に
2カ所以上

クリップ(テープ or ひもなど)でベッドに固定

マットレス
ベッド

胸腔ドレーン

胸腔ドレナージバッグ

排液

吸引圧
● 気泡 (1 分間に数個発生するように調整)

水封部
● 呼吸性移動 (水封部の水位が呼吸により上下に変動する)
● 気泡 (エアリーク: 胸腔内から気体が排出されている状態)

ミルキングとは, チューブの閉塞を予防し排液をスムーズに行うために, チューブに指やミルキングローラーで外圧を加えることである. 左手の指でチューブを圧迫して, 右手の指またはローラーを使用してバッグ側へチューブをしごく.

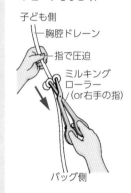

子ども側

胸腔ドレーン

指で圧迫

ミルキングローラー (or右手の指)

バッグ側

❻逆行性感染や挿入部の感染を予防する.

ドレナージバッグは, 子どもの胸部より低い位置に設置する. また, バッグは常に立てて使用し, 転倒させない. 処置は無菌操作で行う.
挿入部のガーゼ汚染, 挿入部周囲の皮膚の観察を行う.
ガーゼが汚染したときは適宜消毒しガーゼ交換を行う.
挿入部周囲の皮膚を清潔に保つ.

❼子どもの苦痛の緩和に努める.

安楽な体位をとれるようにする. 行動制限を最小限にする.

3 吸　入

　吸入とは, 薬剤をエアロゾル粒子にし, 自発呼吸または機械的に肺内に送り込むことによって, 気道や肺胞に薬液を直接沈着させて治療する方法である.

|1|基礎知識

ⓐ 目的

● 気管支拡張による分泌物の生成を抑制する.

● 気道内分泌物の溶解・喀出を促進する.

● 気道の加湿による線毛運動を促進する.

● 咽頭・気管支のけいれんや疼痛を緩和する.

● 細菌・真菌感染に対して予防・治療を行う.

b 子どもの特性

　吸入を効果的に行うためには，患者の協力が必要である．子どもの場合，認知発達の途上にあることから，吸入の必要性を十分に理解できなかったり，吸入による苦痛に注目してしまったりして協力できないこともある．よって，子どもがその子なりに理解，納得できるように説明するとともに，子どもが感じる苦痛が少なくなるような工夫を行う必要がある．また，家族や医療者が実施し続けるのではなく，子どもの発達に合わせて少しずつケアを移行していき，子どもが自分で吸入することができるように働きかける.

c 吸入の種類と方法

　ネブライザーは，性能によりエアロゾル粒子の大きさが違い，気道内沈着部位も異なる（表6.3-1）.

①沈着部位と粒子の大きさ[1]

　鼻腔：30 ～ 70 μm，咽頭：20 ～ 30 μm，喉頭：10 ～ 20 μm，
　気管：8 ～ 10 μm，　気管支：5 ～ 8 μm，細気管支：3 ～ 5 μm，
　肺胞：0.5 ～ 3 μm

②定量噴霧式吸入器を使用する場合，子どもは薬剤の噴霧と吸入のタイミングが難しいため，スペーサー（補助具）を使用することで簡単に吸入操作ができる.

d 吸入による副作用

　消化器症状（嘔気・嘔吐，食欲不振），咳嗽，呼吸苦，冷汗，チアノーゼ，動悸，頻脈，口腔カンジダなど

表6.3-1　**ネブライザーの種類と適応**

種　類		エアロゾル粒子の大きさ	作用部位
ジェットネブライザー	高圧の空気を送ることで薬剤をエアロゾル化して噴霧する.	1 ～ 15 μm 不均一でばらつきあり	中間気管支まで
超音波ネブライザー	超音波発振器により薬剤を振動させ，エアロゾルを発生する.	0.5 ～ 5 μm 均一で細かい	肺胞まで
定量噴霧式吸入器	1回押すことで一定量の噴霧ができる.	5 ～ 8 μm	細気管支まで

| 2 | 実施方法（ジェットネブライザーの場合）

準備するもの

子どもの状況に適した方法（①～③）を選択する
①ジェットネブライザー
②超音波ネブライザー
③定量噴霧式吸入器

● 薬剤（吸入ステロイド薬，β_2刺激薬，抗コリン薬など）
● ガーグルベースン
● ティッシュペーパー
● 聴診器

❶ 子どもの呼吸状態を観察する（呼吸音，呼吸パターン，分泌物の貯留，喘鳴，呼吸困難，喘息発作など）．

❷ 医師の指示を確認し，薬剤と吸入器を準備する．機器の故障や破損を事前にチェックしておく．

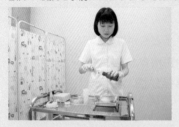

❸ 子どもと家族に吸入の目的や方法，協力の必要性を説明する．体位を整える（ファウラー位か座位がよいが，無理なら側臥位でもよい）．

> 吸入を説明する際，医療者が実演する，実際に器具に触れる，人形・紙芝居・ビデオを使用するなど，子どもに適した方法を取り入れる．

❹ コンプレッサーにつないだチューブに吸入器を接続する．

❺ 吸入器のノズル部分をくわえ，口唇を閉じるように子どもに説明する．

❻ 理解できる年齢の子どもには，吸入中の注意点を説明する．

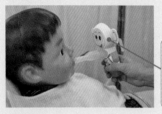

> 吸入を嫌がる場合，キャラクターの絵を吸入器に付けるなど工夫する．

> 口からゆっくり息を吸うこと，痰や吸入薬を含む唾液などは嚥下せずに吐き出すことを説明する．
> 吸入薬は口腔内に沈下・沈着するため，吸入中に口腔内に貯留した唾液は飲み込まず，吐き出させる．
> また，口腔粘膜からの薬液の吸収を防ぐため，うがいを十分にさせる．

❼ 吸入中は，副作用の観察を行う．

> 吸入中は，子どもの状況によって，不安や緊張，退屈を和らげるために，ビデオを見たり，絵本を読んだりできるように工夫する．
> 可能な場合は，子どもにゆっくりとした呼吸や腹式呼吸をさせる．

❽ 必要時は吸引する．

❾ 吸入終了後，子どもの状態を観察し，効果を判定する．うがいを勧める．

❿ 子どもに吸入の終了を伝え，頑張りを褒める．体位を整える．

⓫ 吸入器の後片付けをする．

4 体位ドレナージ

　体位ドレナージとは，分泌物が貯留した肺区域の誘導気管支の方向に重力の作用が一致する体位を用いて，分泌物の誘導排出を図ることである．

|1| 基礎知識

ⓐ 目的

● 分泌物の移動排出による末梢気道の開存，それに伴う肺胞換気，ひいては酸素化を改善する．

ⓑ 子どもの特性

　子どもは呼吸器系の解剖生理学的特徴により，成人とは異なる姿勢依存性を示す．よって適切な姿勢管理が必要である．体位によっては窒息の可能性もあり，監視下におくことが必要である．

ⓒ 体位ドレナージの禁忌

　緊張性気胸，循環動態不安定，脳外科的手術後，体力低下時など

準備するもの

- ●聴診器　●パルスオキシメーター　●安楽枕（クッション）　●バスタオル
- ●吸引器，酸素など（必要時）

手順&アドバイス

❶子どもの呼吸状態を含む全身状態を観察する（呼吸音，経皮的動脈血酸素飽和度，咳嗽，喘鳴，分泌物の貯留，呼吸困難，X線写真所見，意識レベル，体力など）.

❷それぞれの子どもに適したドレナージ体位[2]と実施時間を選択する.
　bとdは監視下のみ実施とする.
　経口摂取後30分は，消化機能促進を考え右側臥位とする.

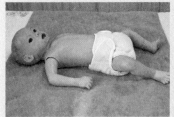

a. 仰臥位

b. 腹臥位

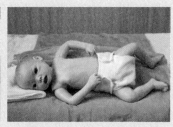

c. 側臥位

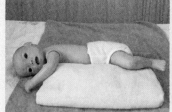

d. 前方へ 45°傾けた側臥位

e. 後方へ 45°傾けた側臥位

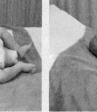

f. ファウラー位

❸必要物品を準備する

❹子どもと家族に体位ドレナージの必要性と方法を説明する.

❺必要時，体位ドレナージ以外の体位排痰法（スクイージング，バイブレーションなど）を組み合わせて実施する.

❻子どもの状態を観察し，呼吸・循環状態の変化，苦痛や負担がないかなどを把握する.

> 施行時は，点滴ルート，種々のカテーテルに注意する.

> **スクイージング**
> 痰の貯留部分の胸壁に手を当て，呼気に合わせて軽く圧迫し，呼気流速を高めることで排痰を促す方法.
> **バイブレーション**
> 痰の貯留部分の胸壁に手を当て，呼気に合わせて細かく振動（10Hz前後）させ，排痰を促す方法.

❼分泌物が排出されたら，子どもの発達や身体状態に合わせて喀痰を促す. 困難な場合は吸引を行う.

6

呼吸・循環を整える技術

5 人工呼吸器の管理

　人工呼吸とは，換気や酸素化が不十分な場合に気管挿管を行い，肺の換気を機械的に補助する，または代行する治療法である．

　気道確保の方法には，経口的気管挿管法，経鼻的気管挿管法，気管切開法がある．

| 1 | 基礎知識

ⓐ 目的

- 酸素化を改善する．
- 換気の調節を行い，呼吸仕事量を軽減させる．
- 全身管理を行う．

ⓑ 子どもの特性

　従来，子どもの気道は，輪状軟骨部が最も細く，漏斗状になっていると考えられていたことや，カフによる声帯損傷などの合併症を懸念し，カフなし気管チューブが多く使用されてきた．しかし，近年では，子どもの気道は成人と同様，最も狭い部分は声門部で，円筒状であることが明らかとなり，高容量・低圧カフの小児用気管チューブが開発されたこともあって，カフ付き気管チューブが広く使用されている．小児の蘇生ガイドラインにおいても小児の緊急気管挿管に用いる気管チューブは，カフ付き，カフなし，いずれも許容される[3]とされている．

　カフなし気管チューブでは，気管チューブ周囲にリーク（空気が肺に入らず口腔のほうに漏れる）が存在することとなる（図6.5-1）．そのため，人工呼吸器のモードは従圧式（圧調節型）を用いる（表6.5-1）．従量式（容量調節型）を使用すると，

表6.5-1　人工呼吸器の換気モード

従圧式人工呼吸	設定された気道内圧に達すると呼気に切り替わる方式
従量式人工呼吸	設定された換気量が送り込まれると呼気に切り替わる方式

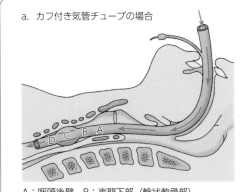
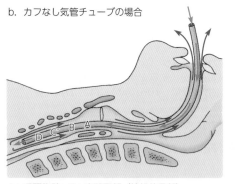

a. カフ付き気管チューブの場合　　b. カフなし気管チューブの場合

A：咽頭後壁　B：声門下部（輪状軟骨部）
C：カフ　D：気管チューブの先端

A：咽頭後壁　B：声門下部（輪状軟骨部）
C′：カフなし　D：気管チューブの先端

図6.5-1　気管チューブのリーク

リークのために設定した一回換気量が正常に入らない.

c 人工呼吸器装着の適応基準

① 無呼吸もしくは呼吸数 5 回/分以下の不安定な呼吸

② 呼吸仕事量の増大（呼吸数 40回/分以上）

③ 低酸素血症（酸素投与下で PaO_2 60Torr 以下）

④ 高炭酸ガス血症・急性呼吸性アシドーシス（$PaCO_2$ 50 ～ 60Torr 以上，pH 7.3 以下）

d 人工呼吸による合併症

気道損傷，気道熱傷，肺感染症，肺虚脱，酸素中毒，循環抑制，消化管潰瘍，腸管運動抑制，ストレスなど

| 2 | 実施方法（管理方法）

準備するもの（管理中）

① 人工呼吸器
○ 聴診器
○ パルスオキシメーター
○ 気管吸引セット
○ バッグバルブマスク
（アンビューバッグまたはジャクソンリース）

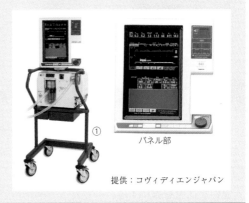

パネル部

提供：コヴィディエンジャパン

手順＆アドバイス

❶ 医師の指示した呼吸器の条件設定を確認する.

❷ 子どもと家族が人工呼吸管理の目的・方法・必要性を理解できているか，または納得できているかを確認し，適宜補足説明を行う.

❸ 子どもの状態を観察する（呼吸状態：呼吸パターン，呼吸の深さ，左右差，呼吸音，胸郭の動き，人工呼吸との同調，咳嗽，分泌物など. 循環動態，経皮的動脈血酸素飽和度，血液ガス値，X線写真所見，気胸，ファイティング，表情，体動，消化器障害，皮膚障害，心理面への影響など）.

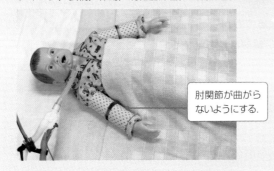

肘関節が曲がらないようにする.

急性期には鎮静をかけるなどして子どもの苦痛を軽減する.
子どもが覚醒した状態で人工呼吸管理を行う場合，発達途上にあることで危険性が理解できず，気管チューブやカニューレを触ったり引っ張ったりすることがある. 一概に抑制するのではなく，その子に適した方法で安全を確保する努力が必要である.
例えばチューブに注意が向かないように，好きなおもちゃやビデオや絵本を利用したり，可能な限り家族や看護者がそばにいるようにする. 監視下におくことが無理な時間は，肘関節が曲がらないような筒を活用するなど工夫する.

❹ 呼吸器が安全に正確に作動しているかを確認する.

呼吸器の条件設定値，アラームの設定，呼吸器回路の屈曲・閉塞・リーク，加温・加湿など
ウォータートラップにたまった水は早めに除去する.

⑤気管チューブの管理を確実に行う.

チューブの挿入の長さを確認する.

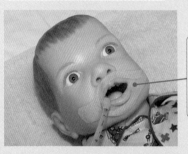

伸縮性のある絆創膏で厳重に固定し, 位置がずれないようにする.

⑥感染予防, 事故予防に努める.

手洗いの励行, 清潔操作の徹底.
気管チューブや経鼻カニューレが回路の重みで抜けないように注意する.
子どもがチューブや経鼻カニューレを引っ張らないよう工夫する.
回路は回路固定用支持アームに固定したり, 子どもの体幹に直接固定したりすることもある.

⑦子どもに適した日常生活援助を工夫する.

入浴, 睡眠, 経口摂取, 遊び, コミュニケーション, 皮膚の保護など.

⑧子どもの苦痛の緩和に努める.

安楽な体位をとれるようにする. 行動制限を最小限にする.

6 体温の調整（温罨法・冷罨法を含む）

体温の調整とは, 適切な体温を維持できるように環境を整える方法である.

|1| 基礎知識

ⓐ 目的

- 適切な体温を維持する.
- 罨法は, 温熱・寒冷刺激を血管, 神経, 筋肉に作用させ, 体温調節, 創の治癒促進, 疼痛緩和, 心身の安楽などを図る.

ⓑ 子どもの特性

　子どもは体温調節中枢が未熟で外界の影響を受けやすいこと, 体表面積が大きく熱放散が大きいこと, 新陳代謝が盛んであること, 筋肉や皮下脂肪層が少ないことなどから体温調節に困難を来しやすい.

　子どもは発熱を来しやすいため, その原因を知ることが重要である. 十分に観察を行い, 水分摂取の促進, 安静, 保清, 薬物・輸液療法の管理などを行う.

ⓒ 罨法による障害

❶温罨法による障害　低温熱傷

　禁忌：急性炎症症状, 出血傾向がある場合, 浮腫や麻痺がある場合

❷冷罨法による障害　知覚・循環障害, 皮膚障害

　禁忌：栄養不良, 血栓を起こしやすい状態である場合, 寒冷アレルギー

準備するもの

温罨法

①ゲルパック　　○湯（50〜60℃）　○温湿布
○湯たんぽ　　　○湯温計　　　　　○毛布
○カバー　　　　○カイロ　　　　　○電気毛布など

冷罨法

①ゲルパック　　④ジェルシート　　○カバー
②氷枕　　　　　○氷　　　　　　　○冷湿布
③留め具2本　　○水　　　　　　　○氷嚢，氷頸　　＊その他，室温調節，衣服や掛け物の調節

手順&アドバイス

❶子どもの全身状態を観察する.　❷必要物品を準備する. ゲルパックや氷枕，湯たんぽに破損がないか確認する.　❸子どもと家族に体温調節の必要性と方法を説明する.

❹温罨法で湯たんぽを使用する場合，湯たんぽの1/2 〜 2/3に60℃の温湯を入れ，空気を抜き，栓をする. 栓を下にして湯漏れがないかを確認する.

❺冷罨法で氷枕を使用する場合，氷枕の1/3 〜 1/2に氷を入れ，氷が浮かぶ程度に水を入れる. 空気を抜き，留め具をする. 留め具は2本使用し，互い違いに留める. 留め具を下にして水漏れがないかを確認する.

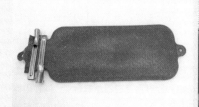

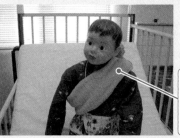

空気が入ると熱伝導が悪くなる.

発熱時も元気があり遊びたい子どもには，腋窩を冷やせるように，ゲルパックをたすき掛けにするとよい.

❻カバーを掛ける.　乳幼児の場合，冷罨法ですぐに末梢冷感が生じることもあるため，冷えすぎないよう，注意が必要である.

❼温罨法の場合，直接子どもに触れないよう，10cmくらい離して使用する. 背部・腹部など直接貼用する場合，湯の温度は40 〜 45℃とする.

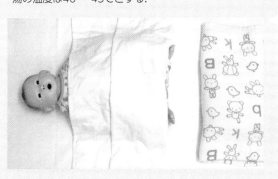

湯たんぽは熱傷の危険性があるため，最近ではホットキャビネット（60℃に設定）を利用し，適温で準備されたゲルパックをカバーとタオルを用いて使用している.
湯たんぽを使用する場合は，湯の温度を確認すること，しっかり栓を閉め湯がこぼれないようにすること，直接子どもの身体に触れないように置くこと，皮膚の観察を確実に行うことなど，注意が必要である.

❽30分〜 1時間後に体温測定や末梢温，皮膚の観察を行う.

■ 引用・参考文献

1) 国元文生. "吸入療法の種類". 呼吸管理：専門医にきく最新の臨床. 丸川征四郎ほか編. 中外医学社, 2003, p.118.
2) 山本明子. "効果的な吸引療法を行うための工夫". 看護のコツと落とし穴⑤小児看護. 小島操子ほか編. 中山書店, 2000, p.102.
3) 日本蘇生協議会監修. JRC蘇生ガイドライン2020. 医学書院, 2021.
4) 村上美好監修. 写真でわかる基礎看護技術①. インターメディカ, 2005.
5) 竹尾惠子監修. Latest看護技術プラクティス. 学習研究社, 2003.
6) 深井喜代子. 看護技術の根拠本. メヂカルフレンド社, 2004.
7) 足羽孝子. 気管吸引のケア技術. 看護技術. 2005, 51(9), p.778-782.
8) 脇屋昇子ほか. 気管吸引時の感染予防とリスク管理. 看護技術. 2005, 51(9), p.783-787.
9) 山口早月ほか. 吸入・吸引の知識と技術. 臨牀看護. 2005, 31(4), p.478-488.

| 小児看護専門看護師としての活動❺ |

小児専門病院における小児看護専門看護師の活動

　小児専門病院において，看護師は，高度専門医療・看護の提供を通して，安全と安心，信頼を確保しながら，子どもと家族が自分たちらしく生活し，成長していけるよう支援しています．その中で，小児看護専門看護師（以下CNS）は，「子どもと家族へのケアの質の向上」「医療スタッフが意欲や充実感をもって働ける環境づくり」「小児看護学の発展」を目標として，スタッフみんなで協力し合いながら，日々のケアに取り組んでいます．

　医療技術の進歩や在宅療養の推進，価値観の多様化などに伴って，小児医療に対するニーズも多様・拡大化しています．難治で重症な疾患をもつ子どもや，高度医療的ケアを受けて在宅で療養している子どもなどが増加し，子どものQOLや家族の負担など，多くの課題があります．子どもにとって，この治療やケアは最適なのだろうか，なかなか前進しない状況にどう対応すればよいのだろうかなど，日ごろの実践の中で悩む場面は多くあります．

　例えば，CNSとして「病態が複雑で治療方針が不明瞭なためにケアの方向性が定まらない」「医療者への不信感が強い家族への関わりに困っている」「言語や文化が違うためにわかり合うことが難しく，同じ目標に向かうことができない」といった相談を受けることがあります．このようなとき，CNSは個々のスタッフから話を聞き，カンファレンスなどに参加し，スタッフとともに情報を整理して課題を明確にしながら，解決策を探していきます．スタッフが自身の感情にとらわれ問題解決に向かうことができないときは，まずは感情の表出を促し受け止め，自身の感情を自覚し整理できるように支援します．また，最新の知識や技術の提供，ケアの意味付け，さらにケアの効果を共有したり，頑張りを承認したりすることを行います．スタッフが気付いたさまざまな事柄を大切にしながら，具体的にどのようなケアを実践するとよいのかを一緒に検討し，スタッフが実践できるよう支えていきます．

　小児専門病院には，複数名の専門看護師と認定看護師が在職しており，お互いの強みを生かしながら協力し合っています．もちろん，他施設や地域の数多くの多職種の人たちとも協働しています．一人で対応できることは限られますが，必要となる人々をつないでチームとして協力し合うことで，子どもと家族にとってよい成果が得られます．

　また，子どもと家族へのケアの質を高めていくためには，スタッフがいきいきと働くことが大切です．スタッフが困難さの中にも看護の楽しさや充実感を感じ，自分らしくキャリアを積み重ねられるように支援することを目指しています．一人ひとりの子どもと家族はもちろんのこと，一緒に働く仲間たちをも大切にできるスタッフを育て，私もともに育っていきたいと思います．

（濱田米紀）

7 与薬の技術

学習目標

◉ 経口薬・坐薬・注射・輸血の目的が理解できる.

◉ 経口薬・坐薬・注射・輸血の技術が理解できる.

◉ 発達段階に応じた安全な与薬の技術を習得する.

◉ 子どもが与薬を理解し, 参加できるための技術を習得する.

1 与薬に必要な基礎知識

与薬の方法には，経口，坐薬，注射，点眼・点耳・点鼻などがあり，治療，症状の予防，症状緩和，検査の前処置として行われる.

子どもは生理機能が発達過程にあり，薬物を代謝する能力も低い. そのため薬剤の種類や薬用量を誤った場合には，子どもの命に関わる危険性が高い. 薬の種類，量，時間を正確に確認した上で与薬を行い，薬物から子どもの安全を守っていくことが必要である. また，子どもが与薬に協力・参加できるよう看護実践を行っていく必要がある.

|1| 薬物動態

薬物は投与された部位から血中に吸収され，全身血流に入り分布する. その後，化学物質の性質に応じて，肝臓で代謝される，あるいはそのままの形で腎から排泄される. 薬物は肝臓で薬物代謝酵素によって代謝される. 最も重要な代謝酵素は，混合機能オキシダーゼ〔シトクロム P450（CYP）〕である. 乳幼児期は肝臓の酵素の活性は低く，薬物を代謝する能力は低い. また，腎機能は新生児や乳児では未熟で尿素クリアランスや濃縮能は低いため，薬物の排泄も遅れる. 薬物の蓄積を避けるためには投与間隔を延長する必要がある.

薬物の動きは随時血中濃度の測定を用い，慎重に投与していく.

|2| 薬用量の計算法

- ▶ Augsberger の式：$= \dfrac{年齢 \times 4 + 20}{100} \times 成人量$（1 歳以上）
- ▶ Von Harnack の換算表：表7.1-1 に示す.

表7.1-1　Von Harnack の換算表（新生児・低出生体重児にも使用できる）

未熟児	新生児	3カ月	6カ月	1年	3年	7年6カ月	12年	成人
1/10	1/8	1/6	1/5	1/4	1/3	1/2	2/3	1

|3| アナフィラキシーショック

アナフィラキシーは，急性の全身性アレルギー反応である. 抗菌薬，造影剤，インスリンなどの高分子化合物投与時には，投与数分以内に血圧低下や血管浮腫，呼吸困難，意識障害などの**アナフィラキシーショック**を起こす.

plus α

薬用量の計算法
体重当たりによる場合

薬の種類によって，薬用量が変わる.
例）ケフラール®細粒小児用を12kgの子どもに投与する場合.
ケフラール®細粒小児用の小児薬用量は 20 ～ 40mg/kg/ 日.
12 × 20 ～ 12 × 40 ＝ 240 ～ 480mg/ 日
1 日 3 回内服なので 240 ～ 480 ÷ 3 ＝ 80 ～ 160mg/1 回量

2 経口薬

|1| 基礎知識

a 目的

● 経口薬を用いて，病気の治療や症状の緩和を行う．

b 経口薬の種類・薬物動態

　経口薬に用いられる種類には，液剤，散剤，錠剤，カプセルがある．経口投与は血中濃度が高くなるのに時間がかかるが，持続時間は長い．経口から投与された薬剤は消化管（主な吸収部位は小腸）で吸収され，門脈を経て肝臓に入り，肝静脈から全身に分布する．そのため肝臓で代謝分解されることを避けたい場合，消化吸収障害がある場合は適さない．

c 薬剤と飲食物との相互作用

　薬の中には食品と相互作用を起こすものがある．

❶ **テトラサイクリン系抗菌薬，ニューキノロン系抗菌薬**　牛乳で服用すると，牛乳中のカルシウムと結合し，吸収されにくくなる．

❷ **カルシウム拮抗薬，免疫抑制薬**　グレープフルーツジュースで服用すると，グレープフルーツ中の成分が肝臓の薬物代謝酵素CYP3A4による薬物代謝を阻害するため，血中濃度が上昇する．

❸ **テオフィリン**　カフェインによる代謝阻害，血中テオフィリン濃度上昇．

d 内服困難時に必要な援助

　内服ができない理由として，子どもの体調，薬の形態が子どもに適していない，内服に対する嫌悪感，今までの体験，医療者の関わりが強制的であり緊張を与えていることなどが挙げられる．子どもが主体的に内服に取り組めるよう，内服を妨げている要因を取り除いていく必要がある．

　内服による副作用でボディーイメージが変容し，悩んだり，副作用への恐れから内服に対する抵抗感が強くなったりする場合がある．子どもと話し合い，内服に取り組めるよう援助していく．

e 慢性疾患をもつ子どもの内服の自己管理とセルフケア

　慢性疾患をもつ子どもは退院後も長期にわたり，症状や内服などの自己管理が必要となることが多い．しかし，慢性疾患をもつ子どもは体調の悪化などから自分で内服できない状況もあるため，自己管理できる状況か，あるいは困難な状況かなど，子どものセルフケア能力を常にアセスメントし，子どもに合ったセルフケアを獲得できるよう援助することが必要である．

準備するもの

子どもの摂取機能レベルに合わせる.

①ゼリー 　　⑦計量ビーカー

②薬皿 　　　⑧哺乳瓶の乳首

③スプーン 　⑨スポイト

④タオル 　　⑩注射器

⑤内服薬 　　⑪ガーゼ

⑥薬杯

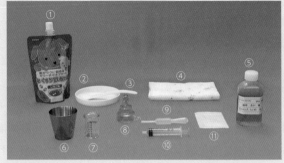

手順&アドバイス

》乳児の場合

❶ 処方されている内服薬をベッドサイドに持って行く前に，ダブルチェックを行う. 各施設の基準やマニュアルに沿って，2人以上で医師の指示書と合わせて確認する.

❷ 与薬前，ベッドサイドで医師の指示書と合わせて子どもの氏名，薬剤名，時間，量を確認する.

❸ 子どもの全身状態（呼吸困難やチアノーゼの有無，嘔気・嘔吐などの消化器症状，腹部症状，活気など）を観察し，アセスメントする.

❹ 声を掛けながら与薬する.

薬剤の準備
- 散剤は少量の水分に溶かす.
- 液剤は沈殿するものがあるので，容器を振って混和し，医師の指示書を確認して必要量を取り出す.
- 錠剤は誤嚥する危険性が高いので，乳児の場合は適さない.
- ミルクに混ぜるとミルク自体を嫌う可能性が出てくる.

与薬のタイミング
- 泣いているときに無理に飲ませると誤嚥する可能性があるので，泣き止むのを待って，少しずつ嚥下を確認しながら与薬する.
- 哺乳後の満腹時に与薬すると薬を飲まない，また嘔吐する可能性がある. 薬理作用を確認し，内服時間の指示がない場合は授乳前の空腹時に与薬を行う.

抱いてスポイトを用いる場合は，スポイトの中に薬剤が残らないようにする.

治療上，仰臥位を維持する必要がある子どもに，寝たまま乳首を使用して与薬する場合は，顔が動かないように，乳首を支えている手で軽く固定する.

少しずつ嚥下を確認しながら行い，誤嚥しないように注意する. 吸啜運動に合わせて服用できるようにする. 無理に飲ませると嘔吐する場合があるため避ける.

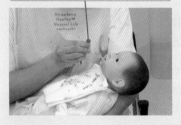

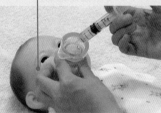

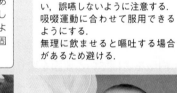

❺ 薬を飲んだ後も子どもに声を掛け褒める.

散剤は量が少ない場合，白湯で練って内頬部や上顎部に塗りつける方法もある. 口の中に薬が残っていないことを確認する.

》幼児の場合

❶〜❸ 乳児の場合参照.

❹ 子どもの認知能力に応じた方法で説明する.

子どもの認知能力に応じて，遊びを用いて薬の必要性を説明する.
具体例：子どもの好きなキャラクターの人形を使って薬を飲む遊びをする. わかりやすく絵を描いて薬の必要性を説明するなど.

薬剤の準備
- 食事に混ぜると食事を食べなくなるので，混ぜることは避ける.
- 内服ができるよう，子どもの好みの飲料を用意する（薬との相互作用に影響を及ぼさないことを確認する）. 薬を溶かす場合は少量の水分に溶かす. オレンジジュースで溶くと苦味が出る薬剤もあるため注意する.
- 市販されている薬を飲むためのゼリーと薬剤を混和させて与薬することもある.

❺安全に内服できるよう体位を整える.
❻与薬時は子どもに声を掛け，口を開けてもらう.

子どもを無理やり押さえつけて飲ませることは，薬が気道内に入り窒息や誤嚥などの危険性があり[8]，また子どもが薬に対して恐怖心をもつため避ける.
子どもに合った内服方法を工夫し検討する.
子どもを励ましながら，むせないように少しずつ嚥下を確認しながら与薬する.

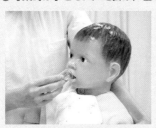

抱っこして薬杯で飲む方法

舌先に薬を置くと薬を出してしまうので，舌先には置かず，少しずつ嚥下を確認しながら与薬する.

飲み物を用意しておき，口の中に散剤を入れたら水分をとってもらう.

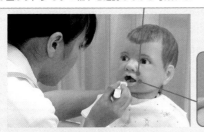

スプーンで飲む方法

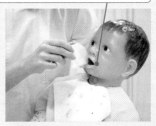

口を開けてもらって入れる方法
（散剤を直接口に入れて内服できる子どもの場合）

❼薬を飲んだ後も子どもに声を掛け褒める.

》学童・思春期の場合

❶～❸乳児の場合参照.
❹子どもの認知能力に合わせて説明をする.
❺与薬する.

治療や症状による苦痛のため薬の必要性を理解していても，内服に時間がかかる，内服する決心がなかなかつかないなど，内服が困難となる子どももいる.飲める方法を一緒に考えたり提案したりし，子どもが内服に取り組めるように支援する.

学童・思春期の子どもの内服の自己管理

❶退院後，継続して内服が必要となる場合，子どもの状況やセルフケア能力に応じた自己管理ができるようにする.

子どもの病状や身体状態・精神状態などから自己管理が可能であるかどうかをアセスメントする.

❷内服の自己管理の必要性についての説明を行う.子どもに強制的に関わるのではなく，子ども自身が自分にとって必要なことであるということを理解できるようにする.

子どもが行うことができる安全な自己管理の方法を検討する.

❸内服の自己管理の方法について，子どもと一緒に計画を立てる.目標設定は子どもと十分話し合い，子どもが納得の上で設定していく.

子どもができていることをフィードバックし，自信をもって自己管理ができるようにする.
自己管理が継続できるような方法を考えていく.
子どもが参加した自己管理の計画を立てることが重要である.

❹内服薬の知識を確認し，必要な知識が得られるようにする.

❺内服の自己管理を行う際に起こり得ること（飲み忘れなど）を挙げ，予防策や対処法を，看護者は案を出しながら子どもと一緒に考える.

❻家庭で子どもの体調が悪く，子どもが自分で内服管理をできないときは家族が補えるようにする.

自己管理が行えるようになっても，体調の変化や心理状態によってはできなくなることもあるため，子どもの状況をアセスメントする.

❼内服の自己管理を計画に沿って行う.行っていく中で修正する点が生じれば，子どもと確認し合いながら修正していく.

❽子どもに合った計画であるかどうかを確認し合い，評価した上で必要時は修正を行う.

実施の評価を子どもとともに行い，計画の修正が必要となることもある.子どもに合った方法であったかを検討する.自己管理に対する抵抗や不安などがないかどうかも確認していく.

3 坐 薬

|1| 基礎知識

a 目的

　坐薬は経口与薬が不可能な場合，嘔吐や誤嚥の危険性がある場合などに用いて，病気の治療や症状の緩和を行う．

b 適応とタイミング

● 下痢が頻回の場合は適さない．

● 腸管壁に損傷がある場合は行わない．

● 最終排便を確認して行う．

● 坐薬に対し子どもは嫌悪感や不快感などを示し，坐薬を使用することを嫌がることがある．子どもが理解できるよう十分に説明を行い，子どもが納得できるようにする．経口与薬が可能な場合は，同じ効能であれば経口での与薬を検討する．

|2| 実施方法

準備するもの

①潤滑剤　　　　　④坐薬
②ティッシュペーパー　⑤ガーゼ
③ディスポーザブル手袋　⑥はさみ

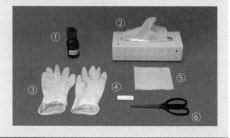

手順＆アドバイス

❶ 処方されている坐薬は，ベッドサイドに行く前にダブルチェックを行う．各施設の基準やマニュアルに沿って，2人以上で医師の指示書と合わせて確認する．

❷ 必要量が坐薬1個を満たしていない場合は，必要量を切って使用する．

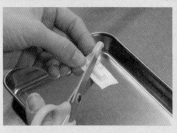
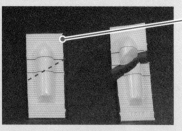

赤破線のように斜めに切断すると2分の1個となる．

❸ 子どもの全身状態（呼吸困難や嘔気・嘔吐，下痢などの消化器症状，子どもの精神状態など）を観察し，アセスメントする．最終排便の時間を確認する．

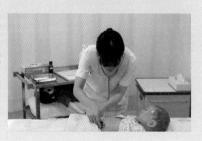

❹ 子どもの認知能力に応じた方法で説明する．

❺ベッドサイドで医師の指示書と合わせて子どもの氏名，坐薬の確認をする．

❻坐薬を取り出す．　　　　　　　　　　　　　❼潤滑剤を付けて準備する．

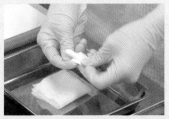

❽プライバシーに配慮し肌の露出を避け，掛け物を掛ける．体位を整える．幼児・学童期の子どもは左側臥位で楽な姿勢とし，乳児は仰臥位とする．乳児の場合，両足を持って腰を浮かせないようにする（➡4章1節p.97参照）．

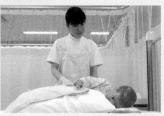

緊張をほぐし，肛門括約筋を弛緩させるため，子どもに口で息をする方法を説明する．

❾潤滑剤を付けた坐薬を肛門から挿入する．

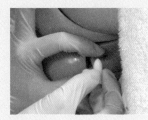

❿挿入後は肛門から排出される場合があるので，しばらく肛門部を押さえる．

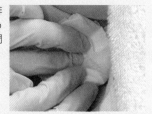

⓫子どもに挿入が終わったことを説明し，頑張ったことを褒める．

⓬衣服を整え，安楽な体位を保持する．

⓭訪室し，坐薬の効果が現れているか，副作用が出現していないかなど，観察する．

⓮坐薬挿入後，排便があった場合，便の中に坐薬が排出されていないか確認し，再挿入する必要があるか医師に確認する．

4 注 射

| 1 | 基礎知識

　注射は経口与薬よりも早く薬が吸収される．注射方法には皮下注射，筋肉注射，静脈注射がある（ツベルクリン反応や，薬剤に対するアレルギー反応をテストする目的で用いられる皮内注射もあるが，ここでは言及しない）．

ⓐ 注射を実施する際に必要な援助

　注射は苦痛を伴う処置であり，また，神経麻痺や機能障害などを引き起こす危険性もある．安全に注射の処置が行われるよう，子どもに対して注射の必要性や，処置に子ども自身がどのように参加をすればよいのかを丁寧に説明する必要がある．子どもが安全かつ確実に注射を受けられるように，必要に応じて身体の部分固定の方法を検討し決定する．子どもが主体的に注射の処置に参加できるような援助が必要となる．

ⓑ 注射・輸液に関するリスクマネジメントの重要性

　注射・輸液に関する観察項目は，投与薬剤の内容，投与する薬剤の量，薬剤

の作用や副作用，投与方法・投与速度，刺入部の安全性，投与後の漏れやラインの外れの有無，閉塞の有無など，確認すべきポイントは多数ある．注射・輸液は複雑さを伴うケアであるため，エラーも発生しやすいケアであることに留意し，患者にとって安全に実施するためのリスクマネジメントが重要となる．

1 皮下注射

|1| 基礎知識

a 目的

注射の種類の中では，特に薬の効果をゆっくりと発揮させることを目的とする．薬は皮下組織（脂肪組織や結合組織）により吸収される．

b 在宅自己注射

在宅自己注射は，疾患の治療により長期にわたり頻回投与が必要，または発作時に緊急の投与が必要な子どもに対して，医師の指示の下，子ども本人や家族が注射する方法である．皮下注射としては，インスリン製剤や成長ホルモン製剤などがある．インスリンを必要とする1型糖尿病の子どもの場合，自己注射は学校生活の中でも必要となり，自己注射のための技術の習得だけではなく，症状マネジメントに必要なセルフケア力を獲得・向上していくための看護ケアが重要となる．

plus α

在宅自己注射の指導

「在宅自己注射を実施するに当たっての留意事項」（厚労省 保医発第0427002号 平成17年4月27日）では，在宅自己注射の導入前には，医療者による十分な教育期間を取り十分な指導を行うこと，実施に伴う廃棄物の適切な処理方法等についても併せて指導を行うことが挙げられている．

|2| 実施方法

準備するもの

●薬　●注射器　●注射針（24～27G）　●消毒綿　●トレイ　●指示箋
●ディスポーザブル手袋　●絆創膏　●医療用針廃棄ボックス

手順＆アドバイス

❶処方されている注射薬をベッドサイドへ持って行く前にダブルチェックを行う．各施設の基準やマニュアルに沿って，2人以上で医師の指示書と合わせて確認する．

❷注射前，医師の指示箋と合わせて子どもの氏名，薬剤，時間，量を確認する．

❸子どもの全身状態を観察し，アセスメントする．

❹子どもの認知能力に応じた方法で説明する．

❺注射部位を選択する．

注射薬を準備する際や，注射を実施する際にはそれぞれの施設の基準にのっとって慎重に行い，事故を防ぐようにする．

処置に使用される物品を子どもに見せたり，触ったりしてもらい，子どもがどのように処置に参加すればよいのかをイメージできるように説明する．

子どもの年齢，体重，病状を考慮し，皮下組織が豊富で軟らかい部位を選択する．

注射部位は，肩峰と肘頭を結ぶ線上の下の3分の1の部位，大腿伸側の皮下組織が十分に厚い部位（インスリン，成長ホルモン製剤では殿部や腹壁前面）．

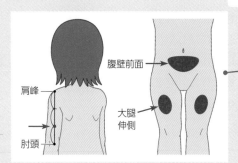

肩峰

肘頭

腹壁前面

大腿伸側

❻介助する者は子どもの体位を整える．子どもに説明を行い，必要に応じて安全に行えるよう固定する．

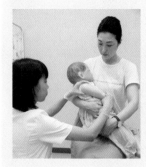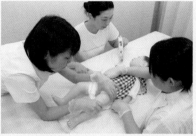

注射針が深く入ると筋肉注射になったり，神経損傷を起こしたりする恐れもあるため，安全に短時間で注射を行えるよう，固定が必要となる場合がある．固定する際，子どもの上に乗りかかることは子どもの恐怖心を増強させ，子どもの気持ちを傷つけることにもなるため避ける．子どもの安全を考えた固定を行う．
固定がどの程度必要か，子どもの発達段階，病状によりアセスメントを行う．
注射について理解していても，痛みにより動いてしまう場合もあるため，子どもにそのことを説明の上，必要時には固定を行う．
子どもを固定するときは話しかけながら固定する．泣くことを否定せず，泣いても動かず頑張っている子どもを認める声掛けを行う．

❼注射部位を消毒し乾燥させる．

❽注射部位の皮下に達するよう，母指，示指，中指で皮下組織をつまみ30°の角度で挿入する．

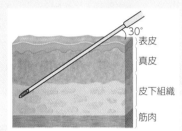

30°
表皮
真皮
皮下組織
筋肉

❾注射針挿入時，激痛や異常な泣き方，手足のしびれ感などがあった場合は直ちに中止する．ゆっくりとほんの少し内筒を引いて，血液の逆流を確認し，逆流があれば直ちに中止する．

❿薬液を注入し終えたら，消毒綿を当てて素早く針を抜き，軽くマッサージをする．マッサージしてはいけないものもあるので注意する（持続効果を目的とするインスリンなどの場合はマッサージせず，軽く押さえる程度にする）．

⓫抜針後は，リキャップはせず専用の処理容器に入れる．

⓬子どもに頑張ったことをしっかり伝え，褒めたり抱きしめたりする．

⓭注射後は観察を行い，効果や副作用の出現を観察し適切に対応する．

⓮繰り返し注射を行う場合は，少しずつ部位を変えて行う．

2 筋肉注射

| 1 | 基礎知識

a 目的と適応

筋肉層は血管が豊富であり，皮下注射より速やかに薬効が得られる．しかし血管の損傷や，神経の損傷による痛みや麻痺などの危険性もある．また，解熱薬や抗菌薬の頻回投与は，筋拘縮症を引き起こす要因となる[13]．筋肉注射の目的や方法を十分に理解し，安全な技術を習得した上で実施することが重要である．

ⓑ アドレナリンの自己注射

　食物アレルギー反応であるアナフィラキシーのショック，およびプレショック状態の場合の治療は，できるだけ迅速にアドレナリンを筋肉注射するべきであり，発症30分以内のアドレナリン投与が予後を左右する．アナフィラキシーの緊急補助的治療を目的としたアドレナリンの自己注射薬（エピペン®）は，2011年9月から保険適用となった．病院外でアナフィラキシーショックを疑う症状が出現し，緊急時に補助的治療の目的で使用する場合，保育所や学校においては，子どもが自分で自己注射薬を注射できない状況もある．2008年には文部科学省から救命のため子どもに代わって，学校職員が注射しても問題はないという見解が示され，また2011年には厚生労働省から，保育所職員が注射しても問題はないという見解が示された．

|2| 実施方法

準備するもの

- ●薬　●注射器　●注射針（23〜25G）　●消毒綿　●トレイ　●指示箋
- ●ディスポーザブル手袋　●絆創膏　●医療用針廃棄ボックス

手順&アドバイス

❶〜❹ 皮下注射に準じる．
❺注射部位を選択する．

> 注射部位は，子どもの年齢，筋肉の発達程度，神経，血管損傷が少ない部位，投与する薬液量，注射針の固定が可能かどうかなどからアセスメントし選択する．

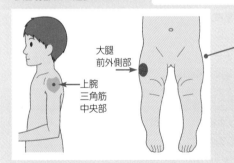

大腿
前外側部

上腕
三角筋
中央部

> **日本小児科学会による標準的な接種部位[13]**
> - ●1歳未満：大腿前外側部（外側広筋の中央3分の1）
> - ●1〜2歳：大腿前外側部，または上腕三角筋中央部
> - ●3歳以上：上腕三角筋中央部
>
> 殿筋は脂肪組織・神経組織が多く，壊死を生じやすい．小児では筋量が少ないので，注射量が多いものは避ける[4]．

❻・❼ 皮下注射に準じる．
❽筋肉に達するように90°で刺入する．

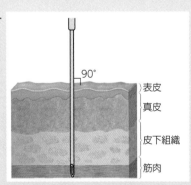

90°

表皮
真皮
皮下組織
筋肉

❾針の刺入時，薬液注入時，激痛や異常な泣き方，手足のしびれ感などがあった場合は直ちに中止する．針を刺入したら，動かないように固定する．

❿異常がないことを確認したら，針を固定して薬液をゆっくりとした速度で注入する．
⓫注入が終了したら，消毒綿で刺入部を圧迫しながら針を刺入時と同じ角度で素早く抜く．

⓬接種後，接種部位をガーゼや綿球で数秒軽く押さえる.
⓭皮下注射の⓫〜⓮に準じる.

3 静脈注射

|1| 基礎知識

a 目的

効果の確実性と迅速効果を得る目的や，検査のための造影剤などを投与する目的で行われる.

b 静脈注射による合併症

静脈注射による合併症は，注射手技による合併症（末梢神経障害，血腫，空気塞栓），投与薬物による合併症（薬物過敏症，静脈炎，局所炎症，局所壊死），その他（感染，異物汚染）がある[15].

c 血管外漏出

薬剤の種類，濃度，量により，**血管外漏出**による皮膚障害の症状や経過は異なる. 血管外漏出の初期対応が遅れると，漏出局所の皮膚障害は不可逆的障害となることもある. 血管外漏出の予防・早期発見と，発生時には直ちに対応することが必要である.

plus α
静脈注射における考え方

平成 14 年 9 月 30 日付け厚生労働省医政局長通知により，「看護師等が行う静脈注射は診療の補助行為の範疇として取り扱う」という行政解釈が示された[16]. 安全に静脈注射を実施する体制を整える必要がある.

|2| 実施方法

準備するもの

●薬 ●注射器 ●注射針（翼状針） ●消毒綿 ●トレイ ●指示箋 ●ディスポーザブル手袋
●駆血帯 ●採血枕 ●絆創膏 ●医療用針廃棄ボックス

手順＆アドバイス

❶〜❹ 皮下注射に準じる.
❺穿刺する静脈を選択する.

> 子どもの血管は細く，走行がわかりにくいため針が入りにくい.

❻介助する者は子どもの体位を整える. 子どもに説明を行い，必要に応じて安全に行えるよう固定する.

❼穿刺部位の5〜10cm上の部分を駆血して，穿刺部位を確認する.

❾穿刺する前に子どもに声を掛け，静脈に注射針を刺入する. 注射針刺入時，激痛や異常な泣き方，手足のしびれ感などがあった場合は直ちに中止する.

❶子どもの状態を観察し，確認しながら注射器の内筒を押し，静かに薬液を注入する.

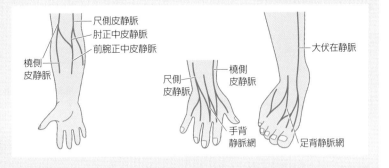

❽穿刺部位を消毒し乾燥させる.

❿血液の逆流が確認できたら駆血帯を外す. 注射針を固定し，薬液の入った注射器を接続する.

⓬薬液を注入し終えたら，刺入部位に消毒綿を当てて素早く針を抜くと同時に，消毒綿の上から圧迫止血する.

⑬注射針は，リキャップはせず廃棄ボックスに捨てる．

⑭終了後，子どもに頑張ったことをしっかり伝え，褒める．

⑮静脈注射は速効性が高いため，副作用の現れ方も早い．注射直後からの観察を行い，効果や副作用の出現を観察し，異常時には素早く対処する．

薬液によっては（抗がん薬など），静脈外に漏れると壊死などを起こすため，直ちに医師に報告し，適切な対処を行う．

5 輸液管理

|1| 基礎知識

コンテンツが視聴できます（p.2参照）

輸液は，生体に水・電解質を補給してバランスを保つ，循環血液量を維持する，栄養を補給する，浸透圧を調整することなどを目的として行われる[17]．末梢静脈からの投与と，中心静脈からの投与がある．

輸液管理時には，全身状態，輸液速度，輸液量，点滴部位などを継続的に観察する必要がある．

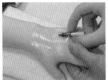

●輸液管理の一例〈動画〉

|2| 実施方法

準備するもの

①輸液ポンプ
②輸液ボトル
③輸液セット
④タオル
⑤駆血帯
⑥処置用シーツ
⑦採血枕
⑧シーネ
⑨シーネ固定用バンド
⑩消毒綿
⑪静脈留置針
⑫三方活栓
⑬エクステンションチューブ
⑭手袋
⑮テープ
⑯滅菌フィルムドレッシング材
○輸液スタンド

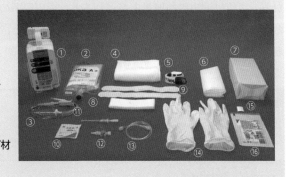

手順＆アドバイス

輸液管理の開始

❶処方されている薬剤をベッドサイドへ持って行く前に，ダブルチェックを行う．各施設の基準やマニュアルに沿って，2人以上で医師の指示書と合わせて確認する．

薬剤を準備する際や，輸液管理を行う際にはそれぞれの施設の基準にのっとって慎重に行い，事故を防ぐようにする．輸液ルートからの感染を防ぐため，ルート操作を行う際は清潔操作を実施する．

❷実施前，医師の指示書と合わせて子どもの氏名，薬剤などを確認する．

❸子どもの全身状態を観察し，アセスメントする．

❹子どもの認知能力に応じた方法で説明する．

子どもに輸液投与の必要性について説明する際，点滴をどこで，どのような体位で行うかなども説明する．

❺穿刺部位を選択し，駆血を行う．

静脈留置針を挿入するため，穿刺部位は利き手を避け，活動制限が最小限となるように穿刺部位を考慮する．子どもの血管は細く，走行がわかりにくい上，針が入りにくいため，どの部位が適切かアセスメントする．

❻介助する者は子どもの体位
を整える．子どもは理解し
ていても穿刺時の痛みによ
り動いてしまう場合もある
ため，説明を行い必要に応
じて固定を行う．

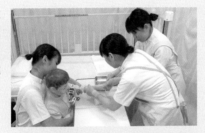

❼穿刺部位を消毒し乾燥させる．
❽穿刺する前に子どもに声を掛け穿
刺する．

> 子どもは泣いてしまうこともあるが，
> 泣くことを否定せず，頑張る子ども
> を褒めるよう声を掛ける．

❾静脈留置針を挿入後，挿入
部を固定する．

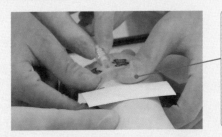

> 漏れなどの早期発見のため，刺
> 入部が常に観察できるよう，滅
> 菌フィルムドレッシング材で固
> 定する場合もある．
> 年齢によって必要時に，刺入部
> に子どもが好むイラスト入りの
> テープを貼り，子どもの恐怖心
> を和らげる．

❿皮膚を保護するため，挿入部と延長チューブの連結部の下にテープを貼る．

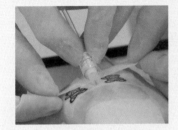 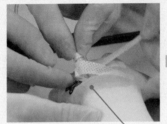 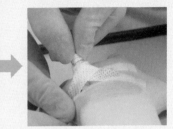

> 挿入部を固定したテープの上から，
> さらにテープで固定する場合もある．

⓫ルートが引っ張られることによる抜去を防ぐため，ルートにループを作り固定する．

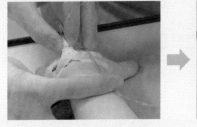 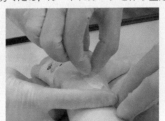

⓬必要時シーネ固定を行う．

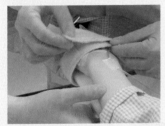 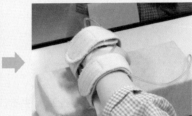

⑬輸液ポンプにルートをセットする. 指示箋を確認し, 流量・予定量を設定して開始する.

⑭子どもに終わったことを説明し, 体位を整え頑張ったことを褒める.

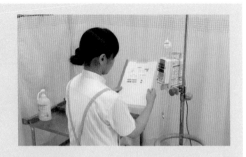

輸液管理中

❶輸液管理中は注意深く観察し, 安全・安楽に実施し事故を防ぐ.

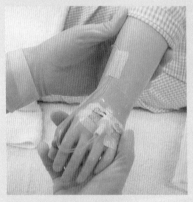

> **輸液管理中のアセスメント項目**
> ● 全身状態：バイタルサイン, 水分出納バランス, 薬剤の効果と副作用などの子どもの全身状態.
> ● 輸液量と輸液速度：指示通りの量と速度で輸液管理がされているか.
> ● 挿入部位の観察（注射針を留置している部位を確認するため, シーネ固定をしている場合はシーネを取る）：発赤, 腫脹, 疼痛の有無, テープかぶれ, シーネ使用時循環障害の有無, ルート連結部の緩みはないか, 自然滴下の確認.

> 予定輸液量が遅れた場合, それを取り戻すために短時間で急激に滴下することは, 肺浮腫や循環障害を起こす危険性があり, 行ってはいけない.
> ルートをかむ, 引っ張るなどしていないか, ルートが身体の下に挟まったり絡まったりしていないか, 日常生活行動が制限されていないか, 安全のための必要な固定か, 不必要な固定はされていないか, 輸液ポンプを使用している場合, ポンプが正常に作動しているかどうかを確認し, 適切に対応する.

❷シーネ固定を行っている場合は, 1日1回清拭を行いシーネの再固定を行う.

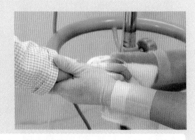

❸異常時には施設の基準やマニュアルに沿って速やかに対応する.

> 血管外漏出を発見した場合, 施設の基準やマニュアルに沿って速やかに対応し, 適切な処置を行う. 薬剤によっては血管外に漏れると皮膚や皮下組織を傷害し, 静脈炎や静脈血栓を起こす. 血管外漏出の予防・早期発見と適切な対処が重要である.

❹安全に輸液管理が行えているか, 適宜確認する.

> 輸液管理をしながら遊び, 散歩, 入浴, トイレでの排泄などを行うときは, ルートトラブルがないよう注意する.
> 輸液ポンプは子どもの手が届く場所にないか, 触ったりしていないかなども観察し, 安全な状況で子どもが生活できるよう環境を整える.

6 輸血管理

| 1 | 基礎知識

　輸血は血液中の各成分が低下したときに, その成分を補充することにより臨床症状の改善を図ることを目的として行われる. 赤血球輸血, 血小板輸血, 新鮮凍結血漿輸血などがある.

ABO式，Rh式両血液型が一致し，交差適合試験（クロスマッチテスト）が適合した血液を用いる．血液製剤の種類と効能を表7.6-1に示す．輸血に際しては，副作用にも留意する．

表7.6-1 血液製剤の種類と効能

血液製剤名	略号	効能	貯法	有効期間	包装
人全血液 -LR「日赤」* （人全血液）	WB-LR	一般の輸血適応症に用いる	2～6℃	採血後21日間	血液200mLに由来する血液量/1袋 血液400mLに由来する血液量/1袋
照射人全血液 -LR「日赤」* （人全血液）	Ir-WB-LR				
赤血球液 -LR「日赤」* （人赤血球液）	RBC-LR	血中赤血球不足またはその機能廃絶に適する		採血後28日間	
照射赤血球液 -LR「日赤」* （人赤血球液）	Ir-RBC-LR				
洗浄赤血球液 -LR「日赤」* （洗浄人赤血球液）	WRC-LR	貧血症または血漿成分などによる副作用を避ける場合の輸血に用いる		製造後48時間	血液200mLに由来する赤血球/1袋 血液400mLに由来する赤血球/1袋
照射洗浄赤血球液 -LR「日赤」* （洗浄人赤血球液）	Ir-WRC-LR				
解凍赤血球液 -LR「日赤」* （解凍人赤血球液）	FTRC-LR	貧血または赤血球の機能低下に用いる		製造後4日間	
照射解凍赤血球液 -LR「日赤」* （解凍人赤血球液）	Ir-FTRC-LR				
合成血液 -LR「日赤」*	BET-LR	ABO血液型不適合による新生児溶血性疾患に用いる		製造後48時間	血液200mLに由来する赤血球に血漿約60mLを混和した血液/1袋 血液400mLに由来する赤血球に血漿約120mLを混和した血液/1袋
照射合成血液 -LR「日赤」*	Ir-BET-LR				
新鮮凍結血漿 -LR「日赤」120* 新鮮凍結血漿 -LR「日赤」240* （新鮮凍結人血漿）	FFP-LR120 FFP-LR240	血液凝固因子の補充 1）複合性凝固障害で出血，出血傾向のある患者または手術を行う患者 2）血液凝固因子の減少症または欠乏症における出血時で，特定の血液凝固因子製剤がないかまたは血液凝固因子が特定できない場合	−20℃以下	採血後1年間 融解後直ちに輸血する直ちに使用できない場合は2～6℃で保存融解後24時間以内に使用する	新鮮凍結血漿 -LR「日赤」120：血液200mL相当に由来する血漿/1袋 新鮮凍結血漿 -LR「日赤」240：血液400mL相当に由来する血漿/1袋
濃厚血小板 -LR「日赤」* （人血小板濃厚液）	PC-LR	血小板減少症を伴う疾患に適応する	20～24℃で振とう	採血後4日間	1単位 約20mL/1袋 2単位 約40mL/1袋 5単位 約100mL/1袋 10単位 約200mL/1袋 15単位 約250mL/1袋 20単位 約250mL/1袋
照射濃厚血小板 -LR「日赤」* （人血小板濃厚液）	Ir-PC-LR				
濃厚血小板 HLA-LR「日赤」* （人血小板濃厚液）	PC-HLA-LR	血小板減少症を伴う疾患で，抗HLA抗体を有するため通常の血小板製剤では効果がみられない場合に適応する			10単位 約200mL/1袋 15単位 約250mL/1袋 20単位 約250mL/1袋
照射濃厚血小板 HLA-LR「日赤」* （人血小板濃厚液）	Ir-PC-HLA-LR				

血液製剤名中の（ ）内は生物学的製剤基準の名称 ＊薬価基準収載名
日本赤十字社. 医薬品情報. https://www.jrc.or.jp/mr/,（参照 2023-11-06）を参考に作成.

7

与薬の技術

準備するもの

①血液製剤
②フィルター付き（血液凝集塊をろ過する）
　輸血セット
○点滴スタンド
○輸血ポンプなど

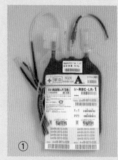

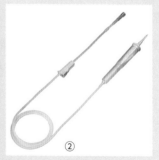

提供：日本赤十字社　　　　　　提供：テルモ株式会社

手順＆アドバイス

❶輸血用血液の受け渡し時，輸血準備時および輸血実施時にダブルチェックを行う．輸血用製剤の外観に異常を認めた場合は使用しない．

❷血液製剤に合った輸血セットを接続する．

❸輸血事故を防ぐため，原則として輸血の準備・実施は，一回一患者ごとに行う．

❹輸血開始前の観察：子どものバイタルサイン（体温，血圧，脈拍，経皮的動脈血酸素飽和度など）と全身状態を観察する．

　輸血歴，今までの輸血の副作用の有無を確認する．

❺輸血を開始する（図7.6-1）．

❻輸血中の観察：輸血開始後はしばらく子どものそばにいて観察を行う．輸血開始後5分間はベッドサイドで子どもの状態を観察する．輸血開始後15分ほど経過した時点で，再度観察する．即時型溶血反応が現れていないことを確認した後にもアレルギー症状がしばしばみられるので，その後も適宜観察を続ける．

❼輸血後の観察：再度，患者氏名，血液型，血液製剤番号を確認する．

> ダブルチェックは輸血用血液の受け渡し時，輸血準備時および輸血実施時に交差試験適合票の記載事項と，輸血用血液バッグの本体および添付伝票を照合し，患者氏名，血液型，血液の種類，血液製造番号，血液量，有効期限，交差適合試験の検査結果，放射線照射の有無などを確認する．

> 子どもが説明を聴くことができる病状や状況であれば，輸血の必要性と実施について子どもに応じた説明を行う．

> **副作用の観察**
> 不快感，胸痛，腹痛，悪寒戦慄，発熱，発疹，瘙痒感，冷汗，嘔気・嘔吐，呼吸困難などの症状がみられたら直ちに中止し，医師に連絡し適切な処置を行うなど，施設の基準マニュアルに沿って速やかに対処する．

> 輸血の副作用を熟知し，異常を早期発見し適切な処置を行う．即時型（急性型）副作用は，輸血開始後数分から数時間以内に発症する．重篤な副作用として，型不適合による血管内溶血などがある．

> 遅発型副作用には，輸血後24時間以降，数日経過してからみられる血管外溶血による遅発型溶血性輸血副作用がある．

輸血方法（輸血セットの使い方）

1.
外観を確認し、血液バッグを静かに左右または上下に振って内容物を混和します。注1)

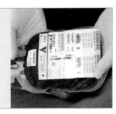

2. 輸血口は主に次の3種類です。

 血液バッグの羽根部分をしっかり持ち、切り込み部分を左右に裂き、輸血口を露出させます。

血液バッグの羽根部分の下側タブと上側のタブの間の切り込み部分を裂き、輸血口を露出させます。

血液バッグのピールタブを強く引き、輸血口を露出させます。

3.
クレンメを完全に閉じた状態で、輸血セットのプラスチック針のプロテクターを外します。

4.
血液バッグの輸血口にプラスチック針を少しひねりながら、まっすぐ前進させ、根元まで十分に差し込みます。

(!) 必ず血液バッグを平らな場所に置いてプラスチック針を差し込むこと。点滴スタンドに吊り下げて差し込むと、血液の漏出や針先によるバッグ破損の原因となります。

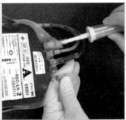

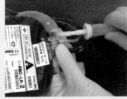

5.
血液バッグを点滴スタンドに吊り下げます（血液バッグにエアー針は不要です）。

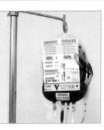

6.
輸血セットのクレンメを閉じた状態で、ろ過筒（ろ過網のある部分）を指でゆっくり押しつぶして離し、ろ過筒内に血液を満たします。

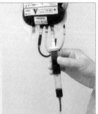

7.
点滴筒（ろ過網のない部分）を指でゆっくり押しつぶして離し、点滴筒の半分程度まで血液をためます。

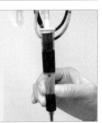

8.
クレンメを徐々に緩めて静脈針、コネクター等の先まで血液を導き、再びクレンメを確実に閉じます。プライミング後は、直ちに投与してください。血液製剤が汚染される可能性があります。

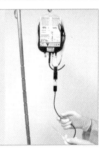

9. 静脈針のプロテクターをまっすぐ引いて外し、血管に穿刺して固定します。コネクターの場合は、既に血管に留置された留置針等に接続します。注2)

10. クレンメを徐々に緩め、点滴を観察しながら速度を調節し、輸血を行います。

注1) 落下等の強い衝撃は、バッグ破損の原因となるため、取り扱いに注意してください。
注2) 留置針等に接続する場合は、輸血前後に生理食塩液を用いてラインをフラッシュ（リンス）してから行ってください。

資料提供：日本赤十字社

図7.6-1　輸血方法（輸血セットの使い方）

7

与薬の技術

引用・参考文献

1) 楠智一ほか編. 必修小児科学. 改訂第 3 版. 南江堂, 1991, p.81-83.
2) 古川裕之ほか編. 臨床薬理学. 第 3 版. メディカ出版, 2013, p.17-20, 26, 128, 222-223, (ナーシング・グラフィカ, 疾病の成り立ち, 2).
3) 高久史麿ほか監修. 治療薬マニュアル 2014. 医学書院, 2014, p.13-15, 付録 p.57-79.
4) 五十嵐隆編. 小児科研修ノート. 診断と治療社, 2009, p.169, 183-186, 370-371.
5) 権藤麻理ほか. 慢性疾患をもつ子どもへのセルフケアの視点から考えた内服の自己管理の支援. 小児看護. 2005, 28 (2), p.159-164.
6) 中野綾美編著. 小児看護学. 第 2 版. 金芳堂, 2005, p.211-212, 215-217, (明解看護学双書, 4).
7) 小沢道子ほか編. 小児看護学. 第 2 版増補. 金原出版, 1999, p.305-308, (標準看護学講座, 29).
8) 加藤岡優子ほか. 小児の誤薬防止に有効な方策. イービーナーシング. 2004, 4(2), p.150-155.
9) 川上由香ほか. 静脈注射に関連する医療事故とリスクマネジメント. イービーナーシング. 2003, 3(3), p.325-331.
10) 厚生労働省 中央社会保険医療協議会総会. 第 313 回資料. 在宅自己注射について (総 -2). 平成 27 年 11 月 18 日. https://www.mhlw.go.jp/file/05-Shingikai-12404000-Hokenkyoku-Iryouka/0000104466.pdf, (参照 2023-11-06).
11) 望月貴博ほか. "在宅自己注射法". 医療従事者と家族のための小児在宅医療支援マニュアル. 船戸正久ほか編. メディカ出版, 2006, p.59-60.
12) 二宮啓子. 小児における静脈注射の管理. イービーナーシング. 2003, 3(3), p.332-339.
13) 日本小児科学会 予防接種・感染症対策委員会. 小児に対するワクチンの筋肉内接種法について (改訂第 2 版). 2019 年 7 月 28 日. 2019 年 8 月一部修正. 2022 年 1 月改訂第 2 版. https://www.jpeds.or.jp/uploads/files/20220125_kinchu.pdf, (参照 2023-11-06).
14) 日本医師会医療安全対策委員会編. 医療事故削減戦略システム. 日本医師会, 2009, p.17-21.
15) 正木浩哉. 静脈投与方法としての静脈注射の特性と危険性. イービーナーシング. 2003, 3(3), p.273-277.
16) 日本看護協会. 静脈注射の実施に関する指針. 2003.
17) 山本保博ほか編著. 輸液・輸血・救急薬 TODAY. 2004-2005 年度. メディカ出版, 2003, p.2-15, 64-69.
18) 厚生労働省医薬食品局血液対策課. 「輸血療法の実施に関する指針」(改定版) 及び「血液製剤の使用指針」(改定版). 日本赤十字社血液事業本部, 2012, p.26-36.

子どもの苦痛緩和ケアをチームで協働して考える活動

　小児看護専門看護師は，仲間の看護師が実践を行う上で悩んだとき，状況を共に振り返り，QOLの視点から子どもと家族のケアを一緒に考え，チームの中で共に実践を行っています．子どもと家族にとって必要なケアはそれぞれのケースで異なります．複雑な課題があるケアの解決の糸口を探していくとき，小児看護専門看護師は多職種と協働し，子どもと家族にとっての最善のケアを考えていきます．

　子どもの苦痛緩和ケアに関しても，子どもはさまざまな要因が絡み合う複雑な痛みを体験しているため，子どもにとって良い方法はそれぞれ違ってきます．そのため，医療チームは子どもに応じた方法を，子どもや家族とともに考えていくことが重要となり，子どもの苦痛緩和には，子どもと家族とともに考えていくことが不可欠となります．例えば，子どもに痛み緩和ケアを行うとき，痛みについて子どもと家族と話し合うことで，子どもの痛みは適切にアセスメントされ，子どもに応じた痛み緩和ケアの方法を考えていくことが可能になります．

　子どもと家族が痛みの緩和ケアに参加するためのツールである「痛みの履歴書」（研究代表者 片田範子．平成12・13年度科学研究費補助金基盤研究〈B〉〈2〉）を使用することで，医師と看護師が子どもの痛みに関する情報を共有でき，かつ痛みのアセスメントの効果的な実施が可能となり，子どもを中心に置いた痛み緩和ケアの実践へとつながります．看護師は子どもと家族のケアを密に行っており，子どもの苦痛が緩和されているのか，どのような緩和ケアが効果的であるのかについて，継続して評価を行う役割を担っています．看護師が医師などの多職種と協働し，チームで子どもと家族に応じたケアを主体的に行い，子どもと家族のQOLや倫理的視点を重視したケアを決定できるよう，小児看護専門看護師もチームの一員として共に取り組んでいきます．

　痛み緩和ケアは，エビデンスに基づいたケアが重要であるため，私たちは痛みに関する知識を深めていくとともに，医療チームで研究を行い，研究成果と実践とをつなげ，かつ根拠ある緩和ケアの提供に取り組む必要があります．小児看護専門看護師には，研究成果を臨床の場に合った方法で導入し，子どもの苦痛緩和の効果を向上させるケアをチームで行い，その実践を根付かせるという役割があります．

　多職種が連携し，チームで子どもの痛み緩和を考え，痛みについての話し合いを子ども・家族・医療者で協働して実施できるようになると，痛みという子どもにとっては脅威ともいえる話題を，オープンに話すことができるようになります．子どもと家族が緩和ケアに対する希望を表現する機会を得られるため，個別的な緩和ケア計画に基づく実践が可能となります．また医療チームが，子どもの主観的な訴えを家族とともに適切に評価できることにもつながり，子どもの苦痛緩和ケアの効果が上がることを実感しています．

　これからますます研究成果に基づく，子どもと家族が中心となる痛み緩和ケアの実践が広がり，子ども・家族・医療者が活発に話し合うことによるケアが展開されることはもちろん，今以上に多職種が連携・協働し，チームでよりよいケアが実践できるよう取り組んでいくことの必要性を感じています．

（有田直子）

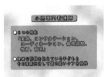

●小児看護専門看護師とは
　〈動画〉

169

8 救急救命の技術

学習目標

◑ 子どもの身体の構造的・生理的特徴を考慮した救急蘇生法に関する基礎知識と技術を理解できる.

◑ 子どもによくみられる，外傷や急病に対する応急処置についての基礎知識と技術を理解できる.

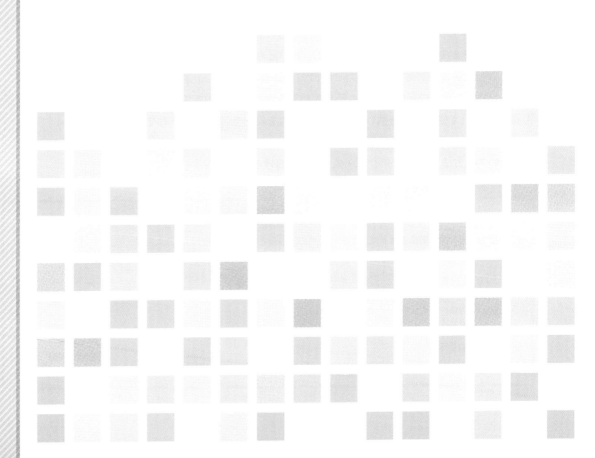

1 救急救命

1 子どもにおける救急救命看護

1 子どもの救急医療の特徴

子どもの救急疾患の特徴は，①その多くが感染症に基づく急性疾患であり，軽症での受診が多いこと，②子どもの身体諸機能の未熟さから耐性が低く急変・重篤化しやすいこと，③重篤な疾患も初期段階では非特異的な症状で発症するため見極めが困難であること，④子どもは運動や認知機能の未熟さから，誤飲による窒息や溺水，転倒転落・交通事故による外傷など，事故に伴う傷病の発生率が高いことなどである．

また，近年，少子化・核家族化に伴い，育児経験が乏しく周囲からもサポートが受けられない家族が増え，子どもの病気やけがという事態に対応できず，本来は受診や医療的処置を必要としない軽症の子どもが，救急外来や時間外診療に殺到したり，昼間一度受診したにもかかわらず，子どもの病状に不安を抱き受診を繰り返したりしている．このような家族の，①子どもの病気やけがに対応するための知識がない，②子育て経験が乏しいために不安が強い，といった特徴により救急医療が適切に機能しない状況が生じている．

2 子どもの救急医療に携わる看護者に求められる能力

子どもの救急医療に携わる看護者には，本来の「病院の内外を問わず，あらゆる場面で生じる，患者への救急処置が必要となる状況において実践される看護」[1] に必要な知識・技術だけでなく，①子どもの重症度を速やかに判断し治療の優先順位を決定するトリアージ能力，②子どもの急速に変化・進展する病状に合わせ適切に対処できる能力（救命救急処置を含む），③感染症患者を早期に見極め，他への伝播を防ぐために隔離等を実施する院内感染防止能力，④軽症とはいえ強い不安を抱いて受診した家族を支援する能力，そして近年の子育て状況を考慮し，⑤子育て支援の一環として子どもがかかりやすい病気やその対処方法，受診のタイミング，家庭における看護の方法を教育する能

plus α

救急

救急とは急場の難儀を救うこと．特に急病やけがに応急手当をすることである．一般市民による救急蘇生法以外の手当を応急手当（止血法も含む）といい，救急隊員の行う処置を応急処置，救急救命士の行う処置を救急救命処置という．

トリアージ

事故や災害の際，救命処置を乱める前に患者の緊急度と重症度を判断し，介入の優先順位を決定するトリアージが必要である．トリアージで，

①救命のために直ちに処置を必要とする最優先治療群（赤），

②バイタルサインが安定し治療が遅れても生命に危険がない待機的治療群（黄），

③上記以外の軽度の傷病者をさす保留群（緑），

④生命徴候のない死亡群（黒）

に分け，援助を行っていく．

トリアージタッグ装着部位の優先順位は，右手，左手，右足，左足，頸部の順である．

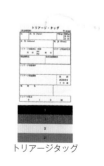

トリアージタッグ

力など，高い専門性が求められる．

そのため，事故や災害による外傷や急病に対する応急処置だけでなく，家族が安心して家庭看護を提供できるように教育・指導する方法までを救命救急処置の知識・技術として習得する必要がある．

2 救急蘇生法

救急蘇生法とは，「生死に関わる重篤な患者の救命をするために行われる手当，処置，治療であり，心肺蘇生法と止血法が含まれる」[2]とされており，気道確保，人工呼吸，胸骨圧迫などの**一次救命処置**（basic life support：BLS）と，各種医療器具や緊急医薬品を用いて気道確保，人工呼吸，胸骨圧迫などを行う**二次救命処置**（advanced cardiovascular life support：ACLS）とがある．

子どもに対して救急蘇生法を実施する場合，身体の構造的・生理的特徴から新生児（生後28日未満）と乳児，1歳から思春期以前（およそ中学生まで）の子どもでは，その手技や留意点が異なり，その成長・発達に応じた特別な配慮が必要となる．当然，各時期によって使用する蘇生用マスクやバッグ，気管チューブなども異なることから，子どもの体型を考慮した方法や器具の選択が必要となる．

2 救急蘇生法の実際

1 一次救命処置（心肺蘇生法）

1 基礎知識

a 目的

子どもの一次救命処置（PBLS）は，予防，基本的な心肺蘇生法（cardiopulmonary resuscitation：CPR），救急医療サービスへの迅速な通報から構成されている．「不慮の事故」が子どもの死亡原因の上位を占めている現状において，「救命の連鎖」における予防は重要な要素である．したがって，一次救命処置に関わる看護者は，子どもの命を守るためにあらゆる機会を使って家族への啓蒙活動を実施する責任があることを認識する必要がある．もう一つの構成要素である心肺蘇生法とは，救急患者が意識障害，呼吸停止，心停止，もしくはこれに近い状態に陥ったとき，呼吸および循環を補助し，救命するために行われる処置・治療のことである．

子どもの心肺停止の多くは施設外で生じている．施設外心肺停止後の予後が極めて悪いことを考慮すると，施設外であろうと**小児の一次救命処置のアルゴリズム**（図8.2-1）が速やかに実施されることが望ましい．ただ，心筋梗塞をはじめとする循環器疾患によって心肺停止が生じる成人とは異なり，子どもの

PBLS, PALS

PBLS：pediatric basic life support. 小児の一次救命処置. PALS：pediatric advanced life support. 小児の二次救命処置.

呼吸と循環の停止

呼吸停止が生じても循環停止までには時間があり，5～10分後に心停止となる．一方，心停止が生じると15秒以内に意識消失が起こり，呼吸も1分以内に停止する．

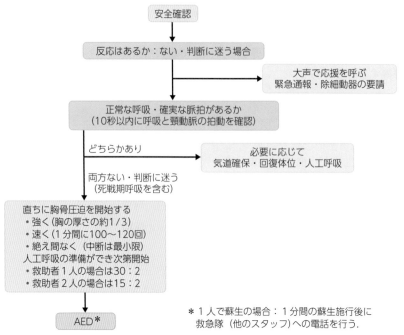

日本蘇生協議会監修. JRC蘇生ガイドライン2020. 医学書院, 2021 を参考に著者が作成.

図8.2-1　小児の一次救命処置のアルゴリズム（医療用）

場合は呼吸不全による低酸素症が進展して心停止に至るパターンが多く，呼吸予備力が少ないことを考慮して成人とは異なる援助が必要となる.

b 子どもの特性

　子どもの呼吸器の解剖生理的な特徴として，次の6点が挙げられる.

①肋骨が水平に走行し胸郭が6歳ごろまでは円錐形に近いことと，胃や肝臓が身体の割に大きく上位に位置するため横隔膜も扁平で高位にあることにより，肺が拡張するスペースを確保することが難しい.

②肺胞組織の発育・成長が未熟でガス交換面積が少なく，肺胞のコンプライアンス（伸展性）も低いため効率的な呼吸が行えない.

③気管支の内径が狭く，気道壁の平滑筋は未発達で気管軟骨も軟らかいため，気道抵抗が高い.

④幼若なほど呼吸筋も成長・発達をしていないため疲弊しやすい.

⑤機能的残気量が少ないために呼吸予備力も低く，意識障害（表8.2-1）を伴う場合には呼吸抑制や低酸素血症を容易に起こす.

⑥体重当たりの必要酸素量は多いが一回換気量が少なく，心拍出量も心拍に依存しているため，徐脈が生命の危機に直結する.

　したがって，低酸素血症や高炭酸ガス血症による蘇生後脳症を防ぐためには，成人に比べ早めの対応が必要となる.

c 救急蘇生法時の注意点

①子どもの生命を守るためには，できるだけ多くの人の支援が必要である.

まず，人手を集めるために，助けを呼ぶ，大声を上げることが大切である．

②心肺蘇生に必要な物品がある場合は，事前に点検確認を行い即座に使えるようにしておくことが重要である．

③蘇生を実行するためには，看護者は心肺蘇生に対する正確な知識（表8.2-2）と技術の習得だけでなく，医療の進歩に伴う最新のガイドラインに精通しておく必要がある．

④生命を守るための処置であっても，子どもや家族の QOL を第一義とし，その権利擁護を目指した支援を行う．特に，動揺している家族への支援が重要である．

表8.2-1　ジャパン・コーマ・スケール（JCS）による意識障害の分類

乳児の意識レベルチェック	3-3-9 度方式
Ⅲ．刺激をしても覚醒しない状態（3桁の点数で表現） 300．痛み刺激に反応しない 200．痛み刺激で少し手足を動かしたり，顔をしかめる 100．痛み刺激に対し，払いのけるような動作をする	Ⅲ．刺激をしても覚醒しない状態（3桁の点数で表現） (deep coma, coma, semicoma) 300．痛み刺激に全く反応しない 200．痛み刺激で少し手足を動かしたり顔をしかめる 100．痛み刺激に対し，払いのけるような動作をする
Ⅱ．刺激をすると覚醒する状態（刺激をやめると眠り込む） 　（2桁の点数で表現） (somnolence, drowsiness) 　30．呼びかけを繰り返すと辛うじて開眼する 　20．呼びかけると開眼して目を向ける 　10．飲み物を見せると飲もうとする．あるいは乳首を見せれば欲しがって吸う	Ⅱ．刺激をすると覚醒する状態（2桁の点数で表現） (stupor, lethargy, hypersomnia, somnolence, drowsiness) 　30．痛み刺激を加えつつ呼びかけを繰り返すと辛うじて開眼する 　20．大きな声または体をゆさぶることにより開眼する 　10．普通の呼びかけで容易に開眼する
Ⅰ．刺激しなくても覚醒している状態（1桁の点数で表現） 　3．母親と視線が合わない 　2．あやしても笑わないが視線は合う 　1．あやすと笑う．ただし不十分で，声を出して笑わない 　0．正常	Ⅰ．刺激しないでも覚醒している状態（1桁の点数で表現） (delirium, confusion, senselessness) 　3．自分の名前，生年月日が言えない 　2．見当識障害がある 　1．意識清明とは言えない

R：restlessness（不穏状態）　　　　　　　　　　　　　例：100 - I，20 - RI
I：incontinence（失禁）
A：akinetic mutism（無動性無言）　apallic state（失外套症候群）
左：坂本吉正. 小児神経診断学. 金原出版, 1978, p.36.
右：太田富雄ほか. 意識障害の新しい分類法試案：数量的表現（Ⅲ群3段階方式）の可能性について. 脳神経外科. 1974, 2（9）, p.623-627 より一部表現を変更し掲載.

表8.2-2　年齢別心肺蘇生法の比較

	新生児	乳児	小児
手　順	A-B-C	C-A-B	
気道確保	頭部後屈あご先挙上法（頭部・頸部外傷が疑われる場合は下顎挙上法）		
吸気時間	1秒		
呼吸回数	約30回/分	8～10回/分	
胸骨圧迫部位	胸骨下 1/3 の部位	胸骨下半分	
圧迫の深さ	胸郭前後径のおよそ 1/3 がくぼむ深さ		
圧迫回数	約90回/分	100～120回/分	
圧迫と呼吸の比	3：1	30：2（救助者1名）　15：2（救助者2名）	

2 実施方法（一次救命処置の実際）

事故や災害現場など，施設外における子どもの一次救命処置の実際（2名で行う場合）について説明する．

準備するもの

●タオル　●フェイスシールド　●蘇生板のような硬いボード

手順＆アドバイス

❶ 安全の確保
倒れている子どもを発見した場合，まず，周囲の安全を確認し，必要があれば子どもを移動させる．

> 頸部損傷や頭部外傷など，移動が困難な場合は，子どもの安全が確保できるよう，子どものいる環境を整える．

❷ 意識状態の観察
乳児は足底，1歳以上では肩の鎖骨付近を強く叩き，同時に名前を呼びかけ，刺激による反応をみる．
刺激に対して目を開けたり，身体を動かしたりするなど「目的のある行動」が認められる場合は，心肺蘇生を行う必要はないと判断する．

> 意識レベルの評価
> 意識の有無は，心肺蘇生法を行うか行わないかを決める重要な指標であるため，的確な評価が必要である．意識レベルの評価にはジャパン・コーマ・スケール（3-3-9度方式）がよく使われるが，子どもの場合はその認知や応答能力に発達上の問題があり，子どもの発達段階に応じた評価基準を用いる必要がある（➡ p.175 表8.2-1 参照）．

> 刺激する際，いきなり抱きかかえたり，激しく身体を揺さぶったりすると状態を悪化させることがあるので，してはならない．
> 幼若な子どもは「大丈夫ですか」などの呼びかけに反応できず，泣く，暴れるという行動によって反応を返すことが多い．
> 名前や愛称など，普段呼ばれている言葉を使って呼びかける．

❸ 応援の要請
子どもを刺激しても応答がない場合，周囲の人々に対して大声で叫び，応援を呼ぶ．その際，一人は呼吸の観察や気道の確保といった救命処置を行い，もう一人が集まった人々に指さしで役割分担（119番への通報，AEDの手配）を指示する．

> 個々人を指さし，具体的に「○○してほしい」と指示を出したほうが，指示された人が慌てたり，迷ったりせずに行動できる．救助者が一人の場合は，子どもの安全を確認した上で，119番通報し，AEDの入手に努める．

❹ 気道確保（➡p.177「気道確保」参照）
気道確保の方法は，頭部後屈あご先挙上法や下顎挙上法，舌下挙上法などがある．

> 子どもは，幼若であるほど口腔内における舌の占める割合が大きく，気道閉塞しやすい．そのため，まず頭部後屈あご先挙上法で気道開通体位をとらせる．頭部頸部損傷が疑われる場合は，下顎挙上法で気道開通体位をとらせる．

❺ 呼吸・循環状態の観察・評価
❶ 呼吸の確認
気道確保をしたまま，胸郭の動きを確認し，10秒以内で呼吸の有無を観察する．

> 〈乳児・小児の心肺停止に至る過程〉乳児・小児は多様な原因から，①呼吸窮迫→呼吸不全，②代償性ショック→非代償性ショックを起こし，心肺機能不全に陥った後に心肺停止に至る．

呼吸状態の評価
●正常な呼吸がある場合
　回復体位を保持して救急隊を待つ．

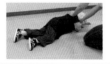

●異常呼吸がある場合
①胸郭の動きが不十分か弱い，異常呼吸音が聴こえる場合は，舌根沈下や異物による気道狭窄が考えられるため，舌下挙上法による異物の除去や，必要に応じた適切な処置を行う（➡ p.194 図8.3-2 参照）．
②呼吸がない，あるいは死戦期呼吸の場合は，死戦期呼吸は心停止と同様と判断し，直ちに胸骨圧迫（CPR）を開始する．

---

①気道が不完全に閉塞している場合，咳嗽や喘鳴とともに，吸気時に鎖骨上窩が陥没し，気管が胸腔内に牽引される（tracheal tug）．
②呼吸数が10回/分以下の徐呼吸も呼吸停止と同様に対応する．
　死戦期呼吸とは，心停止直後に見られるしゃくりあげるような不規則な呼吸で，あえぎ呼吸や下顎呼吸ともいわれる（ただし，乳児・小児の3割程度しか出現しない）．

❷ 循環の確認

医療従事者や救急隊員などCPRに熟練している者は，呼吸の確認の際，同時に循環の観察を実施する（10秒以内）.

循環の確認は，乳児の場合は上腕動脈の触診で，小児の場合は頸動脈か大腿動脈を用いる.

> 10秒以内に脈拍の確信が得られない，あるいはわからない場合は，CPRを開始する.

┌─────────────────────────────────────┐
循環状態の評価

●脈が触れる場合

脈拍が60回/分以上で，自発呼吸がないか不十分な場合は，人工呼吸を1分間に12～20回の割合で続け，2分間ごとに良好な脈拍が触知できるか確認する.

●脈が触れない，あるいは徐脈の場合

脈拍が触れない，あるいは，循環が不良で脈拍が60回/分未満であれば，心臓マッサージを開始する.
└─────────────────────────────────────┘

> 子どもの徐脈は呼吸不全やショックによる低酸素によって引き起こされ，心停止の直前の状態としてよく見られるものであり，すべて病的と考えたほうがよい. そのため，心拍60回/分未満は心拍停止が切迫した状態と考え，循環不全徴候（チアノーゼや皮膚色蒼白）があればCPRが必要と判断する.

> 脈拍の触知ができない場合は，呼吸の確認に集中し，気道の確保や循環の確認でCPR開始が遅れないようにする.

❻心肺蘇生（CPR）開始

意識がなく（目的のある行動がとれない），呼吸がない，あるいは死戦期呼吸の場合は心停止と同様と判断し，直ちに心肺蘇生（CPR）を開始する.

┌─────────────────────────────────────┐
●救助者が1人の場合：胸骨圧迫30回に換気2回（30：2）

●救助者が2人以上の場合：胸骨圧迫15回に換気2回（15：2）
└─────────────────────────────────────┘

> 子どもの場合，呼吸停止だけで心停止に至っていない場合の救命率は70％と極めて高いため，早期に呼吸状態の改善を図り，心停止の予防に努める必要がある.

ただし，子どもは呼吸不全による低酸素症が進展して心停止に至ることが多いため，胸骨圧迫法の途中（30回に至っていなくても）でも人工呼吸の準備ができ次第，先に2回の連続した換気を行う.

❶ 胸骨圧迫（➡ p.178「胸骨圧迫」参照）

①乳児・小児ともに「胸の真ん中」で胸骨の下半部の位置を，胸郭前後径の上約3分の1の深さまで圧迫し，胸郭が完全に戻ってから次の圧迫を行う.

②圧迫の速さは，約100～120回/分である.

③胸骨圧迫は，強く，速く，絶え間なく実施する.

❷ 人工呼吸（➡ p.180「人工呼吸」参照）

①人工呼吸の準備ができ次第，まず2回の連続した換気を行う.

②1回の吹き込みには1～1.5秒かけ，ゆっくりと行う.

③8～10回/分の人工呼吸を行う. その際，胸部圧迫とは同期で行う.

④呼吸の流入の確認を行うために，胸部が上昇しているか目視する.

　　除細動器が到着するまで心肺蘇生（CPR）を続ける. 2人以上の救助者がいる場合，胸骨圧迫の担当は2分ごとに交代する. 交代する際もCPRが中断されず，100～120回/分を確保することが望ましい.

> 有効な人工呼吸ができない場合，異物による気道閉塞を疑い，必要な処理を行う（➡ 8章3節1項p.192参照）.

❼AED（自動体外除細動器）装着（➡ p.182「自動体外除細動器」参照）

電極（パドル）を装着し，心電図の解析を行う.

電気ショックの必要がない場合は，直ちにCPRを再開する.

心室細動・無脈性心室頻拍など電気ショックが必要な場合は，電気ショックを実施する.

❽救急隊が到着するまでCPRとAEDを繰り返す.

❸ 一次救命処置に必要な技術

│1│気道確保（用手気道確保）

　気道確保とは，呼吸に必要な酸素の通り道である気道の物理的な閉塞を予防・解除し，気道の開通性を維持することである. 一般的な気道確保の方法として，頭部後屈あご先挙上法が挙げられるが，交通事故などで頸椎の損傷が疑われる場合は，頸部を動かさずに済む下顎挙上法を用いる.

頭部後屈あご先挙上法

❶ 子どもを平らな場所にあおむけで寝かせる．その際，肩の下にタオルや服などを丸めたものを置いて，軽度の頭部後屈位が保持できるようにする．

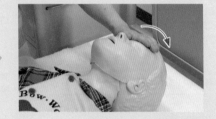

> 子どもは幼いほど口腔内で舌が占める割合が大きく，気道閉塞しやすい．そのため，頭部を後屈させすぎるとかえって気道が閉塞気味となるので注意する．

❷ 頭部後屈あご先挙上法で気道開通体位をとらせる．子どもの側面に立ち（座り），頭側の手のひらを子どもの額に当て，ゆっくりと押して頭部を後ろに傾ける．

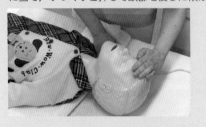

❸ 同時に足側の手の示指，中指を下顎の先端の硬い部分に当てて，上方に引き上げる．

❹ 乳児の場合も同様に，子どもの額に手を当て，ゆっくりと押して頭部を後ろに傾ける．同時に，下顎の先端の硬い部分にもう一方の指先を当てて上方に持ち上げる．

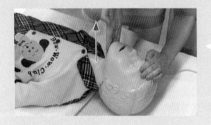

> 下顎の軟部組織を押さないようにする（気道を閉塞してしまう可能性があるため）．

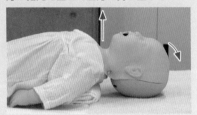

下顎挙上法

❶ 子どもの頭部側に立つ（座る）．

❷ 左右の下顎角に小指を当て，環指，中指，示指の順に下顎に並べる．母指が両口角よりやや下，母指の付け根が頬骨の下になるように当て固定する．

❸ 子どもの下顎を前方に押し，受け口となるよう挙上する．

> 頭部・頸部損傷が疑われる場合は下顎挙上法で気道開通体位をとらせる．また，6歳前後でアデノイド肥大による鼻腔狭窄のある場合も下顎挙上法を行う．

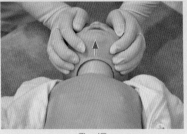

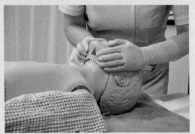

> 下顎を挙上する際に，頸部が後屈しないように注意する．
> 下顎の歯列が上顎の歯列より前に出るように固定する．

乳　児　　　　　　　　　　　小　児

|2| 胸骨圧迫

　胸骨圧迫は，心臓の拍動が停止，あるいは循環動態が不良で，心臓から十分な血液を送り出すことができない場合に，臓器が酸素不足で働かなくなることを防ぐために実施する．前胸部を圧迫して心臓から血液を体中に送り出したり，心臓の拍動を再開させたりするために行う救命方法である．

　圧迫の方法は年齢によって異なり，乳児の場合は2本指圧迫法（救助者1人の場合），あるいは，胸郭包み込み両母指圧迫法（救助者複数の場合）を実施

し，小児の場合は片手あるいは両腕での胸骨圧迫法を実施する．

❶２本指圧迫法　胸の真ん中で「胸骨の下半分」の部分を指２本で圧迫する
方法．以前は，胸骨と両乳頭を結ぶ線の一横指下の位置といわれていたが，
EBNがないことが明らかとなり，部位の表記が変更となった．

❷胸郭包み込み両母指圧迫法　救助者の両手の指を開いた状態で乳児の胸郭を
包み込むように持ち，両母指で胸骨下半分の位置を圧迫する方法．冠動脈
に高い還流圧がかかり，適切な深度と強度の圧迫を一定して行うことがで
きるという利点がある．

手順＆アドバイス

1歳以上の子どもに対する胸骨圧迫

❶脈拍が触れない，あるいは，循環が不良で脈拍が
60回/分未満であれば胸骨圧迫を開始する．

❷施行前に，蘇生板などの硬いボードを身体の下に
挿入するか，可能な限り，下が硬いところで行う．

❸圧迫する部位は胸の真ん中で，胸骨下半分の位置
である．

医療者は循環状態の観察として脈の触知（乳児の場合は上
腕動脈，小児の場合は頸動脈など）を行うが，一般的には
循環のサインとして，①自発呼吸の有無，②咳嗽の有無，
③体動の有無を観察する．
小児の徐脈はすべて病的と考えたほうがよく，呼吸不全や
ショックによる低酸素によって引き起こされ，心停止の直
前の状態としてよくみられる．

胸骨圧迫を行う場合は，下が軟らかいと圧迫を行った際に
沈み込み効果が低下するため，可能な限り下が硬いところ
で行う．

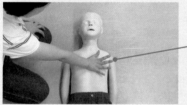
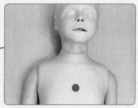

❹子どもの身体の横に立ち（座り），胸骨下半分の位置に，片手の手掌
根部を置く（手掌は胸骨に対して垂直になるように置く．その際，
指先は胸郭に触れないように若干持ち上げて保持する）．

両手で実施する場合と片手で実施する場合がある．
両手で実施する場合は，片手の手掌根部にもう一方
の手掌根部をクロスするように重ねて置く．

●胸骨圧迫技術の一例〈動画〉

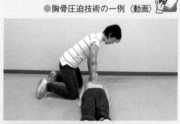

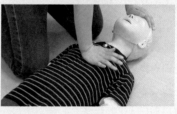

❺肘をまっすぐ伸ばし，肩が胸骨中央部の延長線上になるような姿勢
で圧迫を行う．
❻胸の厚さが3分の1に沈むまで圧迫する．
❼圧迫の解除は速やかに行う．胸壁が完全に元の高さに戻るまで行
い，戻ってから次の圧迫を行う．
❽1分間に100～120回の速さで，絶え間なく行う．
❾明らかに自己心拍再開（ROSC）と判断できる反応（正常な呼吸や
目的のある行動）が出現しない限り，中断してはならない．

乳児に対する胸骨圧迫：2本指圧迫法

❶胸の真ん中で胸骨の下半分の位置に
2本の指を置く（中指と環指）．

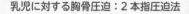

指の当て方は，胸骨と
両側乳頭を結ぶ線が交
わる部分に，示指を置
き，次いで中指と環指
を置く．

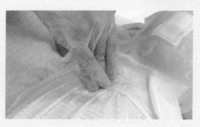

❷2本の指で胸壁を背骨に向かって垂直に，胸郭前後径がおよそ3分の1くぼむ程度の力で圧迫する．

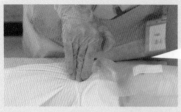

示指を胸壁から離し，中指と環指で圧迫する．

❸圧迫によって送り出された血液が心臓に戻ってきやすいように，1回ごとに圧迫する力を完全に抜き，胸が元の位置に戻ってから2回目の圧迫を開始する．

圧迫の位置や深さが不正確となるため，指先は胸から離さない．

❹1分間に少なくとも100回くらいの速さで，休みなく30回行う．

乳児に対する胸骨圧迫：胸郭包み込み両母指圧迫法

❶子どもの胸郭を包むように両手で覆い，両手の指で背中を支える．

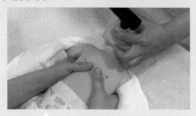

❷両母指は，胸骨下半分の位置に並べて置く．

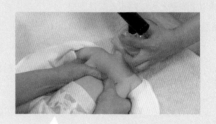

最大収縮期圧と冠動脈還流圧が高くなるため，胸郭包み込み両母指圧迫法のほうがより効果的であるとされ，新生児・乳児によく用いられる．

小さい子どもの場合，母指を重ねて圧迫する．

❸背骨に向かって垂直に，胸郭前後径がおよそ3分の1くぼむ程度の力で圧迫する．

❹圧迫によって送り出された血液が心臓に戻ってきやすいように，1回ごとに圧迫する力を完全に抜き，胸が元の位置に戻ってから2回目の圧迫を開始する．

❺1分間に少なくとも100回くらいの速さで，休みなく30回行う．

最も効果的なマッサージでも，心拍出量は通常の25〜30％にすぎないため，十分な圧迫が必要である．

│3│ 人工呼吸

　人工呼吸とは，自発呼吸が不足あるいは消失している場合や，酸素投与のみでは酸素化が不十分な場合に，換気の補助または代行をすることである．呼気吹き込み人工呼吸には三つの方法があり，子どもの年齢や体格によって選択する．

❶**口対口鼻人工呼吸法**　乳児に行う方法で，救助者の口で乳児の口と鼻を同時に覆って救助者の呼気を吹き込む方法．

❷**口対鼻人工呼吸法**　乳児の口腔に傷や閉塞がある場合や，口と鼻を同時に覆うことができない場合に，鼻だけから送気する方法．

❸**口対口人工呼吸法**　1歳以上の小児の場合に行う方法で，鼻をしっかりふさいで空気が漏れないよう行う方法．

手順＆アドバイス

口対口鼻人工呼吸法：乳児の場合

乳児の吹き込み人工呼吸には，口対口鼻人工呼吸法と口対鼻人工呼吸法がある．乳児は口腔に占める舌の割合が大きく，咽頭も狭いため吹き込んだ空気の流入が妨げられやすいことから，ここでは，口対口鼻人工呼吸法について説明する．

❶呼吸がない，あるいは死戦期呼吸，1分間に10回以下の徐呼吸の場合は，呼吸停止と判断し，直ちに人工呼吸を開始する．

❷頭部後屈あご先挙上法で気道の確保をする．

❸看護者の口角を子どもの鼻の上部（鼻根部）に当て，そのまま口を大きく開けて，鼻と口を覆う．

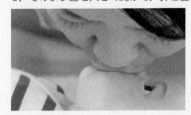

死戦期呼吸とは，心停止直後に生じる不規則なしゃくりあげるような呼吸（あえぎ呼吸または下顎呼吸）のことをいう．

乳児の鼻は分泌物が詰まっていることがあるので，分泌物の有無を確認し，必要であれば人工呼吸の前に分泌物の除去を行う．

❹1回の呼気吹き込みには1～1.5秒（小児・乳児の場合，新生児は1秒）かけ，ゆっくり実施する．吹き込みながら子どもの胸郭が上昇することを確認する．

吹き込む呼気の量は，看護者が軽く頬を膨らませる程度でよい．

❺いったん口を離し，息が自然に吐き出され，胸郭が下降するまで待ってから，次の息を吹き込む．

❻乳児では1分間に12回の割合で，救急車が到着するまで，あるいは自発呼吸が再開するまで続ける．

口対口人工呼吸法

1歳以上の子どもの場合，口対口人工呼吸法を選択する．

❶人工呼吸開始の条件は乳児と同様である．

❷フェイスシールドを付け，頭部後屈あご先挙上法で気道の確保をする．

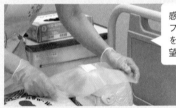

感染防止のため，フェイスシールドを着用することが望ましい．

❸頭部後屈あご先挙上法で気道を確保したまま，前額部に当てた頭側の手の母指と示指で子どもの鼻をつまみ，鼻腔を閉鎖する．

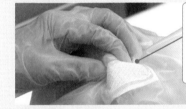

吹き込んだ空気が鼻から漏れないようにしっかり閉塞する．

❹足側の手はあご先を挙上したままの状態で維持し，子どもの口を看護者の口で覆い，空気を吹き込む．その際，鼻や口から空気が漏れないようにしっかりふさぐ．

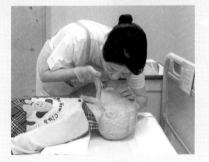

呼気中には16～18％の酸素が含まれているといわれており，呼気を吹き込んでも十分な酸素化が期待できる．
吹き込む呼気の量（一回換気量）は，胸郭が軽く上昇する程度で十分である．

❺1回の呼気吹き込みに1～1.5秒（小児・乳児の場合，新生児は1秒）かけ，ゆっくり実施する．吹き込みながら子どもの胸郭が上昇することを確認する．

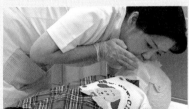

吹き込み時間を長くすることで，低い吸気圧での送気が可能となり，胃の膨満を防ぐことができる．過大な吸気圧や必要以上の換気量で換気を行うと胃が膨満し，横隔膜が挙上され，胸腔内容積の減少を招く．
気道が不完全に閉塞している場合，咳嗽や喘鳴とともに吸気時に鎖骨上窩が陥没し，気管が胸腔内に牽引される（tracheal tug）．
胸郭が動かなければ，気道確保の方法や呼気吹き込み方法を変更し，効果的な2回の人工呼吸ができるまで（5回まで）試みる．有効な人工呼吸ができない場合，異物による気道閉塞を疑い，必要な処理を行う（➡8章3節1項p.192参照）．

❻いったん口を離し，息が自然に吐き出され胸郭が下降するまで待ち，次の息を吹き込む．

❼1分間に20回の割合で救急車が到着するまで，あるいは自発呼吸が再開するまで続ける．

❽送気による胃の膨満を防ぐために，輪状軟骨圧迫手技を行う
場合もある．

> 輪状軟骨を上から圧迫することにより食道を閉塞することが可能となり，嘔吐を防ぐこともできる．

│4│ 自動体外除細動器（AED）

　自動体外除細動器（AED）は，危機的な不整脈である心室細動を除去するために，胸壁から直流電気を通電し，正常な心調律に戻すために用いられる．心房粗動，心房細動，上室性頻拍などが認められた場合も使用することがある．

手順＆アドバイス

❶電源を入れる．

❷電極（パドル）を装着．この間，CPRは
継続して行う．

> 乳児は，手動式除細動器の使用が望ましいが，使用できない場合は，小児用エネルギー減衰システムを搭載した AED を使用する．1〜8歳は，小児用エネルギー減衰システムを搭載した AED の使用が望ましい．どちらの除細動器も使用できない場合，通常の AED を使用してもよい．

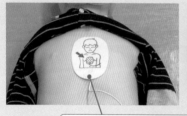 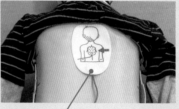

> 乳児から未就学児（およそ6歳）までは小児用パッドを使用し，小学生以上は成人用パッドを使用する．

> 前胸部と背面，もしくは第2〜第3肋間胸骨右縁と左第5肋間前腋窩線上にパッドを密着させ，その上に電極を正しく当てる（貼付部位はパッドに書いてある場合もある）．

❸心電図の解析を行う．
　解析中の5〜10秒間は，子どもの身体に触れられないため，CPRは中断する．また，周囲の救助者にも触れないように伝え，正しく解析できるようにする．

電気ショックの必要がない場合

❹直ちにCPRを再開する．

心室細動・無脈性心室頻拍など電気ショックが必要な場合

❹電気ショックが必要な場合は，子どもの身体に金属が当たっていないことを確認し，術者以外は子どもから離れる．

❺術者は全員に「子どもの身体から離れてください」と
声をかけた後，通電を行う．

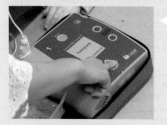

> 通電は，4J/kg
で開始する．

❻通電後，意識が戻らない（目的のある行動がない）場合や，心拍再開のサインが認められない場合は，CPRを再開する（15：2で2分間実施）．

> 通電は連続して行うより，いったん CPR を再開して再度通電したほうが効果がある．

❼2分間のCPR後，もう一度，AEDによる心電図解析を実施し，電気ショックを行う．

> 2回目以降も4J/kgで実施する．

2 二次救命処置

　二次救命処置（ACLS）とは，一次救命処置のみでは心拍再開が得られないときに，各種医療器具や緊急医薬品を用いて気道確保，人工呼吸，胸骨圧迫などを行うことをいう（図8.2-2）.

1 基礎知識

a 目的

● 生死に関わる重篤な患者の救命.

b 呼吸不全の予防と対応

　子どもの二次救命処置（PALS）が行われる原因の多くは，呼吸不全による低酸素症の進展，その結果としての心停止である．したがって，早い段階で呼吸困難（表8.2-3）への対処を行い，呼吸不全に陥らないような支援が必要である．呼吸困難の治療としては$PaO_2 < 60Torr$，$SpO_2 < 90％$で酸素投与

plus α

呼吸不全の臨床的分類

部位別に次のような疾患がある.
呼吸調節中枢：薬物障害，中枢神経系障害，代謝性アルカローシスなど
胸郭：ギラン・バレー症候群，重症筋無力症，筋ジストロフィーなど
肺気道：喘息，肺炎，慢性気管支炎，肺水腫など

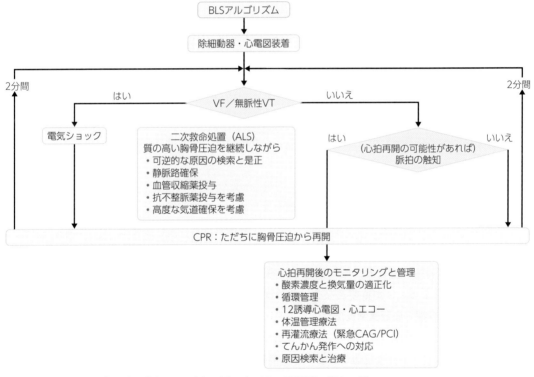

日本蘇生協議会監修. "第3章　小児の蘇生". JRC蘇生ガイドライン2020. 医学書院, 2021, p.168.

図8.2-2　小児心停止アルゴリズム

表8.2-3　呼吸困難を疑う症状

乳幼児	年長児
機嫌が悪い，哺乳力の低下，顔色不良，泣き叫ぶ，激しい咳嗽，著明な喘鳴，チアノーゼ，多呼吸，鼻翼呼吸，肋間の陥没，肩呼吸	呼気の延長，鼻翼呼吸，肩呼吸，起座呼吸，喘鳴の減弱，呼吸音の減弱，肋間の陥没，チアノーゼ，手足の冷感，胸郭運動の減弱

表8.2-4 呼吸不全の診断基準

①吸気時呼吸音の減弱または消失 ②著明な陥没呼吸と補助呼吸筋の活動 ③意識レベルの低下および疼痛に対する反応の減弱 ④全身の筋力低下 ⑤40％酸素吸入時でのチアノーゼ ⑥低酸素血症による不穏状態 - ⑦PaCO₂ ≧ 75Torr ⑧PaO₂ ≦ 100Torr（100％酸素吸入時）	①～⑥までの3項目と⑦⑧のいずれかを満たせば，急性呼吸不全と診断

表8.2-5 循環管理を必要とする主な症状

①意識レベルの低下（興奮，傾眠）
②頻脈・徐脈：5歳以下 P＞180 または P＜80，6歳以上 P＞160 または 60＜P
③低血圧：新生児 60mmHg 未満，乳児 70mmHg 未満，
　　　　　1～10歳 70＋（年齢×2）mmHg，10歳以上 90mmHg 未満
④末梢冷感，チアノーゼ，顔面蒼白
⑤毛細血管充満時間の延長（5秒以上）
⑥外傷・体表面積の10％以上の熱傷

を開始し，$PaO_2 < 60Torr$，$PaCO_2 > 50Torr$ で人工呼吸管理を考慮，呼吸不全状態と診断されれば直ちに人工呼吸管理を行う（表8.2-4）．

呼吸不全とは，呼吸器系の障害による動脈の酸素分圧（PaO_2）の異常な低下，あるいは炭酸ガス分圧（$PaCO_2$）の上昇した状態であり，人工呼吸管理が必須である．しかしながら，酸素投与の有無はその成因によって異なり，肺炎や喘息のような酸素化の障害であれば投与するが，チアノーゼが強くても肺血流の増加によって心不全の症状を呈しているような場合は，酸素投与が症状を悪化させることもあり，注意が必要となる．

ⓒ 循環管理

二次救命処置において**循環管理**は，脳や心筋をはじめとする臓器循環と末梢循環の維持，それによる後遺症予防を目的に行われ，呼吸管理とともに重要な援助である（表8.2-5）．特に子どもの場合，心拍出量が心拍数に依存しているために心機能を維持すること，脳灌流圧を維持するために必要な最低血圧（表8.2-6）を確保することが重要となる．循環管理が必要となる循環不全には，**循環血液量減少性，血管異常反応性，心原性**の三つのタイプがあり，それぞれ治療が異なる．したがって，子どもの循環管理をする際にはその原因を理解し（表8.2-7），どのような援助が必要かを見極める必要がある．

循環不全の一般的な治療原則は，①換気の維持と酸素化の確保，②輸液療法，③心拍出量の増加，④薬物療法，⑤原疾患への治療である．

表8.2-6 各年齢血圧の許容範囲最低値

1カ月未満	60mmHg
1～12カ月	70mmHg
1～10歳	70＋（2×年齢）mmHg
10歳以上	90mmHg

表8.2-7　循環不全のタイプと特徴

	循環血液量減少性	血管異常反応性	心原性
原疾患	出血，脱水	敗血症，アナフィラキシー	心筋障害，不整脈
呼吸	正常	異常または正常	異常（副雑音，呻吟）
脈／脈圧	弱い／狭い	弱い／広い	弱い／狭い
毛細血管再充満時間	正常から延長	正常から延長	延長
意識レベル	正常	異常（興奮〜昏睡）	異常（低下〜昏睡）
尿量	減少	減少	著明に減少
アシドーシスの程度	軽度〜中等度	軽度〜高度	中等度〜高度
心拍出量	少ない	正常〜多い	著明に減少

2　実施方法（二次救命処置の実際）

準備するもの

①気管チューブ
②聴診器
③バイトブロック
④固定用テープ
⑤カフ用注射器
⑥スタイレット
⑦喉頭鏡
⑧ジャクソンリースバッグ
⑨アンビューバッグ
⑩マスク
⑪エアウェイ
⑫舌鉗子
⑬ガーゼ
○潤滑剤
○背板
○直流式除細動器（DC）
○血管確保のための物品（ポンプ用輸液セット，小児用中心静脈
　カテーテル，骨髄針，シーネ，輸液ポンプ）
○治療をするための薬剤
○酸素療法をするための物品（➡6章1節p.135参照）
○吸引をするための物品（➡6章2節p.138参照）

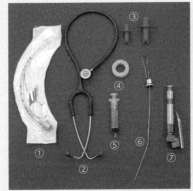
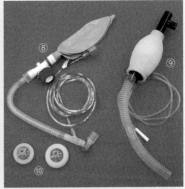
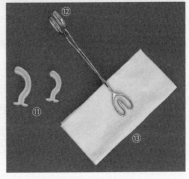

手順＆アドバイス

❶意識状態の観察（➡p.176❷参照）
❷応援の要請（➡p.176❸参照）
❸呼吸・循環状態の観察・評価（➡p.176❺参照）

呼吸管理を必要とする症状：頻呼吸，無呼吸発作，努力呼吸，鼻翼呼吸，陥没呼吸，下顎呼吸，頻脈，不整脈，チアノーゼ，ショック，末梢冷感，昏睡，意識低下など

❹気道確保

子どもは呼吸原性心停止の割合が多いので，救助するものが熟練者ですぐに人工呼吸ができる場合は，気道を確保して2回の人工呼吸を行った後に胸骨圧迫を開始する．

すぐにできない場合や熟練者でない場合は，まず胸骨圧迫を実施し，その後に気道の確保と人工呼吸を行う．

自発呼吸はあるが，意識がなく，舌根沈下によって気道の確保ができない場合は，エアウェイ（反転法）を用いる（➡p.186「エアウェイ（反転法）による気道確保」参照）．

❺胸骨圧迫（➡p.178「胸骨圧迫」参照）

❻人工呼吸

自発呼吸がない，あるいは不十分である場合は，バッグ・マスク人工呼吸法を用いる（➡p.187「バッグバルブマスクによる人工呼吸」参照）．

> 子どもは酸素貯蔵量や呼吸予備能が少ないので，速やかに人工呼吸を開始する必要がある．

❼直流式除細動器（DC）による除細動（➡p.188「直流式除細動器（DC）による除細動」参照）

❽輸液ルートの確保と薬物療法（➡8章2節3項p.190参照）

中心静脈ラインの挿入部は，蘇生法を妨げない大腿静脈を第一選択とし，骨髄路では脛骨前面上部を第一選択とする．

> 蘇生治療には輸液や薬剤投与が必須であり，輸液ルートの確保が必要となる．しかしながら，ショック状態の子どもに末梢静脈ラインを確保することは困難であり，中心静脈ラインの確保または骨髄針による輸液ルート確保を行う．

❾気管挿管（➡p.189「気管挿管」参照）

❸ 二次救命処置に必要な技術

|1| エアウェイ（反転法）による気道確保

子どもは総じて機能的残気量，酸素貯蔵量，予備能力が非常に少ないので，気管挿管操作前には十分な酸素投与が必要となる．健康な子どもは2～3分間の100%酸素投与で2分間の無呼吸状態に耐えられるといわれているが，呼吸状態の悪化が容易に予測されるCPR対象児には，5分間以上の100%酸素投与を実施後，挿管操作を行う．挿管操作時にSpO$_2$が90%を切る場合は，著しい低酸素血症の進行を疑い，早急な酸素投与を行う必要がある．

体位による気道開通ができない場合に**エアウェイ**を用いる．口腔から挿入するものと鼻腔からのものがあり，経口エアウェイは意識のない子どもに，経鼻エアウェイは意識のあるなしにかかわらず使える．

経口エアウェイの禁忌は，咽頭反射・咳嗽反射がある場合，異物誤嚥が疑われる場合などである．経鼻エアウェイの禁忌は，頭蓋底骨折・血液凝固異常・異物誤嚥が疑われる場合などである．

手順&アドバイス

❶口腔内あるいは鼻腔を観察し，必要があれば吸引を行う．

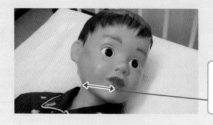

> 経口エアウェイのサイズは，子どもの第一切歯から下顎角までと同じ長さのものを目安として選ぶ．

❷経口エアウェイを挿入する場合，先端を口蓋に向けて挿入し，先端が下咽頭の深さに達したら180°回転させる.

エアウェイの挿入方法には舌圧子法もある. 舌圧子で舌を圧排して落ち込まないように固定し，エアウェイの先端を下顎に向けて挿入する（子どもの状況に応じた選択をする）. 経鼻エアウェイでは，鼻出血を起こすことがあるため，出血傾向のある子どもには避ける.

幼若児では分泌物でチューブが閉塞されやすい.

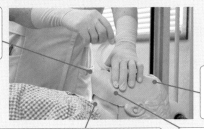

アデノイドが肥大している子どもでは，挿入が困難であったり，挿入後もアデノイドでチューブが閉塞されたりすることがあるため，既往歴などを確認する.

意識がある子どもに行う場合，挿入時に咽頭反射を誘発し，嘔吐や喉頭けいれんを起こすことがある. 咽頭反射の有無は，睫毛反射の有無で確認することができる.

挿入の位置が悪いと舌根を下咽頭に押し込んで，気道狭窄を招くため注意が必要である.

|2| バッグバルブマスクによる人工呼吸

手順&アドバイス

❶子どもに合ったマスクを選択する.

下縁は下顎を越えず，上縁は眼球を圧迫しないサイズで，顔面にしっかりフィットし，周囲から空気の漏れないものが適している.
口腔内に異物が見えれば，喉頭鏡で喉頭展開してマギール鉗子や強力な吸引装置で異物の除去を試みる.
胃部の膨満を防ぐためにマーゲンチューブを挿入し，開放することもある.

❷子どもの体格に合ったバッグを選び，マスクとバッグを接続する（必要に応じて酸素が流せるようにカテーテルをバッグに接続する）.

バッグには自己膨張式バッグのアンビューバッグと，流量膨張式バッグ（ジャクソンリースバッグ）があり，子どもの状況に応じて選択する必要がある（表8.2-8）.

❸マスクを顔面に垂直に当ててフィットさせる. この際，眼球を圧迫しないように注意する.

母指と示指以外の3指でEの字を描くように下顎角を保持し，頸部を伸展させ気道を開通させる.

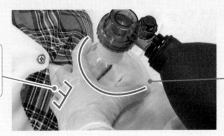

Cの字を描くように母指と示指でマスクを把持し，固定する.

❹もう一方の手でバッグを加圧し1～1.5秒かけて10mL/kgの空気を送り込む. その際，介助者は輪状軟骨圧迫を行い，胃内ガス膨満を防ぐ（➡吸気時間・呼吸回数は，p.175 表8.2-2参照）.

必要以上の加圧をすると，胃が膨満して横隔膜を挙上し，胸腔内容積が減少するため注意が必要である.

表8.2-8 **蘇生バッグの特徴と問題点**

		自己膨張式（アンビューバッグ）	流量膨張式（ジャクソンリースバッグ）
バッグの膨張		自動	ガス流量が必要
大きさ		3種類：250mL（未熟児），500mL（小児），1,500mL	6種類：0.5L，1L，2L，3L，4L，5L
酸素供給源（ボンベや配管）		不要	必要
自発呼吸時の使用		不可	加圧しなくても使用可
最大吸入酸素濃度	通　常	21%	—
	酸素10L	30〜80%	—
	酸素10〜15L	60〜95%（リザーバーバッグ付き）	100%
使用難易度		簡単	習熟が必要
高度呼吸不全での使用		適さない	十分対応できる

| 3 | 直流式除細動器（DC）による除細動

　直流式除細動器（DC）による**除細動**は，危機的な不整脈である心室細動を除去するために，胸壁から直流電気を通電し，正常な心調律に戻すために用いられる．心房粗動，心房細動，上室性頻拍などが認められた場合も使用することがある．

手順＆アドバイス

❶心電図モニターで適応であることを確認する．

❷電源を入れる．

除細動器を保管する際は，必ず電源コードを電源に差し込み充電しておく．

❸電極（パドル）を装着する．
第2〜第3肋間胸骨右縁付近と左第5肋間中腋窩線付近にパッドを密着させ，その上に電極を正しく当てる．
パッドがない場合は，パドルに専用のゼリーを使う（ゼリーがはみ出して他の電極と接触・連続すると効果が出ないので，確実に分離して使用する）．

1〜8歳までの子どもは小児用パッドを，8歳（体重25kg）以上の子どもは成人用パッドを用いる．

生理食塩液を湿らせたガーゼでは，電極間での通電を起こし除細動効果が失われる．
エコー用のゼリーは通電性が悪いため使用しない．

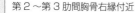

第2〜第3肋間胸骨右縁付近

左第5肋間中腋窩線付近

❹子どもの身体に金属が当たっていないことを確認し，術者以外は子どもおよびベッドから離れる．

❺術者は全員に声をかけた後，パドルを胸壁に強く押し当て，呼気に合わせて通電を行う．

❻2回目以降も4J/kgの通電とする．

通電は4J/kgで開始し，通電後，CPRを再開する（➡p.183図8.2-2参照）．
除細動の効果は，胸の厚さ，パドルを押し付ける強さ，パドルの位置，呼吸などによって変化する．

｜4｜気管挿管

気管挿管は最も確実な気道確保法であり，子どもにおける気管挿管の適応は**表8.2-9**の通りである．

子どもの気管挿管に用いる気管チューブのサイズと長さを**表8.2-10**に示す．これまで，子どもの気道で最も狭いのは輪状軟骨部とされてきたが，近年の研究により成人同様声門部であることが明らかとなった．また，高性能な小児用カフ付き気管チューブが開発されたことから，カフ付き気管チューブが使われるようになってきた（**図8.2-3**）．

表8.2-9 気管挿管の適応

- ■ 無呼吸もしくは呼吸努力が不適切である．
- ■ 機能的もしくは解剖学的気道閉塞がある．
- ■ 呼吸仕事量の過剰による疲労が著しい．
- ■ 肺胞ガス交換に高い吸気圧や呼気陽圧が必要である．
- ■ 気道防御反応が欠如している．
- ■ 診断や検査のために麻酔や鎮静が必要な場合，気道確保・換気確保のために適応となることもある．

表8.2-10 気管チューブのサイズと長さ

年　齢	気管チューブ内径（mm）	長さ（cm） 経　口	長さ（cm） 経　鼻
0〜1カ月未満	2.5	〜9	〜10
1〜6カ月未満	3.0	10	11〜12
6カ月〜1歳未満	3.5	11	12〜13
1歳	4.0	12	15
2歳	4.5	13	16
3歳	4.5	13	16
4歳	5.0	14	17
5歳	5.0	15	18
6歳	5.5	16	19
7歳	5.5〜6.0	16〜17	19〜20
8歳以上	6.5〜7.5	18〜21〜	21〜24〜

1）1歳以上のチューブ内径の計算式（mm）＝（年齢÷4）＋4
2）挿入の長さの計算式（cm）＝チューブの内径（mm）×3．
　2歳以上では，挿入長さ＝（年齢÷2）＋12

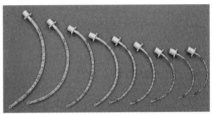

カフなし気管チューブ

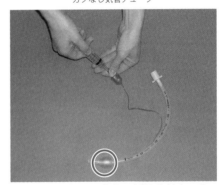

カフ付き気管チューブ（カフを膨らませたところ）

図8.2-3 気管チューブ

手順＆アドバイス

❶ 気管チューブに破損がないか，また，カフのあるチューブの場合，カフからの空気漏れがないかを確認する．

❷ 子どもの体型に合ったサイズの喉頭鏡を選び，組み立てライトが点灯するか，光源の強さは適当かを確認する．

❸ 滅菌操作でスタイレットを気管チューブ先端2cm手前の位置まで挿入し，チューブを弯曲させる．また，気管チューブに潤滑剤を塗る．

❹ 挿管のために下顎を挙上した体位（sniffing position）か，肩甲骨の下に低い枕を挿入した頭部後屈体位をとらせる．

> sniffing positionをとらせる際，2歳未満では肩甲骨の下に低い枕を挿入するとよい．2歳以上では頭を低い枕の上に置く．

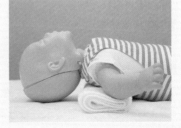

❺挿管前にバッグ・マスク人工呼吸法による換気を十分に行っておく.

挿管操作時にSpO₂が90％を切る場合,著しい低酸素血症の進行を疑い,早急な酸素投与を行う必要がある.

❻医師が喉頭鏡を挿入して声門の位置を確認したら,看護者は気管チューブを渡す.

カフ付き気管チューブを使用する際には,奨励されるサイズのものより2サイズ細いものを選択する.

❼医師が挿管を試み始めたら,嘔吐による誤嚥を防ぐために輪状軟骨を上から圧迫し食道を閉鎖する.

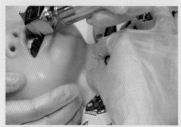

❽気管チューブが適切な深さまで挿入できたら(➡p.189 表8.2-10参照),スタイレットを抜き,換気を再開する.

1回の操作に30秒以上かけないようにし,必要に応じてバッグ・マスク法での換気を行う.

❾気管チューブが気管に挿入されていることを確認する.

子どもでは食道挿管になることも多いので,挿管されているか確認を十分に行う.

確認のポイント
● 呼吸運動による胸郭の左右対称性の動きがあるか,両肺野(左右前胸壁,左右腋窩中線)で呼吸音が聴取できるか,呼吸音に左右差はないか.
● 心窩部を聴診し,胃内に空気流入音がしないか.
● 吸引でカテーテルが一定の深さで抵抗を感じるか.

❿バイトブロックと気管チューブを確実に固定する.

⓫挿管中も胸骨圧迫は続行し,挿管確認時のみ中断する.挿管確認後は,即座に胸骨圧迫と換気を再開する.

⓬必要に応じて人工呼吸器の装着を行う(➡6章5節p.146参照).

気管挿管時には,頻脈,徐脈,不整脈,喉頭けいれん,気管支けいれん,嘔吐,誤嚥,低酸素脳症などの合併症が起こりやすいので,実施中・後の観察を十分に行い,異常の早期発見に努める.

3 輸液ルートの確保と薬物療法

　二次救命処置にとって**輸液ルート**を確保することは,①蘇生に関する治療薬の投与や,②輸液に含まれる内容(水分・電解質・栄養)の補給を行うために意義深い.しかしながら,ショックや心停止で末梢静脈が収縮している子どもに,限られた時間(30〜60秒以内)で静脈路を確保するには困難なことが多く,末梢静脈穿刺法や中心静脈カテーテル留置法に代わって骨髄針による輸液ルート(骨髄路)の確保が奨励されるようになってきている.

　一般的に,輸液ルートの確保は蘇生法を妨げない部位を選択して行われ,中心静脈ラインの挿入部としては大腿静脈を第一選択とし,骨髄路では脛骨前面上部が第一選択となる.

1 子どもの輸液療法

　子どもの一日の維持水分量は一日で失われる水分量を補う量であり,不感蒸泄量と尿量の総和で求められる.一般的に,消費熱量100kcalに対して45mLが不感蒸泄として肺や皮膚から失われ,55mLが尿として排泄されると考えられており,必要水分量は消費熱量の換算によっても求められるが,一般的には体重による算出法が広く用いられている(表8.2-11).

表8.2-11　必要水分量を算出する計算式

体　重	一日当たりの維持水分量
10kg 未満	100mL/kg
10 ～ 20kg 未満	1,000mL + 50mL/kg（10kg を超える分，1kg について）
20kg 以上	1,500mL + 20mL/kg（20kg を超える分，1kg について）

　二次救命処置の場合，子どもはショック状態や心肺停止状態にあり，血圧を適正な数値まで上昇させるための急速輸液（40mL/kg/ 時）を行わなければならないことも多い．また，輸液製剤は細胞外液型輸液（細胞外の血漿や間質にとどまることで血管内容量を増やし，血液循環を維持することに優れている）である生理食塩液や乳酸リンゲル液，酢酸リンゲル液を初期療法に用いる．ただし，原疾患によって使用する製剤が違うので注意する必要がある．

　輸液開始後は，量や速度が適切かどうかをバイタルサインや in ／out のバランス，検査データなどを用いてモニタリングし，補正する必要がある．

❷　輸液ルート確保

│1│骨髄針による輸液ルート確保

　静脈内投与と全く同様，あらゆる薬剤の投与が可能であり，効果の発現も極めてよい．

　穿刺部位としては脛骨近位内側・脛骨遠位内側・前腸骨棘などがあるが，最も一般的な部位は脛骨近位内側であり，脛骨粗面より 1 ～ 2cm 内側かつ遠位に挿入する．

│2│中心静脈カテーテル留置法

　中心静脈ラインは，末梢静脈ラインに比べ内径の大きいカテーテルの留置が可能なため急速輸液や輸血が可能であり，心臓への確実な投与もできるといった利点がある．しかし子どもの場合，穿刺が困難であり，確保するまでに時間を要するといった欠点がある．中心静脈ラインの穿刺部位は，子どもでは主に外頸静脈，内頸静脈，大腿静脈で行われるが，外頸静脈や内頸静脈を穿刺する場合は気管挿管による気道の確保ができていることが前提であり，心肺蘇生法を妨げないためには，大腿静脈穿刺を行う．

　合併症としては，気胸・血胸・出血・不整脈・感染症などが挙げられ，留置後は咳嗽や痰，肺音の左右差，呼吸困難感といった呼吸状態，脈や血圧変動などの観察を行う必要がある．

3 その他の応急処置

日本の子どもの死亡原因の中で「不慮の事故」は常に上位を占めている。死亡につながる事故の種類は、年齢によって若干の違いはあるものの、窒息、溺死または溺水、交通事故、煙、火および火炎への曝露などであり、子どもの救急救命看護においては、これらの事故への応急処置ができることが求められる。また、施設外での事故の救命率を上げるためには初期対応が極めて重要である。看護者には、子どもの家族や周囲の大人が事故現場で適切な応急手当ができるように、教育・指導する能力が求められている。

1 気道異物の除去

|1| 基礎知識

フロイト（Freud, S.）は、2歳くらいまでを**口唇期**と呼び、この時期の子どもは、なめたり口に含んだりすることで、身の回りのものを理解しようとすると指摘している。乳幼児期は、この口唇期に当たり、嚥下機能の未熟さと相まって**誤飲**や**誤嚥**といった事故が起こりやすい。しかし、事故が起こっても認知・言語機能が未熟なために正しい状況を周囲の大人に知らせることができず、発見や対処が遅れることも多く、呼吸筋が未発達で効果的な**咳嗽反射**が期待できないため、異物が鼻腔・気道を閉塞し呼吸困難となり、心肺蘇生法が必要となる場合も少なくない（図8.3-1）。

したがって、気道への異物混入の有無を判断するための観察ポイント（表8.3-1）を知っておくとともに、子どもの弱い咳嗽反射を助ける、直視下で異物を取り除く技術と、胸腔内圧を上げることで強い呼気を作り出す技術を習得しておく必要がある。

ⓐ 直視下で異物を取り除く技術

指交差法や舌下挙上法で開口させて喉の奥を確認し、閉塞物が見えたら指拭法でかき出す（➡ p.194 図8.3-2）。ただし、意識があるときに取れなかった異物は、子どもの意識がなくなるとさらに排出困難となるため、無理をしない。

ⓑ 喉頭異物の場合

胸腔内圧を上げ強い呼気を作り出す技術を用いる。いずれの方法も1回、1回を区切るように施行すること、5回施行後に口腔内を確認し、異物の排出状況を確認することが大切である。

❶**背部叩打法**　子どもの頭部を体幹より低く保った状態で腹臥位にし（術者の前腕にうつぶせにする）、術者は手で子どものあごと肩を支えて頭部を固定し、両肩甲骨の間を手掌の付け根で強く5回叩く。

❷**胸部突き上げ法**　頭部を体幹より低く保ったまま子どもを仰臥位とし（術者の前腕にあおむけに乗せる）、術者は手で子どもの頸部と後頭部を固定、子どもの胸骨下半分を2本指を用いて1秒間に1回の速さで5回圧迫す

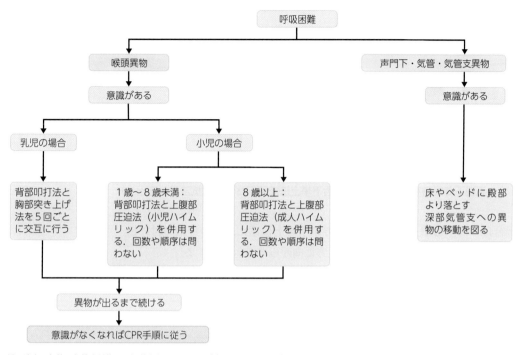

黒田達夫. 気管・気管支異物. 小児科臨床. 2011, 64 (4), p.730-735. を参考に作成.

図8.3-1　気道異物初期対応

表8.3-1　気道異物の観察ポイント

閉塞状態による症状の違い	完全閉塞	窒息のサイン（チョーキングサイン，片手か両手で首を押さえている），声が出ない，咳嗽ができない，チアノーゼの出現，微弱な呼吸もしくは呼吸停止がみられる場合は，気道のいずれかの部位（多くは喉頭から声門にかけて）が完全閉塞を起こしていることを疑う.
	不完全閉塞	声が出る，呼吸ができる，意識があり強い咳嗽が認められる場合は，不完全閉塞であることが多い.
気道異物の嵌屯部位	喉頭異物	嘔気・嘔吐や違和感から発症し，またたく間に発声・発語が困難となり，強い吸気性呼吸困難とチアノーゼが出現し，呼吸停止に至る.
	声門下異物	激しい咳嗽と異物が声門をふさぐために生じる吸気性呼吸困難，吸気性喘鳴，犬吠様咳嗽，嗄声・無声などのクループ症状を呈する.
	気管異物	気管粘膜への刺激により激しい咳嗽が生じる. 吸呼気性喘鳴，または呼気性喘鳴が認められ，全肺野に吸呼気性ラ音や呼気性ラ音が聞かれる. 胸郭の動きに左右差は認められない.
	気管支異物	急性期には激しい咳嗽がみられ，小さな異物では喘鳴，大きな異物の場合は呼気性呼吸困難を呈する. 胸郭の動きに左右差が生じ，患側肺野の呼吸音の減弱を認めることもある. 異物が気管支内に嵌屯すると無症状となる. 特に，肺葉気管支以下に嵌入すると全くの無症状になる.

る. 乳児を対象とした方法である.

❸**上腹部圧迫法（ハイムリック法）**　術者は子どもの背後に立つか，ひざまずき，子どもの脇の下に両腕を通して抱きかかえる. 1 歳～ 8 歳未満の子どもが対象の場合は，手のひらを重ね，手のひら全体で腹部正中線上の臍よりやや上部を上方に向かって 6 ～ 10回圧迫する. 8 歳以上の子どもが対象

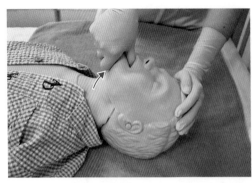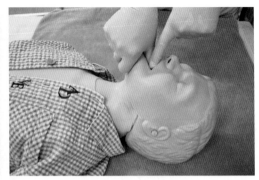

図8.3-2　直視下で異物を取り除く技術（舌下挙上法で開口させて指拭法でかき出す）

の場合は，片手は拳を作り，もう一方の手を上に添え，拳の母指の付け根で腹部正中線上の臍よりやや上部を上方に向かって5回圧迫する．

c 声門下異物の場合

気管異物をはじめとする声門下の気道異物では，胸腔内圧を上げ強い呼気を作り出す技術を用いると異物が下から押し上がり，声門下に嵌屯（かんとん）する危険性があるため，行わない．異物の気管支への固定を図るために，術者は座位の子どもの身体を抱き上げ，床へ殿部から落とす．

│2│実施方法（喉頭異物の場合）

気道異物の除去は，年齢や体格によってその方法が異なる．

●気道異物除去技術の一例〈動画〉

手順＆アドバイス

≫乳児の場合

舌下挙上法

❶窒息のサイン（チョーキングサイン），声が出ない，激しく咳き込むなど，異物の誤飲が疑われた場合，舌下挙上法や指交差法で口腔内を確認する．

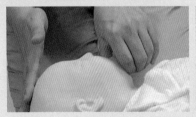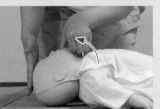

> 舌下挙上法は，母指と他の4本の指で子どもの舌とあごをつかみ，上方に引き上げる方法である．

❷異物が見えるようであれば，指を入れてかき出す．

❸異物の除去ができたら安楽な体位を取り，呼吸状態を観察する．

> 異物が見えない場合に無理に指を入れると，かえって異物を奥に押し込むことがあるので無理をしない．

背部叩打法

❹異物を取り除くことができない場合，背部叩打法を5回実施する．

❺まず，頸部を固定するために，示指を子どもの舌と下歯肉にかけ，母指と他の3本の指は下顎に置く．また，手掌の部分は子どもの前胸部に当てる．

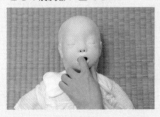

❻下顎と前胸部の固定はそのままに，子どもをうつぶせにして，固定している腕にまたがらせる．

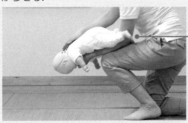

> 体位を変える際に子どもを落とさないように注意する．

> 子どもをまたがらせた腕は，立てた膝の上に乗せ，子どもの頭部が低くなるような姿勢で安定させる．

❼肩甲骨の間を手掌の付け根で，前に押し出すように5回強く叩く．

❽異物が出てきたら除去する．

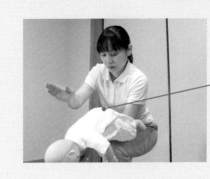

> 1回1回はっきり区切れをつけて叩く．

胸部突き上げ法

❾背部叩打法を5回実施しても異物が出ない場合，胸部突き上げ法を5回実施する．

❿まず，片手で子どもの頸部と後頭部を固定し，子どもを仰向けにして乗せた前腕を膝の上に乗せる．

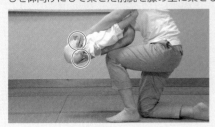

⓫子どもの頸部と後頭部を支えながら，子どもの頭部が低くなるような姿勢をとる．

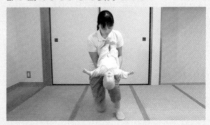

⓬胸骨の下半分の位置に示指と中指を当て，頭部に向かって強く5回圧迫する．

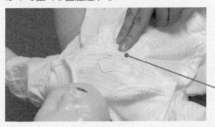

> 1秒間に1回の割合で，素早く押さえる．

⓭胸部突き上げ法を5回実施しても異物が除去できない場合，119番に連絡し救急隊を要請する．
⓮救急隊が来るまで，背部叩打法と胸部突き上げ法を繰り返す．
⓯途中，子どもの反応がなくなったら，気道異物の除去を中止し，心肺蘇生（CPR）を開始する．

》 1歳以上の子どもの場合

背部叩打法

❶ 激しく，力強く咳き込むなど，気道異物の除去に咳嗽が有効な場合は，子どもの肩甲骨の間を手掌の付け根で叩き，子どもの咳嗽を補助する．

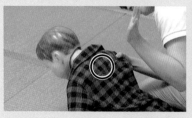 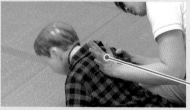

> 叩く際は，子どもの呼気に合わせるように手掌の付け根で実施する．

上腹部圧迫法（ハイムリック法）

❷ 窒息のサイン（チョーキングサイン），声が出ない，有効な咳嗽が認められない場合，ハイムリック法を5回実施する．

❸ まず，介助者は子どもの背部に回り，立つかもしくは膝をつく．

❹ 両腋窩から腕を入れ，体幹を腕で抱え込むように回す．

❺ 片方の手を握り，拳の母指側を臍の少し上，剣状突起より下の離れた位置に置く．その際，片手で臍の位置を確認する．

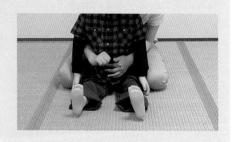

❻ 臍を確認した手で臍より少し上に置いた拳を包み込むように握り，子どもの腹部を背骨の方向，やや上方に向けて引き上げるような感じで5回圧迫する．

> 8歳未満の子どもの場合は，**両手のひらを重ね，手のひら全体で腹部正中線の臍よりやや上部を上方に向かって5回圧迫する**．

> 声をかけ，子どもの協力を得るようにする．

> お腹を押すよ

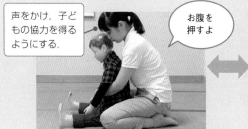 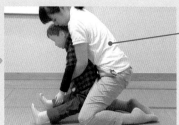

> 1回1回はっきり区切るように実施する．

❼ 5回実施したら口腔内を確認し，異物を取り除くことができたら安楽な体位にし，呼吸状態を観察する．

❽ 異物の除去ができない場合，119番に連絡して救急隊を要請し，救急隊が来るまで，背部叩打法かハイムリック法を繰り返す．

❾ 途中，子どもの反応がなくなったら，気道異物の除去を中止し，心肺蘇生（CPR）を開始する．

2 消化管異物および中毒

　口唇期の子どもにとってなめたり，口に含んだりすることは大切な学習過程であるが，誤嚥や誤飲を招きやすいともいえる．誤飲する異物には，異物そのものが身体を傷つける恐れのある**消化管異物**と，体内に吸収されることによって起こる弊害である**中毒**がある．

　消化管異物とは，ボタン型電池や玩具（ビー玉，おはじき），針金，画鋲（がびょう）な

どを誤飲したことをいい，乳児に多い．また，中毒とは化学物質が接触，吸入，経口摂取など，さまざまな経路で体内に入り，生体に有害な作用をもたらす[3]ことをいい，たばこや医薬品，家庭用洗剤，化粧品といった家庭用品の誤飲によって生じることが多い．「何を」「いつ」「どれくらい」摂取したかが中毒起因物質の特定や重症度を評価する上で不可欠であり，治療に当たっては保護者から情報を得ることが大切である．しかしながら，家族の自責の念が強いと過少申告することもあるので注意が必要である．

│1│消化管異物への対応

画鋲やピアス，針など穿孔を起こしやすい鋭利なものや腸閉塞を起こす恐れのあるものを誤飲した場合，速やかに医療機関にかかる．特に，ボタン型電池が食道にとどまると数時間で重度の粘膜変性潰瘍を起こす可能性があるので注意する．それ以外のものは通常の生活を送らせ自然排泄を待つ．

│2│中毒への対応

中毒への対応は誤飲したものによって異なるが，治療の基本は，**催吐，胃洗浄，吸着剤の投与**によって消化管から薬毒物を除去することである．

まず，誤飲したものが催吐禁止の物質（表8.3-2）でなければ，第一に催吐させる．毒物の吸収を遅らせたり，消化管への刺激を弱めるために，水や牛乳（水溶性のものは牛乳，脂溶性のものは水）を 100 ～ 200 mL飲用させ希釈することもある．

その後，胃洗浄や活性炭などの吸着剤の投与を行い毒物を除去するが，服毒後60分以上経過すると，これらの方法では十分に回収ができなくなるため（回収量は服毒量のおよそ 30 ％），早期の対処が必要である（表8.3-3）．

子どもの誤飲で中毒の心配がないと思われる物質を表8.3-4 に示す．また，中毒起因物質の毒性と処置の要点を表8.3-5 にまとめる．

表8.3-2 催吐の禁忌

①6 カ月未満の乳児（嘔吐反射が十分に発達していない）
②昏睡，けいれん，嘔吐反射がない意識鈍麻な患者
③酸，アルカリなど腐食性物質を摂取している場合
④ガソリン，灯油など揮発性物質およびこれらが溶媒として使用されている場合
⑤鋭利な固形物質を嚥下している場合

表8.3-3 胃洗浄の適応

■原則，薬物を摂取してから 1 時間以内
■摂取 1 時間以降でも，腸蠕動を抑制し胃内に残留している可能性がある薬物
　　サリチル酸，抗コリン薬など
■大量服用すると致死的な薬物
　　カルシウム拮抗薬，血糖降下薬，三環系抗うつ薬など

plus α
急性中毒症状

急性中毒でしばしばみられる重要な症状には次のようなものがある．
中枢神経系：意識障害，けいれん，錯乱，幻覚，縮瞳
循環器系：低血圧，高血圧，頻脈，徐脈，不整脈
呼吸器系：チアノーゼ，喘息，頻呼吸
消化器系：嘔気・嘔吐，下痢，腹痛
皮膚・粘膜：びらん，異臭，腫脹，発疹

plus α
小児の誤飲の頻度

家庭用品等に係る健康被害・病院モニター報告（2018 年，厚生労働省）によると，小児の誤飲事故では，たばこが20.8％と最も高く，医薬品・医薬部外品が17.4％，玩具が10.7％，硬貨が3.0％などであった．

表8.3-4 **毒性が低い家庭用品**

化粧品	口紅，クリーム，ファンデーション，乳液
洗　剤	防腐剤非含有の洗濯糊
文　具	インク，鉛筆，クレヨン，水彩絵の具，粘土，のり，油性ペン
その他	蚊取り線香，線香，マッチ，ろうそく，固形肥料，植物活性剤，シリカゲル，体温計の水銀，紙おむつ

表8.3-5 **中毒物質と処置**

中毒物質	処置
たばこ	■小児の致死量は 10 〜 20mg（たばこ 1 本分） ■まずは催吐 ■たばこのニコチンは溶出に時間がかかり，特に胃液のように酸性環境下では溶出が遅くなる．しかし，ニコチン浸出液を摂取した場合は吸収が速く重症となりやすいので胃洗浄を行い，活性炭の投与を行う．
ホウ酸だんご	■小児経口致死量は，乳児 2 〜 3g，幼児 5 〜 6g ■吸収は速いが，症状発現まで数時間かかることがある． ■誤嚥に注意して催吐・胃洗浄
マニキュア，除光液（有機溶剤）	■中毒量約 2 〜 3mL/kg ■催吐禁忌．多量摂取の場合は気管挿管後胃洗浄．対症療法
灯油，ガソリン	■消化管からほとんど吸収されない． ■嘔吐による誤嚥で肺臓炎（間質の炎症，肺胞出血，肺気腫，気管支・細気管支の壊死）を起こすので催吐禁忌 ■胃洗浄や活性炭の服用も嘔吐を誘発するため，少量飲用で症状がなければ，様子観察をする． ■対症療法

3 熱　傷

➡熱傷については，ナーシング・グラフィカ『小児の発達と看護』3 章 2 節 6 項参照．

　小児救急医療において**熱傷**は頻度の高い外傷性疾患であり，日常生活と関連した高熱液体によって（ミルク，味噌汁，熱い風呂，ポット，スチームアイロンなど）受傷する割合が高い．子どもの場合，成人に比べ皮膚が薄いために熱傷は深くなる傾向があり，瘢痕や拘縮を来しやすい．また，熱傷では創面から血漿成分や体液の漏出が生じ，循環血液量や機能的細胞外液量が急激に減少するが，子どもは細胞外液の占める割合が大きいために，脱水ショックを起こしやすいという特徴もある．

plus α

熱傷面積

全体表面積の何％くらいが熱傷を受けているかを表す指標で，大人では「9」の，子どもでは「5」の法則を使用する．体表面積の 30％以上の熱傷を「広範囲熱傷」という．

| 1 | 熱傷の受傷面積と深度，重傷度の診断

　熱傷は受傷の範囲と深度によって重傷度が変わり，治癒までの経過を予測することができる．

　受傷範囲は，子どもの手掌の大きさを体表面積の約 1 ％とする「**5 の法則**」（図8.3-3）を用いて算定すると容易であるが，受傷早期では受傷範囲が明確でないことが多いため，受傷面積は 1 〜 2 日後に再度確認する必要がある．

　受傷深度（表8.3-6）によって皮膚組織の損傷や破壊の程度を知ることができる．

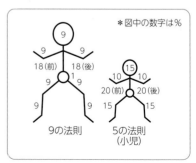

図8.3-3 **9 の法則と 5 の法則**

表8.3-6　熱傷の受傷深度

Ⅰ度	表皮（角質層）の損傷であり，軽度の疼痛と熱感，紅斑が生じるものの水疱形成はなく，数日間で治癒する．
浅達性Ⅱ度	表皮の有棘層，基底層の損傷であり，強い疼痛と灼熱感，紅斑に加え水疱を形成する．10日間程度で治癒する．
深達性Ⅱ度	真皮の損傷により，水疱は形成するが表皮の脱落によりピンク色から白色を呈し，知覚神経に富む乳頭層が損傷するために知覚鈍麻が生じる．表皮形成まで2～3週間かかり，瘢痕を形成することも多い．また，細菌感染を起こしやすくⅢ度に移行することもある．
Ⅲ度	皮下組織まで損傷され，血管の破壊による血流の遮断，壊死が起こる．そのため，色は乾いた白色から褐色を呈し，硬く，痛みも感じない．表皮の自然再生は期待できず，植皮などの手術適応である．

| 2 | 応急処置

① 受傷後は直ちに水道水などのきれいな流水で患部を冷却・洗浄する．ただし，すでに水疱があったり，創部の損傷が著しい熱傷であったりする場合，患部に直接水圧がかかると創部を損壊する恐れがあるので，患部よりやや上部に水流を当て，直接水圧がかからないように注意する．

② 衣服の上からの熱傷の場合は，衣服を着用させたまま流水で冷やし，冷却後に皮膚を剝がさないように注意しながら，はさみで衣服を切り取る．

③ 直接流水で冷却・洗浄できない部分（目や耳の周り）の熱傷の場合，冷たいタオルで冷やす．子どもの場合，氷や冷却材では受傷部が過度に冷え，組織への血流の阻害や低体温症を引き起こすことがあるので，原則これらは使用しない．

④ 冷却は痛みが取れるまで（最低30分間）行う．

⑤ 冷却後は，患部に直接触れないように注意し，清潔なガーゼやタオル（毛羽立っていないもの，ラップやビニール袋でも可）を緩く当て，医療機関を受診する．

⑥ 子どもにとって冷却による低体温はショック状態を悪化させることがあるので，保温に留意する．

| 3 | 二次救命処置

① 創面を微温生理食塩液またはシャワーなどで洗浄する．

② 熱傷が広範囲の場合は，熱傷ショックに備え輸液ルートを確保し，急速輸液（時間尿量 1～2mL/kg を目安）を行う．

〔Shriners Burn Institute の式〕

▶ 0～24 時間：5,000mL ×（熱傷面積 m²）+ 2,000mL ×（体表面積 m²）の乳酸リンゲル液を，初期 8 時間に 24 時間投与量の 1/2 量，残量を 16 時間で輸液する．

▶ 24～48 時間：4,000mL ×（熱傷面積 m²）+ 1,500mL ×（体表面積 m²）

plus α

熱傷の病態

Ⅰ．ショック期（受傷～48 時間）　10％以上の熱傷となると血漿成分が血管外へ漏出しやすく，容易にショックへ移行する．
Ⅱ．ショック離脱期（2～7 日）　浮腫として血管外に貯留していた非機能的細胞外液が血管内に再吸収され，循環血液量増加，血圧上昇，利尿がみられる．
Ⅲ．感染期・低栄養期（8～21 日）　浮腫と循環障害のため，感染が併発しやすい．また，貧血や低タンパク血症も来しやすい．
Ⅳ．回復期（22 日以降）

③水疱の貯留液は排出させるが，水疱膜は破らずに被覆膜として用いる．

④消毒後，フラジオマイシンガーゼなどを当て，厚めにガーゼで被覆し弾力
　包帯を巻く（油紙や撥水性の軟膏は，滲出液を貯留させて不潔になりやすい
　ので避ける）．

⑤外用薬は創の状態によって使用を決定するが，大切なことは前日の外用薬
　や壊死組織をシャワー洗浄や温浴療法によって十分に洗い流してから，新し
　い外用薬を塗布することである．

⑥熱傷ショック離脱後は代謝が著明に亢進するので，積極的に高タンパク，
　高カロリー，高ビタミン食を摂取させる．

4 溺 水

➡溺水については，ナーシング・グラフィカ『小児の発達と看護』3章2節6項参照．

　子どもの死亡原因である「不慮の事故」において，「溺死または溺水」は発
生頻度が高い．**溺死**とは，溺れて24時間以内に死亡することをいい，**溺水**と
は，溺れた後生存するか24時間以上生存した場合[4]をいう．

　溺水には，①肺に液体を吸入した**湿性溺水**（全体の85〜90％を占める）
と，②後咽頭に流入した少量の液体の刺激により喉頭攣縮（れんしゅく）が持続し低酸素血
症を起こした**乾性溺水**がある．湿性溺水の場合，肺胞炎，肺サーファクタント
の不活化，肺胞基底膜に傷害を与え肺水腫，無気肺が生じ，高度な酸素化障害
により低酸素血症や代謝性アシドーシスを起こす．また，③5℃以下の冷水で
溺れ，迷走神経反射を引き起こして心停止となったもの（**浸漬症候群**），④
20℃以下の冷水に顔面が浸ったり，口腔内に流入することで三叉神経を刺激
し迷走神経反射を引き起こしたもの（**diving reflex**），⑤軽症やいったん回
復した子どもが遅延性（数分から24時間）に炎症性の肺胞性肺水腫を起こす
二次性溺水がある．

|1| 応急処置

①子どもを水中から引き上げる．この際，水が気道に入ってしまわないよう
　に頭部を胸部より低くして運ぶ．

②意識，呼吸状態，循環状態を観察する．

③ぬれた衣服を脱がせ，乾いたタオルか毛布で包み保温する．

④意識がある子どもの場合でも二次性溺水の可能性があるため，必ず医療機
　関を受診する．

⑤意識はないが呼吸している子どもの場合は，水を吐き出すことがあるので，
　側臥位あるいは回復位を取らせ救急車を呼ぶ．

⑥呼吸や循環状態が悪い，あるいは心肺停止の場合，口腔内に異物がないこ
　とを確認し，即座に心肺蘇生法を行う．

⑦肺に入った液体は急速に吸収されるので，ハイムリック法など水を吐き出
　させる試みは必要ない．ただし，飲み込んだ水で胃部膨満があり，人工呼吸
　の妨げとなる場合は，心肺蘇生法を行った後，誤嚥に注意しながら胃部を圧

迫して吐かせることもある.

|2| 二次救命処置

①心肺蘇生は有効な循環，呼吸が確立するまでは維持する.

②100％酸素を投与し，気管挿管・人工呼吸管理を行う.

③必要に応じて吸引を行い，汚水が吸引された場合は肺洗浄などを行う.

④輸液ルートの確保を行う.

⑤胃管を挿入し開放することで腹部膨満の軽減による肺拡張を助け，換気率を上げる.

⑥脳灌流圧を維持するために，最低血圧の目安である「70mmHg ＋ 2 ×年齢」を目標に昇圧薬や強心薬などを投与する. また，二次感染予防のために抗菌薬投与も開始する.

⑦深部体温が 32℃以上にならないと蘇生に反応しないので，体温を回復させることが重要であり，低ければ吸入酸素や補液を 37 ～ 40℃まで加温し，35℃まで体温を回復させる. しかしながら，脳のダメージを少なくするため 35℃まで復温したら脳低温療法に移行する.

5 熱中症

熱中症とは「暑熱環境における身体の適応障害によって起こる状態の総称」であり，重症度によってⅠ～Ⅲの 3 段階に分類されている.

1 Ⅰ度（熱けいれんや熱失神）

発汗によるナトリウム欠乏と，筋肉の興奮性亢進により生じる下肢を主とした筋肉の攣縮であり，高温の環境下で長時間の激しい運動を行うことで発生する. また，熱失神は脳への血流が不十分になることで生じるもので，主な症状としてめまいや失神，手足のしびれ，気分不快がある. 特別な治療は必要とせず，涼しい環境下で安静を保ち，塩分を含む水分（スポーツドリンク類）を補給させる.

2 Ⅱ度（熱疲労）

高温多湿の環境下で，発汗により多量の細胞外液を喪失した際に発症する. 体温調節機能は障害されず，深部温は 40℃以下に保たれる. 主な症状として倦怠感，頭痛，嘔気，嘔吐，頻脈，虚脱感，起立性低血圧がある. 通常，意識は保持されているが，見当識障害を伴う場合がある. 適切な対処がなされないと熱射病に移行することがある.

涼しい環境下に置き，経口摂取が可能な場合はナトリウム入りの水分を与える. 知覚障害や脱水症状が高度な場合は，生理食塩液やリンゲル液10 ～ 20mL/kgを急速輸液する.

3 Ⅲ度（熱射病）

自己温度調節の破綻による全身多臓器の障害であり，死亡の危険性が極めて高く救急処置が必要である. 熱射病の主な症状として，中枢神経障害（けいれ

ん，昏睡，昏迷），深部体温が41℃以上，乾燥した皮膚（発汗停止），高い皮膚温，低血圧，頻脈などがある．

| 1 | 応急処置

手順&アドバイス

Ⅰ度の場合

❶熱中症が疑われる子どもを発見したら，風通しのよい涼しい場所へ移動させる．

> 自力での移動は体調の悪化を招くことがあるので，だっこやおんぶなどで移動を援助する．

❷衣服を緩めたり脱がせたりするなどして，身体からの熱の放散を助ける．

❸積極的に冷却する．タオルやうちわであおいで身体を冷やす．

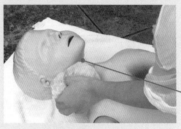

> 氷や冷たい水が手に入る場合は，頸部や腋窩，鼠径部など体表面近くにある動脈を直接冷却し，深部体温を下げる．

❹意識が明瞭であれば，水分飲用を促す．多量の発汗によるナトリウム不足が懸念されるため，塩分を含む水分の摂取が望ましい．

> 経口補水液やスポーツドリンクなどを摂取させる．

❺水分および塩分の補給をしながら，安静にし，回復を待つ．

> 水分のみの摂取は，低ナトリウム血症を助長し，急性心不全などを起こす恐れがあるので注意する．

Ⅱ〜Ⅲ度の場合

❶熱中症の子どもを発見したら，風通しのよい涼しい場所へ移動させる．

❷積極的に冷却する．体温を下げるために，衣服を脱がせる．氷や冷たい水が手に入る場合は，頸部や腋窩，鼠径部など体表面近くにある動脈を直接冷却し，深部体温を下げる．

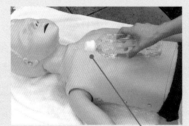
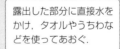
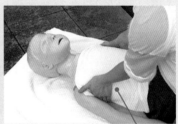

> 気化熱を利用して体温を下げるため，冷たい水である必要はない．
> 意識が明瞭であれば塩分を含んだ水分摂取が効果的であるが，Ⅱ度以上の場合，意識障害が出現することもあるので，無理に水分を摂取させない．

> 露出した部分に直接水をかけ，タオルやうちわなどを使ってあおぐ．

> 露出した部分をぬらしたタオル（軽く絞る程度にとどめる）で覆うことも有効である．

❸医療機関への受診が必要なため，119番に連絡し，救急隊の出動を要請する．救急隊が来るまで冷却を続ける．

❹病状によっては一次救命処置（BLS）を実施する．

①冷却は継続する．深部体温を速やかに 39℃以下に下げ，38.5℃に達したら
クーリングを中止する．

②脱水による発汗不全を起こし，低血圧やショックを呈しているため，生理
食塩液やリンゲル液を用いて急速輸液を行い，脱水を是正する（10 ～
20mL/kg を必要に応じて繰り返す）．

③熱射病の重症例では，脳出血，脳浮腫，循環不全，多臓器障害，DIC を併
発するため，それに対処した治療が必要となる．

6 骨 折

　子どもの**骨折**は，日常的によくみられる疾患であり，転倒・転落が原因で発
症することが多い．子どもは，靱帯や腱が強靱であるのに比べ，骨端線が軟ら
かく弱いため，関節近傍に外力を受けると骨端離解が起こりやすい．骨端線の
損傷は骨の成長障害を引き起こすことがあるので，注意が必要である．

　単純（閉鎖）骨折と複雑（開放）骨折があり，激しい痛みや疼痛部分の腫
脹・変形，可動による疼痛の増悪などが主症状である．

1 骨折時の応急処置

手順&アドバイス

❶骨折部位の固定を行う．
その際，骨折箇所の両端2関節が動かないよう副木を当てる．

❷タオルや三角布を用いて副木を固定するが，末梢の循環不全が
起こらないように注意する．

❸氷や冷たい水があれば袋に入れ，骨折部位の冷罨法を実施する．

❹複雑（開放）骨折の場合，感染症を予防するために，創部を清
潔なガーゼやタオルで覆う．

❺副木による固定ができたら，病院に搬送する．

内出血でショックに陥ることもあるので，
局所には冷罨法を実施するが，全身は保温
に努める．

骨が体外に突き出ている場合は無理に修復
せず，そのままの状態でガーゼ保護し，病
院などへ搬送する．

8

救急救命の技術

■ 引用・参考文献

1) 見藤隆子ほか．看護学辞典．日本看護協会出版会，2003，p.144.
2) 心肺蘇生法委員会，日本救急医療財団．救急蘇生法の指針：医師用．へるす出版，2002.
3) 木下博子ほか．内科医・小児科研修医のための小児救急医療治療ガイドライン．診断と治療社，2004，p.403.
4) 我那覇仁ほか．小児疾患の診断治療基準．東京医学社，2001，p.816.
5) 井上信明．気道の確保．小児科臨床．2011，64(4)，p.771.
6) 村田祐二．誤飲．小児科臨床．2011，64(4)，p.723-729.
7) 日本蘇生協議会監修．JRC蘇生ガイドライン2020．医学書院，2021.
8) 黒田達夫．気管・気管支異物．小児科臨床．2011，64(4)，p.730-735.

9) 市川光太郎．気道異物への対応．小児科．2011，52(5)，p.789-794.
10) 特定非営利活動法人大阪ライフサポート協会．改訂第3版 BLS：写真と動画でわかる一次救命処置．学研メディカル秀潤社，2017.
11) 五十嵐隆．小児科診療ガイドライン．第3版．総合医学社，2016.
12) 市川光太郎．小児救急治療ガイドライン．改訂第3版．診断と治療社，2015.
13) 井上信明．おさえておきたいすぐに使える子どもの救急手技マニュアル．診断と治療社，2014.
14) 特定非営利活動法人大阪ライフサポート協会．改訂第3版 ALS：写真と動画でわかる二次救命処置．学研メディカル秀潤社，2017.

緊張は伝染する

　実習初日，ほとんどの学生さんはこわばった表情とギクシャクした歩き方で病棟にやって来て，ボソボソボソというささやき声か，奇妙に甲高い声で「おはようございます」と叫びます．そんな学生さんを迎えた看護師さんたちも「ん？ 何か音がした？」という不審げな表情か，「何事？？」といった驚きの表情で振り返り，ついついこわばった表情で「おはようございます」と返事をしてしまいます．もちろん，こんな調子の学生さんを迎えた子どもとお母さんも……やっぱりこわばった表情で，ギクシャク・ギクシャク……会話も弾みません．

　学生さんにとって臨床は，初めてのこと，わからないことだらけで緊張を強いられる場所だと思います．しかしながら，緊張は伝染するのです．あなたがこわばった表情でギクシャクしていると，担当の子どもと家族もだんだんとギクシャク・ギクシャク……つらい時間になってしまいます．

　そこで，病棟に入る前に口や目など表情筋を大きく動かして「ウイスキー」を 10 回唱えることをお勧めします．グループ全員で輪になってすると，相手の表情に思わず笑えてニッコニッコになり，緊張がどこかに飛んでいってしまいます．病棟にはぜひその豊かでやさしい表情で行きましょう．すると不思議，あんなにギクシャクしていた子どもも家族もいつの間にか笑顔になってくれます．まずは，不必要な緊張をしないことです．

（幸松美智子）

9 症状・生体機能の管理技術

学習目標

⦾ 子どものバイタルサインに関する基礎的知識を理解し，バイタルサインを測定する技術を習得する.

⦾ 子どもの検体採取に関する基礎的知識を理解し，検体採取を行う技術を習得する.

⦾ 子どもの検査に関する基礎的知識を理解し，検査を受ける子どもの援助方法を習得する.

⦾ 子どもの身体計測に関する基礎的知識を理解し，身体計測を行う技術を習得する.

⦾ 測定したバイタルサイン・身体計測，検査結果について，アセスメントすることができる.

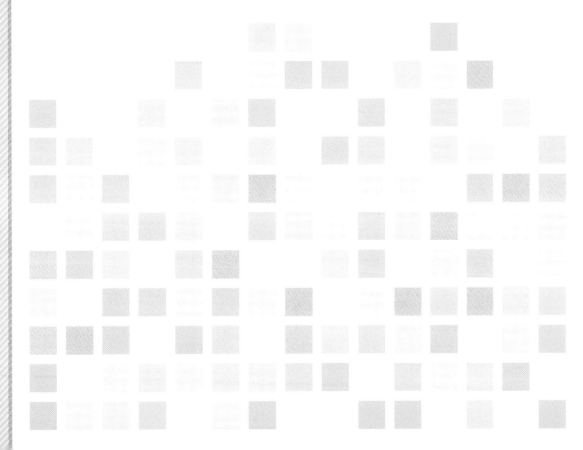

バイタルサインとは，人間の生命の状態を示す徴候を意味する．一般的に，バイタルサインの主要な項目として，呼吸，脈拍，体温，血圧があり，その値は子どもの看護ケアや治療・処置の重要な指標となる．子どもの場合，病状の変化の速さや自分の言葉で十分に症状を伝えられないことから，バイタルサインを正確に測定し，また，機嫌や活動状態などを総合的に観察して，全身状態の判断をすることが重要である．看護者は，子どもの成長・発達に適した測定具・測定方法を用い，子どものストレスを最小限とする関わりが必要となってくる．

1 バイタルサインの測定

　バイタルサインは，なるべく安静にした状態で測定することが望ましい．しかし，子どもの場合，なかなか安静にすることが難しい場合もある．体動や啼泣によって変動しやすい呼吸や脈拍は最初に測定するなど，測定の順番にも工夫が必要である．

:・ 子どものバイタルサインを測定する順番

　　呼吸数→脈拍（心拍数）→体温→血圧

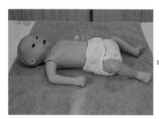 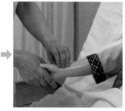 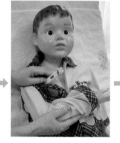 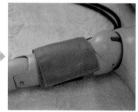

1 呼吸測定

| 1 | 基礎知識

ⓐ 目的

● 呼吸状態の観察を行うことで，呼吸器，循環器の状態を知ることができる．

● 呼吸数や呼吸の深さ，リズム，換気量の変化，胸郭の動きの異常から，病態や疾患を推測することができる．

➡乳児の呼吸器系の特徴については，ナーシング・グラフィカ『小児の発達と看護』2章2節3項表2.2-2参照．

ⓑ 呼吸数の正常値

　子どもの呼吸数は成人に比べ多く（表9.1-1），リズムが不規則である．新生児では一回換気量は25mLと成人の20分の1程度である．乳幼児は，解剖学的・機能的に呼吸障害を起こしやすい．

ⓒ 呼吸に影響を及ぼす因子

　酸素消費量が増加すると呼吸数も増加する（表9.1-2）．呼吸数の測定は安静時や入眠時に行うことが望ましい．

表9.1-1　年齢別呼吸数

年　齢	呼吸数（回/分）
新生児	30〜50
乳　児	30〜40
2〜3歳	25〜30
5〜6歳	20〜25
10〜11歳	18〜22
思春期	16〜18

表9.1-2 呼吸に影響を及ぼす因子

- ■食事（授乳）
- ■運動（啼泣など）
- ■体位
- ■入浴
- ■気温
- ■体温
- ■薬剤
- ■精神的興奮
- ■ストレス

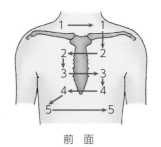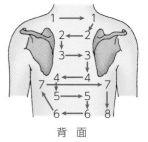

前面　　　　　　　　背面

図9.1-1　呼吸音の聴取部位

表9.1-3　異常呼吸音（副雑音）の分類

異常呼吸音	分類	通称	特徴と代表的な疾患
断続性副雑音	細かい断続性副雑音	捻髪音	■パリパリという細かい破裂音．吸気時に起こる． ■線維化し弾力性を失った肺胞が膨らむときに鳴る．拘束性肺疾患などによる末梢レベルのトラブルが示唆される．呼気時に閉塞した末梢気道が，吸気により開放したために生じる．咳払いをしても消失しない． ■間質性肺炎（肺線維症），肺水腫の初期，肺気腫など．
	粗い断続性副雑音	水泡音	■ブクブクという低く長めの音．吸気時・呼気時を通して聴こえる． ■気道内の湿気の中を空気が通過し，水をはじくように鳴る音と考えられる．局所に水分が増加し，気道内の増加した分泌物に気泡が破裂することによって生じる． ■肺水腫，細菌性肺炎，びまん性汎細気管支炎，気管支拡張症，肺炎，慢性気管支炎など．
連続性副雑音	低調性連続性副雑音	いびき音（グー音）	■比較的低めの"いびき"のような連続音．気道狭窄により狭くなった場所を空気が通過することによって起こる． ■気管や主気管支などの太い中枢性気道を部分的に狭めていることにより生じる． ■ポリープ様肺門部肺癌など．
	高調性連続性副雑音	笛音（ヒュー音）	■高めの連続音．気道狭窄によってできた，より小さな穴を空気が通過するときに起こる． ■比較的太い気管支の内腔が狭窄したために乱流が生じることによって起こる． ■気管支喘息，びまん性汎細気管支炎，肺水腫，気管内異物など．
胸膜摩擦音			■ギュッギュッといったこすれ合うような音で胸壁の表面近くから聴こえる． ■炎症で荒れた胸膜表面同士の擦り合いによって生じ，胸部前面あるいは側面の下部の胸郭が最も拡張する部位で明瞭に聴こえる．

9

症状・生体機能の管理技術

d 呼吸音聴取の方法

　正常呼吸音は，気管（支）音，気管支肺胞音，肺胞音が聴取できる（図9.1-1）．チェストピースが密着できる場所を選び，上葉から中葉，下葉へと左右を比較しながら聴取する．

e 呼吸音の異常

　異常呼吸音（副雑音）は異常の原因や部位を反映している．異常呼吸音は断続性か連続性かなど4種類の肺性副雑音と，非肺性副雑音である胸膜摩擦音とに分類できる（表9.1-3）．

f 異常呼吸

　異常呼吸には，呼吸数と深さの異常，リズムの異常，換気量の変化，胸郭の動きの異常などがみられる（表9.1-4）．

周期性呼吸

無呼吸に似た呼吸を呈するもので，周期性呼吸がある．これは，3～10秒の無呼吸と10～15秒の通常の規則的な呼吸を繰り返すもので，通常でも，しばしば新生児，特に早産児や低出生体重児にみられる．無呼吸発作との鑑別が必要である．

表9.1-4　異常呼吸

	呼吸の特徴	呼吸の型
〈参考〉正常	➡年齢別呼吸数（p.206 表9.1-1）参照.	
頻呼吸	深さは変わらないが呼吸数が増加する（25回以上/分）.	
徐呼吸	深さは変わらないが呼吸数が減少する（8～12回/分）.	
過呼吸	呼吸数の変化はないが一回換気量が増加する. 酸素供給が不十分なときに起こり, 呼吸性アルカローシスを生じる.	
減呼吸	呼吸数の変化はないが一回換気量が減少する.	
多呼吸	呼吸数, 深さともに増す. 呼吸障害の初期症状の徴候.	
少呼吸	呼吸数, 深さともに減少する.	
浅表性呼吸	呼吸が浅くなり, 一回換気量が減少し, 呼吸数は増える.	
無呼吸発作	無呼吸が20秒以上続く場合, または, 20秒未満でもチアノーゼや徐脈を伴う呼吸停止の場合, 無呼吸発作といわれ呼吸管理の対象となる.	20秒
チェーン・ストークス呼吸	周期性の異常呼吸. 呼吸の深さ・数が次第に増し, 次に次第に減少した後, 無呼吸となり, これを繰り返す.	
ビオー呼吸	同じ深さの浅い呼吸が4～5回続き, 次に無呼吸となり, これを繰り返す.	
クスマウル呼吸	極端に大きな呼吸が持続的に起き, 高い雑音を伴う.	
シーソー呼吸	呼吸時に胸部の拡張と腹部の膨隆の動きが全く逆になる呼吸（胸部と腹部がシーソーのように逆に上下する）	
陥没呼吸	吸気時に肋骨下・肋骨・胸骨上の陥没を伴う呼吸.	
鼻翼呼吸	吸気時に同調して鼻翼を広げる呼吸.	
肩呼吸	呼吸困難が強度になった際に見られる肩の上下運動を伴った呼吸.	
起座呼吸	左心不全の状態で臥位になると右心系への静脈還流が増加する. これによる肺血流の増加から, 肺うっ血, 肺コンプライアンスが減少し, 呼吸仕事量が増大する. この変化が起座位では軽減するため, 患者は自ら起座位になろうとする.	
呻吟（しんぎん）	呼気時に声帯を狭くするために聞こえる狭窄音.	う〜〜

症状出現時の状況・代表疾患
発熱，興奮，肺炎，呼吸不全，代償性アルカローシス
頭蓋内圧亢進，麻酔・睡眠薬の投与，気管支閉塞
神経症，過換気症候群，貧血，甲状腺機能亢進症
呼吸筋の麻痺，睡眠薬・モルヒネ中毒
運動，高熱，神経症，過換気症候群，肺塞栓，肺胞の虚脱，無気肺，呼吸窮迫症候群，新生児一過性多呼吸，胎便吸引症候群，慢性肺疾患など
死亡直前，麻痺
間質性肺炎，無気肺，胸膜炎（肺胸郭系の弾性抵抗が増大する疾患），先天性心疾患，血液疾患，神経疾患など
新生児，早産児，低出生体重児，頭蓋内出血などの中枢神経系異常，上気道閉塞，低血糖，低カルシウム血症，敗血症，貧血，多血症，髄膜炎，低体温，けいれん，気道吸引，感染症など
脳出血，脳腫瘍，尿毒症，重症心不全，中毒，各種疾患の末期，早産児・乳児の睡眠中
脳腫瘍，髄膜炎，脳外傷（延髄損傷）
糖尿病ケトアシドーシス，尿毒症性昏睡
新生児の呼吸は，横隔膜優位であるため，吸気時に横隔膜を下げて胸郭を広げている．このため通常ならば，吸気時に胸部，腹部ともに膨隆するはずであるが，気道に通過障害がある，肺が拡張しにくい場合は，腹部が吸気時に膨隆する．舌根沈下，異物による上気道閉塞，呼吸窮迫症候群，新生児一過性多呼吸，胎便吸引症候群，慢性肺疾患などにみられる．
新生児や低出生体重児は胸郭が未成熟で，呼吸障害があると吸気時に胸腔内が強い陰圧となり陥没がみられる．軽度の肋骨下陥没呼吸や肋骨陥没呼吸は健康な成熟児にも認められる．呼吸窮迫症候群，新生児一過性多呼吸，胎便吸引症候群など
新生児は，呼吸障害があると狭い鼻腔を広げ，気道抵抗を下げようと努力性呼吸をする．急性肺炎，心疾患，死前期などにみられる．
安静時呼吸は横隔膜や外肋間筋など，呼吸筋の収縮と弛緩によってのみ行われるが，呼吸量が不足すると，それを補うために斜角筋・胸鎖乳突筋・内肋間筋・腹筋などの補助呼吸筋が使われ，胸郭や肩が大きく動く．重度の低酸素血症や喘息など
一般に左心系の機能低下，僧帽弁膜症などによる左心不全の主要徴候として知られているが，気管支喘息や肺炎，気管支炎などでもみられる．これらの疾患では肺血流量の問題ではなく，気道分泌物の喀出が臥位では困難となることが原因と考えられている．うっ血性心不全，慢性腎不全，慢性閉塞性肺疾患，気管支喘息発作時など
呼気に合わせ，ウーウーとうなる声が聞こえる．呼気時に狭窄音が聴診できるだけのこともある．呼吸窮迫症候群などにみられる．

|2| 実施方法

　呼吸数の測定方法には，子どもには直接手を触れずに胸腹部の動きを観察する方法と，軽く腹部に手を置いて測定する方法，聴診器を用いる方法がある．呼吸器疾患，呼吸状態に影響を及ぼす病理的状態をもつ子どもの場合は，呼吸数を測定するのみではなく，呼吸音も聴取する．

準備するもの

①ストップウォッチ
②聴診器（思春期は成人用を準備する）
○アルコール綿（必要時）

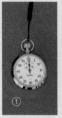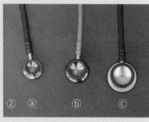

ⓐ乳児用聴診器
ⓑ幼児用聴診器
ⓒ思春期用聴診器

手順＆アドバイス

子どもには直接手を触れずに胸腹部の動きを観察する方法

❶子どもに，呼吸数を測定していることがわからないように測定を始める．

> 呼吸数を測定することを告げると，年長児は意識して呼吸をするようになるため，子どもに気付かれないように測定する．そのときにも，黙って見つめたりすることのないよう，会話などを挟みながら測定する．

聴診器を用いる方法

❶聴診器の膜型，ベル型，どちらも使用できるか確認してから訪室する．

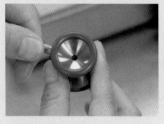

❷測定前に，呼吸を変動させるようなことがなかったか，子どももしくは家族から情報を得る．

❸プライバシーの保護のため，カーテンを閉める．

> 静かな環境で聴診する．

❹衣服を緩めて，聴診ができるようにする．

> 呼吸数の測定は，子どもが安静にしているほうが，正確な値が測定できる．

❺聴診器を手掌で温め（聴診器は膜型を使用する），子どもに聴診器を当てることを説明する．

> 乳児であっても，「もしもしするね」など，これから何をするのか，家族を含めて説明を行う．

❻1分間聴診する．

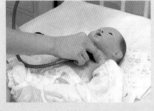

> 子どもは，成人に比べて，呼吸が不規則で，短時間の測定では，誤差が大きくなる．
> 呼吸音を聴取する場合は，左右交互に聴取する．また，1カ所1呼吸以上聴取する．呼吸音，呼吸の深さ，リズム，換気量の変化，胸郭の動きなども併せて観察する．

❼衣服を整える．

❽聴診が終了した後は，子どもによく頑張ったことを伝え，褒めたり，遊びを取り入れたりする．

❾手洗いをする．

2 脈拍・心拍数測定

|1| 基礎知識

a 目的

脈拍・心拍数を測定することによって，心臓や循環系の状態を知ることができる．また，循環器系の疾患や病態の進行状態，治療の評価を行うことができる．

b 脈拍の正常値

子どもの脈拍*・心拍数は成長とともに減少する（表9.1-5）．これは，子どもの心臓が成長とともに増大し，1回の心拍出量が増加するためである．脈拍を測定するときは，脈拍数を測定するだけではなく，緊張度はどうか，リズムは規則正しいか，大きさを観察する．子どもの場合，呼吸性不整脈のように生理的不整脈がみられることもある．しかし，緊急を要し急激に重篤化することもあるため，心拍数も併せて測定し，緊急度の判断をする必要がある．

c 脈拍に影響を及ぼす因子

脈拍は安静時や睡眠中に測定することが望ましい．食事や運動，入浴後の測定は避ける（表9.1-6）．

d 聴診器の膜型・ベル型の使い分け（図9.1-2）

高調な音の聴診は膜型，低調な音の聴診はベル型で聴取する．

:･ 高調な音の聴診
- a. 大動脈弁領域（第2肋間胸骨右縁）
- b. 肺動脈弁領域（第2肋間胸骨左縁）
- c. エルプ領域*（第3肋間胸骨左縁）
- d. 三尖弁領域（第4肋間胸骨左縁）
- e. 僧帽弁領域（左第5肋間と鎖骨中線上付近）

:･ 低調な音の聴診
- e. 僧帽弁領域（左第5肋間と鎖骨中線上付近）
- d. 三尖弁領域（第4肋間胸骨左縁）
- c. エルプ領域（第3肋間胸骨左縁）

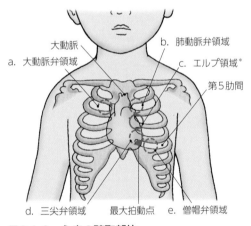

図9.1-2　心音の聴取部位

用語解説 *
脈拍

心臓が収縮し，左心室から大動脈に動脈血を送り出すときに，血管壁を拡張させることで生じる波状の拍動を触知したものである．

用語解説 *
エルプ領域

副大動脈弁口聴診領域（secondary aortic area）．大動脈弁性の心音や心雑音がよく伝達される部位．

9

症状・生体機能の管理技術

表9.1-5　年齢別脈拍数の正常値と異常値

年　齢	正常（回/分）	頻脈（回/分）		徐脈（回/分）	
新生児	120〜140				
乳　児	110〜130				
幼　児	100〜110	2〜3歳	135以上	2〜3歳	80以下
		4〜5歳	120以上	4〜5歳	75以下
学　童	80〜100	6〜9歳	115以上	6〜9歳	70以下
		10〜12歳	110以上	10〜12歳	65以下
		15歳以上	100以上	15歳以上	60以下

表9.1-6　脈拍に影響を及ぼす因子

- ■食事（授乳）
- ■運動（啼泣など）
- ■入浴
- ■体位
- ■寒冷刺激
- ■発熱（体温が1℃上昇すると脈拍は10回/分程度増加する）
- ■薬物の使用
- ■精神状態（心配ごとなど）
- ■疼痛
- ■出血

準備するもの

① ストップウォッチ
② 聴診器（思春期は成人用を準備する）
○ アルコール綿（必要時）

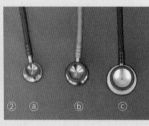

ⓐ 乳児用聴診器
ⓑ 幼児用聴診器
ⓒ 思春期用聴診器

手順＆アドバイス

脈 拍

❶ 子どもに脈拍を測定することを説明する.

❷ 測定前に，脈拍を変動させるようなことがなかったか，子どももしくは家族から情報を得る.

❸ 前腕を把持し，示指，中指，環指を軽く動脈に当てる.

脈拍に影響を及ぼす因子があった場合は，正確な値を測定するため，食事，運動，入浴から時間を空けて，安静時に測定する．睡眠中は，その他の状況からアセスメントして，脈拍の測定を2〜3時間延ばしても生命に危険が及ばない場合は，睡眠を優先する場合もある.

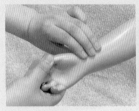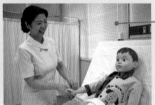

橈骨動脈で測定するときは，「握手しようか」と話しかけ，スキンシップを図る方法もある.

脈拍は通常，橈骨動脈で測定するが，浅側頭動脈，総頸動脈，腋窩動脈，上腕動脈，大腿動脈，膝窩動脈，足背動脈でも測定することができる.

❹ 測定は，原則として1分間行う.

❺ 測定が終了した後は，子どもによく頑張ったことを伝え，褒めたり，遊びを取り入れたりする.

❻ 手洗いをする.

原則は1分間の測定を必要とするが，体動や啼泣で，どうしても1分間測定することが難しいときは，30秒測定して2倍とする.

心拍数

❶〜❷ 脈拍の手順 ❶〜❷ 参照.

❸ プライバシー保護のため，カーテンを閉める.

❹ リラックスした状態で聴診ができるよう環境を整える.

乳幼児の場合は，聴診器を用いて直接，心音を測定することもある．また，心疾患，循環動態に影響を及ぼす病理的状態をもつ子どもの場合は，心音や心雑音を聴診するときに，同時に心拍数も測定する.

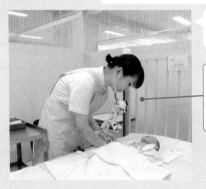

聴診するときは，「もしもしするよ」など，子どもに応じた説明を行う.

訪室時に聴診器を握らせたり，聴診器にキャラクターをつけたり，カバーを被せたりするなど，工夫をする.

❺聴診器を手掌で温める.

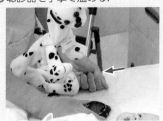

> 冷たい聴診器が皮膚に当たることで，不快感（冷感）を感じ，それにより心拍数の変動がみられることもあるため，あらかじめ温めてから使用する.

❻心拍数を測定する．聴取部位は心尖部（胸骨の左側・第5肋間で乳頭の下の部分）が最も聞こえやすい（p.211 **図9.1-2**の最大拍動点）．心尖拍動の有無も同時に確認する.

> 正面から測定すると，啼泣することがあるため，家族に協力してもらい，抱っこされた背部から，心拍数を測定することもある.

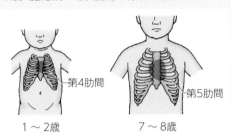

第4肋間

第5肋間

1〜2歳　　　7〜8歳

子どもの心臓の位置

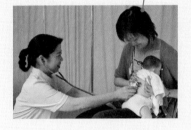

年少の子ども（7歳くらいまで）は肋骨の走行が水平に近く，横位心をとるため，第4肋間の高さに心尖部が位置する.

❼衣服を整える.

❽聴診が終了した後は，子どもによく頑張ったことを伝え，褒めたり，遊びを取り入れたりする.

❾手洗いをする.

3 体温測定

1 基礎知識

a 目的

発熱の有無や程度，低体温の状態を把握するために測定する．また，熱型を観察することによって，疾患の特定や経過を知る手掛かりとなり，全身状態の把握に役立つ.

b 子どもの体温の正常値

体温*の正常値は，年齢，活動状態，測定部位，測定に用いた体温計の種類によっても異なる（**表9.1-7**）．直腸温は 0.5〜1.0℃[3)]，口腔温は 0.2〜0.5℃腋窩温より高い[4)].

体温計は，測定部位による測定時間（平衡温に達する時間）と測定値（直腸温＞口腔温＞腋窩温）の違いを知って使用する必要がある．電子体温計では，予測値と実測値を測定することができる．取扱説明書を読んで機種

用語解説*

体温

体内の温度のことであり，生理学的には大動脈出口から出たばかりの血液の温度のことをいう．実際に，「体温」を測定することは困難なため，口腔温，腋窩温，直腸温が体温の変動状態を測定する目的で測定されている.

表9.1-7　子どもの体温の正常値

体温計	対象	安静時（℃）	活動時（℃）
電子体温計	乳児	36.3 〜 37.3	36.3 〜 37.5
	幼児	35.8 〜 36.6	36.5 〜 37.5
	学童	35.6 〜 36.6	36.5 〜 37.3

の使用方法を熟知する．一般的に直腸検温では，予測値は1分程度，実測値は1分30秒〜3分間の計測時間が必要である．正確な値を知るためには，実測値を測定することが必要だが，乳幼児では難しい場合も多く，体温以外の情報と併せて全身状態のアセスメントを行う必要がある．

c 体温測定の部位

子どもの場合は，直腸検温，腋窩検温，耳内検温を主に実施する（口腔検温は，体温計が破損する危険があるため用いることは少ない）．直腸検温は，主に新生児・乳児の体温測定で用いられることが多い．直腸

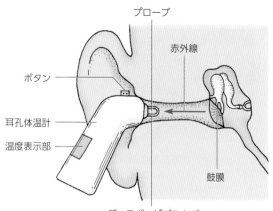

プローブにディスポーザブルカバーを付け，耳孔に挿入してボタンを押す．

図9.1-3　鼓膜温測定

検温は深部体温を反映するが，測定時に不快感を生じやすく，目的に応じた測定方法を選択する必要がある．

腋窩検温は，最も一般的な検温方法であり，乳幼児期から測定可能である．

耳孔体温計のしくみは，耳の穴に耳専用の電子体温計の先（プローブ）を差し込み，鼓膜周辺から発せられる赤外線のエネルギーをセンサーで感知して，鼓膜毛細血管の温度として検温する（図9.1-3）．計測時間が1〜2秒と短いことから，じっとしていることが難しい子どもの検温方法として，家庭でも普及しつつあるが，体動の多い子どもでは，測定値にばらつきがみられることもあるため注意が必要である．

d 体温の調整（熱産生・熱放散）（図9.1-4）

身体は体熱の産生と放散を繰り返し，体温の平衡を保っている．体温の平衡を保たせ，一定の体温を維持調節している体温調節中枢は，間脳視床下部に存在する．

e 体温に影響を及ぼす因子

子どもの場合，体温調節機構が未熟なため，体温が不安定で変動しやすい．特に，乳幼児は体温が環境温に左右されやすい．体温に影響を及ぼす因子がないか観察し，正確に体温を測定する（表9.1-8）．体温測定は安静時に行い，食事や運動，入浴後は1時間くらい時間をおいて測定するとよい．

f 熱型の分類の基本

熱型は疾患による特有の発熱の経過を示し，診断や観察に役立てられる（表9.1-9）．

➡発熱の特徴については，ナーシング・グラフィカ『小児の発達と看護』3章2節1項参照．

214

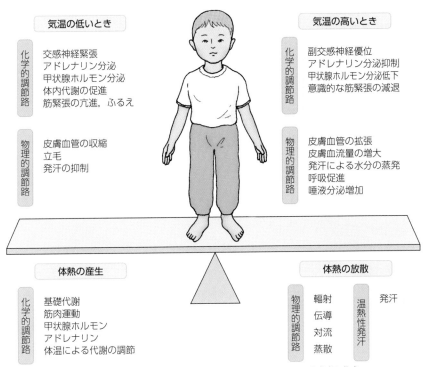

気温の低いとき	気温の高いとき
化学的調節路 交感神経緊張 アドレナリン分泌 甲状腺ホルモン分泌 体内代謝の促進 筋緊張の亢進，ふるえ	化学的調節路 副交感神経優位 アドレナリン分泌抑制 甲状腺ホルモン分泌低下 意識的な筋緊張の減退
物理的調節路 皮膚血管の収縮 立毛 発汗の抑制	物理的調節路 皮膚血管の拡張 皮膚血流量の増大 発汗による水分の蒸発 呼吸促進 唾液分泌増加

体熱の産生

化学的調節路
基礎代謝
筋肉運動
甲状腺ホルモン
アドレナリン
体温による代謝の調節

体熱の放散

物理的調節路
輻射
伝導
対流
蒸散

温熱性発汗

発汗

中野昭一編著．図説クリニカルサインと臨床検査．医歯薬出版，2005，p.363-365．を参考に作成．

図9.1-4　体熱の平衡と体温を維持するしくみ

表9.1-8　体温に影響を及ぼす因子

■気温・湿度
■換気の有無と頻度
■食事（授乳）
■運動（啼泣など）
■入浴
■衣類の素材と着用枚数
■寝具の材質と使用枚数

表9.1-9　熱型の分類の基本

熱　型	稽留熱	弛張熱	間欠熱	波状熱（周期熱と回帰熱）
発熱の経過	(℃) 40 39 38 37　1 2 3 4 5 6 7 8(日)	(℃) 40 39 38 37　1 2 3 4 5 6 7 8(日)	(℃) 40 39 38 37　1 2 3 4 5 6 7 8(日)	(℃) 40 39 38 37　1 2 3 4 5 6 7 8(日)
定　義	日差が1℃以内の持続する高熱	日差が1℃以上，低いときでも正常値にはならない熱型	日差が1℃以上変動し，1日のうち最低が37℃以下になる熱型	一度下がり，再び上昇する熱型
疾患の例	肺炎，腸チフス，発疹チフス，髄膜炎など	敗血症，気管支肺炎，結核，ウイルス性感染症，化膿性疾患など	マラリア，膿瘍など	麻疹，マラリア，ホジキン病，胆道閉塞など

ここでは，直腸検温，腋窩検温の方法について説明する．

準備するもの

①体温計（体温計には，その測定する部位によって，口腔，耳，腋窩，直腸用の体温計がある）

○潤滑剤（直腸検温用）

○体温計カバー（直腸検温用）

○アルコール綿

○ディスポーザブル手袋

○お尻拭き

○タオル（必要時）

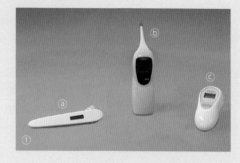

ⓐ口腔・直腸兼用電子体温計

ⓑ腋窩用電子体温計

ⓒ耳孔電子体温計

手順&アドバイス

直腸検温

禁忌：下痢，腸炎，直腸・肛門部の手術後は測定しない．

❶体温計が正常に作動することを確認する．

> 電子体温計は電池が切れていないことを確認する．

❷子どもに体温を測定することを説明する．

> 乳児であっても，必ず何をするのか，家族を含めて説明を行う．また，訪室時，測定だけに集中するのではなく，おもちゃなどを用いて，少し遊んだ後に測定する．

❸測定前に，体温を変動させるようなことがなかったか，子どももしくは家族から情報を得る．

❹プライバシーの保護のため，カーテンを閉める．

❺子どもを仰臥位にしてディスポーザブル手袋を装着し，おむつを外す．

❻電子体温計の挿入部にカバーを付け，潤滑剤を塗る．

❼看護者の利き手ではないほうで子どもの両足首を保持して，両足を屈曲する．

> 子どもが動くと，直腸粘膜を傷つけたり，直腸穿孔を起こすことも予測されるため，しっかりと固定する．ただし，足と同時に腹部を圧迫し，腹式呼吸を妨げないように注意する．股関節脱臼を予防するため，その姿勢のまま，腰を持ち上げたりしない．

❽殿部を開き，肛門部を確認する．

> 鎖肛を発見するきっかけになることもある．

❾利き手で体温計を持ち，新生児では1 ～ 1.5cm，乳幼児では2 ～ 3cm，体温計の測定値が見える位置を上にして，肛門に挿入する．

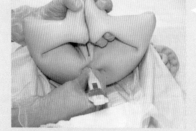

> 粘膜を傷つけないようにそっと挿入する．挿入時は，挿入する位置を利き手の母指と示指で挟むように把持し，子どもが動いたときに，その位置以上に体温計が挿入されることを防ぐ．
> 体温計挿入中は，話しかけるなどして気を紛らわせ，顔色の変化がないかなど，全身状態も観察しながら測定する．

❿測定中は利き手が安定するように，その他の指を子どもの殿部にそっと当てがう．

⓫測定時間は，電子体温計では1分程度で電子音が鳴るまで測定する．

⓬途中で便が出てきた場合は，測定を中断し，便を拭き取った後，再挿入する．

⓭使用後は挿入部のカバーを外し，アルコール綿できれいに拭く．

⓮ディスポーザブル手袋を外し，手洗いをする．

腋窩検温

❶～❹　直腸検温の手順 ❶～❹ 参照.

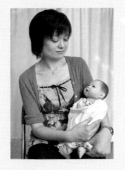

自宅で使用しているキャラクター付きの体温計を好む場合は，それを用いて検温する.

❺検温時の体位は特に決まっていないが，乳児の場合は，膝に抱っこ，もしくは，ベッド上に仰臥位とする. 幼児以上でベッドに座れる場合は座位とする.

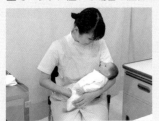

乳幼児で，検温を嫌がる場合は，母親の協力を得て，母親に抱っこしてもらいながら測定する方法もある. また，おもちゃなどで，気を紛らわしたりする.

❻腋窩に発汗がある場合は，タオルで汗を拭き取る.

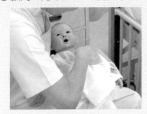

発汗があることで，挟んだ体温計が滑りやすくなったり，体温計の値の上昇が緩慢になったりすることがあるため，あらかじめ確認する.
検温の前に腋窩が開いた状態であった場合は，腋窩を閉じて 5 分待ち測定する.

❼体温計の先端が，腋窩の中央にくるように体温計を挟み，腋窩を密着させる.

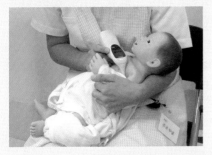

なるべく同一側で測定し，麻痺がある場合は血流の保たれている健側で測定し，側臥位の場合は下側は避ける.

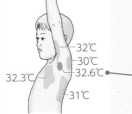

32℃
30℃
32.3℃
32.6℃
31℃

腋窩動脈は腋窩中央（最深）部に走行しており，動脈血の温度が反映されやすい. 体温計の先端（感温部）が腋窩中央（最深）部に当たるように体温計を挟む.

❽体温計を挟んだ側の上腕は約30°斜め前方に出し，肘関節を軽く曲げ前腕を外旋する. 反対側の手で肘を軽く押さえる.

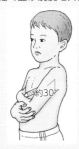

約30°

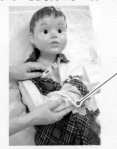

看護者が手を添えながら，リラックスできるように話しかける方法もある.

❾電子音が鳴ったら体温計を外し，温度を読み取り記録する.

❿検温が終了した後は，子どもによく頑張ったことを伝え，褒めたり，遊びを取り入れたりする.

⓫手洗いをする.

電子体温計の予測値は 1 分程度で測定できるが，実測値を知る必要がある場合は，電子音が鳴っても 10 分間測定を続ける.

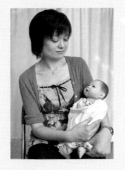

9

症状・生体機能の管理技術

217

4 血圧測定

|1| 基礎知識

a 目的

健康状態，特に循環動態の把握，腎性・内分泌性・神経疾患の診断，治療成果の指標となる.

b 血圧の正常値 (表9.1-10)

血圧*は，新生児が最も低く，その後，年齢とともに上昇する．血圧を構成する因子として，心拍出量，循環血液量，末梢血管抵抗，血液の粘稠性，動脈壁の弾性がある.

c 血圧に影響を及ぼす因子 (表9.1-11)

血圧を定期的に測定する場合は，なるべく条件を一定にして測定する必要がある．血圧測定の前には5分間の安静が必要である．また，入浴や運動など血圧の変動の時間が長かった場合は，1時間の安静を必要とする.

d マンシェットの幅と長さ

子どもの体格に合ったマンシェットを選ぶ (➡ p.220 参照).

年齢別マンシェット内のゴム嚢の幅と長さを表9.1-12 に示す.

e 血管音の相 (スワンの分類) (図9.1-5)

聴診法による血圧測定は，測定部位に装着したマンシェットを加圧し，動脈を圧迫することによって血流をいったん止め，その後，減圧する過程で血管から生じる音である「コロトコフ音」の発生と消失を確認することにより測定する．コロトコフ音はカフ圧の変化に伴って5段階に変化する.

➡小児期メタボリックシンドロームの診断基準（6〜15歳）については，ナーシング・グラフィカ『小児の発達と看護』2章4節4項 表2.4-10 参照.

用語解説 *
血 圧

心臓の収縮によって左室から押し出された血液が血管壁を垂直に押し広げる圧力（側力）である．血圧は，動脈圧・静脈圧・毛細血管圧に分類されるが，一般に「血圧」と呼ばれているのは動脈圧のことである.

表9.1-10 血圧の正常値

年 齢	収縮期血圧 (mmHg)	拡張期血圧 (mmHg)
新生児	60〜80	60
乳 児	80〜90	60
幼 児	90〜100	60〜65
学 童	100〜120	60〜70
成 人	110〜130	60〜80

表9.1-11 血圧に影響を及ぼす因子

- 生理的な日内変動
- 測定部位
- 体位
- 食事（授乳）
- 運動（啼泣など）
- 入浴
- 排泄
- 気温
- 精神的興奮
- ストレス

表9.1-12 年齢別マンシェット内のゴム嚢の幅と長さ

年 齢	幅 (cm)	長さ (cm)
3カ月未満	3	15
3カ月〜3歳未満	5	20
3〜6歳未満	7	20
6〜9歳未満	9	25
9歳以上	12	30

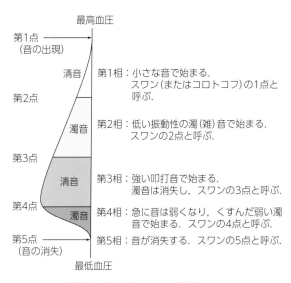

第1点
（音の出現）

最高血圧

清音 — 第1相：小さな音で始まる.
　　　スワン（またはコロトコフ）の1点と
　　　呼ぶ.

第2点

濁音 — 第2相：低い振動性の濁（雑）音で始まる.
　　　スワンの2点と呼ぶ.

第3点

清音 — 第3相：強い叩打音で始まる.
　　　濁音は消失し, スワンの3点と呼ぶ.

第4点

濁音 — 第4相：急に音は弱くなり, くすんだ弱い濁
　　　音で始まる. スワンの4点と呼ぶ.

第5点
（音の消失）

第5相：音が消失する. スワンの5点と呼ぶ.

最低血圧

図9.1-5　血管音の相（スワンの分類）

f｜血圧測定方法

　基本的には, 成人の血圧測定と同じ手技であるが, 子どもはよく動き, じっとしていない. そのため測定が正確にできない場合がある. また, 体格・測定部位に応じたマンシェットを使用しないと, 正確な測定値が得られないため注意が必要である.

❶**間接法（非観血的血圧測定法）**　アネロイド式血圧計, ドップラー血圧計, 持続（自動）血圧計などで測定する.

❷**直接法（観血的血圧測定法）**　直接動脈にカテーテルや留置針を入れて, 血圧トランスデューサーに接続し, 持続的に収縮期圧, 拡張期圧, 平均圧を測定する方法である.

｜2｜実施方法（アネロイド式血圧計を用いて上腕で測定する場合）

準備するもの

①血圧計（子どもの体格
　に適したサイズのマン
　シェットがついたもの）
○聴診器
○アルコール綿（必要時）

●血圧の測定〈動画〉

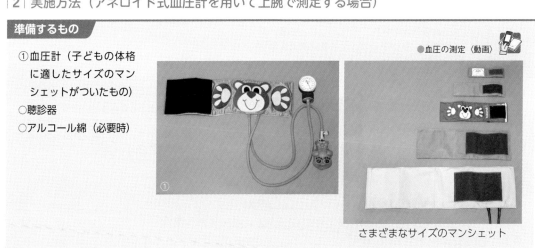

さまざまなサイズのマンシェット

❶ 必要物品の点検を行ってから訪室する.

> すぐ使用できるように，点検をして持っていく.
> 心疾患の子どもは特に，入院時に左右の上肢・下肢で
> 測定し，差がないか確認する.

点検のポイント

- 圧を加えない状態で，血圧計の指針が0点マークを示しているか.

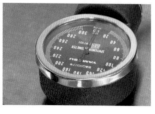

- 送気球のねじをゆっくり開けると，指針がなめらかに下降するかどうか.
- 送気球のねじの開閉はスムーズか.

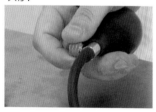

- マンシェットのゴム嚢はスムーズに膨らみ，空気漏れはないか.

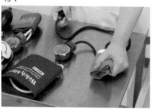

- 子どもの体格に合ったマンシェットを選ぶことができているか.
- 聴診器のイヤーピースは耳に合っているか，音はきちんと聞こえるか.

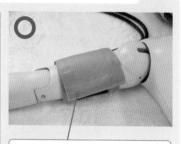

○ マンシェットは上腕の3分の2の幅

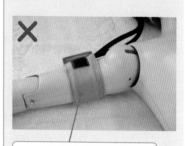

× マンシェットの幅が不適切

❷ 子どもに血圧を測定することを説明する.

❸ 測定前に，血圧を変動させるようなことがなかったか，子どももしくは家族から情報を得る.

血圧測定の条件

- 室温は最低でも20℃以上に保ち，リラックスできる雰囲気をつくる.
- 測定する体位で5分以上安静にする.
- 乳児や幼児の場合，血圧計のマンシェットを加圧すると締め付けられることを痛み，恐怖としてとらえ，啼泣することもある. あらかじめ血圧計を見せて，緊張を解き，慣れてから測定することも大切である.

> マンシェットの幅は，子どもの上腕の3分の2を覆う幅とする（ゴム嚢の幅が上腕周囲長の40％を超え，長さが上腕周囲を80％以上取り囲むものを選ぶ）[29]. ➡ p.218 表9.1-12 を参考として，子どもの体格を考慮したものを選択する.
> 体格の個人差を考慮して，初めて測定するときは年齢相当のマンシェットと，その前後の大きさのマンシェットを持って訪室し，子どもに合ったものを選ぶ. 幅が広すぎると低値に，狭すぎると高値になる. また，毎日測定する場合は，同じ幅のマンシェットを使用し，条件を統一する.

❹ 仰臥位，もしくは座位となり上肢を心臓と同じ高さにする.

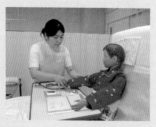

> 下肢で測定する場合は仰臥位で行う.
> 心臓より高い位置で測定すると，血圧は低く測定され，低い位置で測定すると高く測定される.

❺ 測定部位を十分に露出する. 厚手の衣服を着ているときは，上腕を圧迫しないように，衣服の袖を外してもらう.

❻ 振動や衝撃などを受けにくい，水平で安定した場所で測定する.

❼マンシェットを巻く.

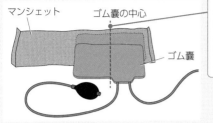

マンシェット　ゴム嚢の中心

ゴム嚢

上腕動脈を触知し，ゴム嚢の中央が上腕動脈と一致するようにする.

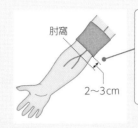

肘窩

2〜3cm

マンシェットの下縁を，肘窩の2〜3cm上にする.指が2本入るくらいのゆとりをもたせて巻く.

❽肘関節を伸展させ，手掌を上に向ける.

❾アネロイド式血圧計本体を見やすい位置に置く.

❿肘窩の上腕動脈の拍動が確認できる部位に聴診器のチェストピース（膜面）を当てる.

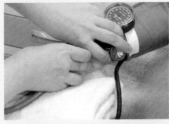

聴診器がマンシェットにかぶさると，雑音がしてコロトコフ音が聴き取りにくかったり，均等に圧がかからず正確な値が測定できない.
聴診器は，看護者の手掌で温めてから使用する.

⓫送気球を圧して，触診の収縮期血圧または普段の値から10〜20mmHg高い値まで加圧する.

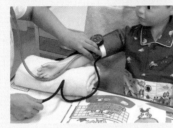

加圧しすぎると啼泣したり，体動が激しくなったりするため，触診法，聴診法を組み合わせ，なるべく1回で終了できるよう工夫する.

⓬送気球のねじを緩め，1拍動につき2mmHgの速さで減圧する.

⓭コロトコフ音が聴こえ始めた値（収縮期血圧）と聴こえなくなった値（拡張期血圧）を読み取る.

測定値は，指針を正面から見た状態の目盛を読む.

⓮コロトコフ音が聴こえなくなったら，送気球のねじを全開にして緩め，手早くマンシェットを外す.

⓯子どもの衣服や掛け物を整える.

⓰子どもに，よくできたことを褒める.

⓱血圧計を片付ける.

2 検体の採取

　検体は子どもの身体の変化を示し，疾患の特定や治療の効果，治癒の判断の指標となる.検体の正しい採取方法を理解し，正確な検査値が得られるようにする必要がある.また，検体採取では，苦痛を伴うものもある.子どもが主体的に取り組めるように，子どもの年齢などを考慮し，個人個人に合った方法でプレパレーション*（➡p.222参照）を行い，援助していくことが必要である.

➡検査を受ける子どもへの看護の詳細については，ナーシング・グラフィカ『小児の発達と看護』3章5節参照.

1 採 血

|1| 基礎知識

a 採血の穿刺部位

採血には，毛細血管採血法，静脈血採血法，動脈血採血法がある．

❶毛細血管採血法 耳朶，踵など

❷静脈血採血法 肘正中皮静脈，橈骨皮静脈，尺骨皮静脈，大腿静脈，外頸静脈など

❸動脈血採血法 橈骨動脈，大腿動脈など

ここでは静脈血の採血法について説明する．

b 目的

● 静脈血を採血し，その成分を分析することで体内の組織や細胞の状態を知ることができる．

● 特定の疾患の診断の補助，治療効果の評価，治癒の判定ができる．

c 静脈血採血時の観察ポイント

静脈血を採血するときは，静脈血採血に伴う危険性を知り，採血時の子どもの症状や様子を観察する必要がある（表9.2-1）．

用語解説 *
プレパレーション

医療を受けるとき，理由よりも何が起こるかを子どもがわかる方法で説明し，子どもが感じるさまざまな不安や恐怖を予防，緩和すること．子どもが潜在的にもっている対処能力を引き出し，子どもが頑張ったと実感できるように関わり，子どもの自己肯定感を高め健全な心の発達を支援する[12]．（➡ナーシング・グラフィカ『小児の発達と看護』3章1節2項参照）．

表9.2-1 **静脈血採血時の観察ポイント**

採血前	■疾患に関連した症状が出ていないか 　（例えば，血液疾患をもっている子どもの場合は出血斑の有無など） ■アルコールへのアレルギーをもっていないか 　（アルコールアレルギーの場合は，アルコールでの消毒を避ける） ■前回の採血の部位とその際にどのような反応を子どもがみせたか 　（採血が初めての場合は，日ごろの痛みに対する反応などを尋ねる） ■検査で絶飲食が必要な場合は，規定時間内は飲食をしていないか ■医師の検査指示内容と検体容器の確認 　（子どもの場合，採血する血液量が少なくなるように，小児用の採血管を使用することがある）
採血中	■血液の逆流の状況や血液の性状・色は問題ないか ■子どもの表情・言動などはどうか ■穿刺部位の疼痛や，指先のしびれが起きていないか
採血後	■採血の影響によって気分不良になっていないか ■穿刺部位の確認：止血されているか（特に出血傾向のある場合は注意する），腫脹（血腫）などはないか

藤島和子ほか. 静脈血採血. "なぜ？どうして？"がわかる基礎看護技術. 玉木ミヨ子編. 照林社，2005, p.105,（看護学生必修シリーズ）. を参考に作成.

|2| 実施方法（静脈血採血法）

準備するもの

①採血枕　　⑤検体容器
②駆血帯　　⑥絆創膏
③針　　　　⑦アルコール綿
④注射器　　○ディスポーザブル手袋

❶採血が決まったら，子どもや家族へのプレパレーションを行う.

> ・どこでするのか（病室，処置室など）
> ・どのようにするのか（寝てするのか，座ってするのか，お母さんに抱っこしてもらうのか，左右どちらの手でするのかなど）
> ・どんな感覚がするのか（アルコール綿で拭くときは冷たいよ，刺すときはチクッと痛いよなど）
> ・子どもに具体的にどのようにしてほしいか（泣いてもいいよ，ここでは手を動かさないでなど）
> ぬいぐるみや絵本，具体的な医療器具を触るなどして説明する.

子どもが一緒にいてほしいと思う人（家族など）に付き添ってもらうことによって，子どもは頑張ることができる.
付き添ってもらうときは，子どもの固定をするのではなく，子どもの見える位置にいてもらい，具体的なお願い（抱っこやおもちゃであやしてもらいたい，絵本を読んでもらいたいなど）を伝える.
→以下，7章4節 p.157「注射」の各アドバイスも参照.

❷ディスポーザブル手袋を装着する.

❸氏名，ネームバンド，ラベル，検体容器，必要な血液量を確認する.

❹採血部位を選択する.

輸液中は，輸液をしていないほうの腕などから採血する.
血管が怒張しないときは，温罨法を行う.

❺介助する者は安全に行えるように固定する.　❻駆血帯を巻く.

駆血帯は，穿刺部の中枢側に巻く.駆血帯を巻いて，2分以上経つと血液がうっ滞し，血液成分の変化や，しびれ，疼痛を感じる可能性があるため注意する.

❼採血部位を消毒し乾燥させる（消毒は採血部位を中心に，円を描くように消毒する）.　❽静脈内に針を15〜30°の角度で刺入し，静脈血を必要量採取する.

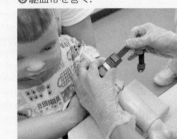

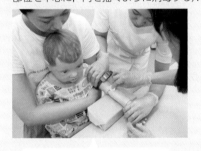

針を刺入するときに動かないように確認する.

子どもに「1，2の3」など，声を掛けながら穿刺する.
子どもが「待って」と言ったときは，覚悟ができていないので待つ.時計の針などで時間の区切りをつけるなどの手助けをする.
子どもに手先のしびれがないか確認する.

❾採血が終了したら，まず駆血帯を外し，その後針を素早く抜いて，穿刺部位をよく絞ったアルコール綿で圧迫止血する.

子どもに採血が終わったことを告げる.
採血が終了しても，狭い処置台や椅子の上から，子どもが転落したりしないように注意して身体を支える.

❿検体容器で，抗凝固薬などとの混和が必要なものは，混和し採血管立てに立てておく.

⓫子どもや看護者が採血後の針で針刺し事故を起こさないように，針を処分する.

⓬圧迫止血しながら，穿刺部位と子どもの全身状態の観察を行う.3〜5分圧迫した後，小さな絆創膏などを貼って，よく頑張ったことを褒める.

子どもを抱きしめたり，絆創膏の上にキャラクターのシールを貼って褒めたりする.
採血時の子どもの様子をアセスメントし，次回の採血時に役立てる.

9

症状・生体機能の管理技術

2 尿採取

|1| 基礎知識

a 目的

● 採尿によって得られた尿により，子どもの一般状態や，腎・尿路系の疾患な
どの診断や治療を行っていく上での指標を得る．

● 心臓などの循環器系に障害が生じても尿の性状は変化する．尿は，子どもの
健康状態を知る上で，重要な手掛かりとなる．

b 採尿の種類 （表9.2-2）

正確な検査値を得るためには，採尿方法や採尿時間，尿の取扱いを知る必要
がある．

➡排泄の基礎知識について
は，4章2節 p.100参照．

表9.2-2 **採尿の種類**

分　類	検体の特徴と採尿方法
早朝尿	■就寝時に排尿させ，翌朝，起床時の排尿を採取する方法． ■安静空腹時の生体の状態を反映し，尿は濃縮されているため，尿の定量検査や沈渣の検査に適している．
随時尿	■外来や集団検診など，任意の時間に採取された尿． ■活動時の状態を反映している．早朝尿に比べ希釈されていることが多い．
蓄　尿 （24時間尿）	■1日に腎で生成されたすべての尿を採取する． ■一定時刻に排尿してそのときの尿は捨て，その後の尿を採尿コップで蓄尿瓶（袋）にすべてためる．翌日，同時刻に尿意がなくても排尿し，これを加えて蓄尿とし，提出する際にはその一部を採尿する． ■排便時も尿は採る． ■尿中排泄濃度の日内変動が大きい生化学物質（クレアチニン・1日尿糖など）やホルモンなどの正確な1日排泄量を定量する．
中間尿	■消毒綿で陰部を拭いて外尿道口付近の雑菌や分泌物を減らし，膀胱内に貯留している状態に近い尿を採取する． ■排尿開始の尿は雑菌が混じりやすく，終了時には分泌物が混じりやすいために中間の尿のみを採取する方法． ■ある程度の無菌的な採尿を目的とする． ■排尿のコントロールができる学童以上の子どもでは行うことができる． ■採尿バッグを使用する前に陰部を消毒する方法を用いる場合もあるが，正確な検査値を得ることは難しい．

|2| 実施方法

ここでは，乳幼児の一般尿（尿中の糖・タンパク・ケトン体・ビリルビン・
潜血）を，採尿バッグを使用して採尿する方法と，幼児学童期以上の一般尿の
採尿方法について説明する．

準備するもの

①清拭用の温かいぬれタオル　⑥紙コップ
②乾いたタオル　　　　　　　⑦採尿バッグ各種
③お尻拭き　　　　　　　　　⑧はさみ
④ディスポーザブル手袋　　　⑨絆創膏
⑤おむつ

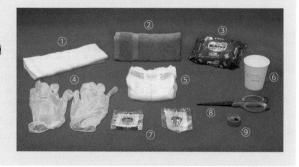

採尿バッグを使用した採尿方法

❶ 子どもの場合，動き回ることで採尿バッグが剥がれてしまうこともある．何回も貼り直すことで，絆創膏による発赤ができる場合もあるため，なるべく1回で採尿できるように，早朝の入眠中や昼寝の前に貼るなどタイミングを工夫する．

❷ 子どもと家族に採尿について説明する．

> 発達段階に応じて，わかりやすく説明する．

❸ プライバシー保護のため，カーテンを閉め子どもに仰臥位になってもらう．

> 子どもがリラックスできるように声を掛けたり，おもちゃを用いたりする．

❹ ディスポーザブル手袋を装着しおむつを開けて，排便・排尿がないか確認する．排泄があった場合は，新しいおむつと交換する．

> 便などが，採尿バッグの中に混じらないように注意する．

❺ 陰部を清拭用の温かいぬれタオルで清拭し，乾いたタオルで水分を拭き取る．

> 発汗がある場合は，シールが剥がれやすいため，清拭した後にバッグを貼る．

❻ 採尿バッグを包装袋から取り出し，空気を入れ膨らませ，保護シール部分の紙を剥がす．

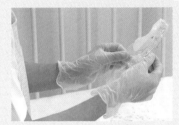

> バッグのビニールが膨らんでいない場合は，尿がバッグの中にたまらず，漏れ出してしまうことが多い．空気を入れるときは，看護者の指がバッグの中に入らないように，外側を引っ張って広げる．

❼ 採尿バッグを貼る．

> 男女ともに必要に応じて，皮膚への刺激の少ない絆創膏で補強し，貼り直しによる皮膚の発赤や採尿バッグを貼り続ける不快感を与えないように工夫することもある．

女児の場合

> 女児用の採尿バッグには，会陰に当たる部分に採尿管（短い管）が付き，管の中を通り，バッグ内に尿がたまるように工夫がしてあるものもある．その場合は，会陰部に管の部分を密着させて貼ると，尿漏れが起こりにくい．

> まず，採尿バッグに看護者の示指を当て，二つ折りにして，母指と中指で採尿管の部分を把持する．

> 次に，下半分のシールを剥がす（女児用の採尿バッグでは，上下のシールを分けて剥がすことができる）．

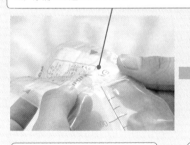
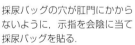
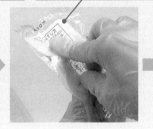
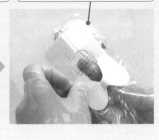

> 採尿バッグの穴が肛門にかからないように，示指を会陰に当て採尿バッグを貼る．

> バッグを持っていないほうの手で，皮膚のしわを伸ばし，隙間ができないように注意する．

> 上半分のシールを剥がし，大陰唇に沿って貼る．

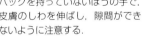
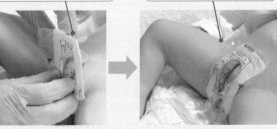

男児の場合

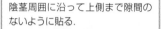

採尿バッグに陰茎を入れ，まず，バッグの下側を陰嚢に貼る．

陰茎周囲に沿って上側まで隙間のないように貼る．

新生児や乳児の場合は，陰嚢も採尿バッグ内に入れる．

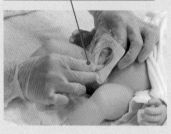

❽採尿バッグの下側を肛門側に軽く折り返し，尿がたまる空間をつくっておむつを軽く当てる．

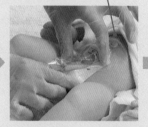

排尿があった場合，尿がたまりやすいように注意する．

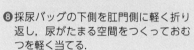

❾30分ごとに排尿がないか確認する．

❿排尿がみられたら，皮膚を伸展させて静かに採尿バッグを外す．

⓫シールのあとをきれいに清拭し，皮膚の観察を行い，衣服を整える．

⓬手袋を外す．

⓭よく頑張ったことを褒める．

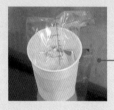

尿の重さで採尿バッグが剝がれたり，便が混入したりしないように，排尿後は早く尿を採取する．
尿の量や性状を観察する．

検体は速やかに提出する．尿を長時間放置すると細菌が尿中の尿素を分解し，アンモニアを産生し尿がアルカリ化する．

一般尿の採尿方法

子どもの年齢，病状に応じた採尿方法を考える．

幼児期
- 排泄が自立していない子どもは採尿バッグを使用する．
- 排泄が自立している子どもは，トイレで採尿コップを用いて採尿したり，おまるやポータブルトイレに排尿したものを採取する．
- ベッド上で臥床し動くことができない場合は，尿器，便器を使用する．
- トイレット・トレーニング中の子ども，全身状態の悪化に伴ってトイレに行くことが難しい場合は，適宜，採尿バッグを使用する．

学童期・思春期
- 説明を行えば自分で採尿できる．採尿した後は，確認を行う．

3 便採取

| 1 | 基礎知識

a 目的

消化管疾患，感染症，寄生虫症などの診断，治療効果の確認．

便採取は，検査の目的によって方法が異なる．目的を確認し，適切な方法・容器で採便できるようにする．例えば，潜血検査を行う場合は，スワブを肛門から挿入する方法を用いることはできない．自然排便から採便棒などで，便の

表面を満遍なくこすって採取する．一方，ノロウイルス抗原検査を目的とした検査では，スワブを肛門から挿入する方法を用いて採便できる．このように，採便目的に合った方法や容器を用いることが重要である．

b　子どもの下痢症の原因と便の性状

　子どもの下痢症には，経口的に細菌やウイルスが感染して起こる感染性のものと，非感染性のものがある．表9.2-3 に代表的な原因・疾患名と便の性状について示す．

表9.2-3　子どもの下痢症の原因と便の性状

原因・疾患名	好発年齢	便の性状
細菌感染（腸管侵入型）　サルモネラ菌，赤痢菌など	乳児期〜学童期	赤痢では血液，粘液，膿を含む．
細菌感染（毒素産生型）　病原性大腸菌，腸管出血性大腸菌，コレラ菌など	乳児期〜学童期	水様性の激しい下痢便
ウイルス感染（腸管内感染型）　ロタウイルス，アデノウイルスなど	乳児期	水様便，ロタウイルスでは白ないし淡黄色便で酸臭がある．
ウイルス感染（腸管外感染型）　肺炎，中耳炎，膀胱炎，麻疹などからの二次感染	乳児期〜学童期	一過性で，軽度の下痢
食事性（過食，水分の過剰摂取など）	新生児期〜乳児期	やや多い下痢便
アレルギー性（牛乳タンパク不耐症，大豆タンパク不耐症，アレルギー性胃腸炎など）	新生児期〜乳児期	程度によって異なる．
潰瘍性大腸炎	学童期	血液を含む下痢便
先天性胆道閉鎖，新生児肝炎	新生児期	灰白色便

|2|　実施方法

準備するもの

①採便容器各種（目的に合わせて準備する）
○おむつ　　　　　　　○ビニール袋
○おまる　　　　　　　○ディスポーザブル手袋
○ポータブルトイレ　　○ディスポーザブルビニール製エプロン
○ティッシュペーパー　○マスク（必要時）
○お尻拭き　　　　　　○ディスポーザブルシーツ（必要時）

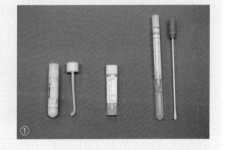

手順＆アドバイス

　自然排便からの便採取

❶子どもと家族に採便が必要な理由を説明する．

❷ディスポーザブル手袋・エプロンを着用し，感染を防止する．

❸おむつに排便があれば，乾燥しないうちにスワブや採便棒などで採取する．幼児で排泄が自立している子どもは，おまる，ポータブルトイレを使用して採取する．

> 学童期，思春期の子どもに対しては，羞恥心を伴うため配慮が必要である．

> 通常の水洗トイレでは，水道水に含まれる塩素により菌の生育が阻害される可能性があるため，ポータブルトイレを使用する．

❹母指頭大の便を採便容器に採取する．通常は，便の塊の中心部分を採取する．血液や膿が混じっているときには，その部分を集めるようにする．

便の表面をこすり取るか，5〜6カ所を突き刺す．

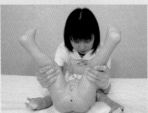

学童期では，理解の程度によって介助または自分で採取してもらうこともできる．

採便容器に乾燥予防ゲルが入っている場合は，ふたをしっかり閉めて保管する．
保存液が入っている場合は，液がこぼれないようにふたをしっかり閉め，スワブや採便棒の先端が保存液に浸るように，立てて保管する．

肛門へのスワブ挿入による便採取

❶子どもと家族に採便が必要な理由を説明する．

❷子どもに採便の方法をよく説明し，動かないこと，口で息をしておくことを説明する．

羞恥心や，気持ちの悪さを伴う検査のため，子どもの理解に応じて説明をする．

❸カーテンやドアを閉めるなど，プライバシーを保護する．

❹ディスポーザブル手袋・エプロンを着用し，感染を防止する．
子どもに感染性の疾患が疑われる場合は，マスクの着用を行う．

❺おむつもしくはパンツを取り除き，仰臥位で膝を立てるか，側臥位となり両手で曲げた膝を抱えるような姿勢をとる．

肛門からスワブを挿入する際，刺激で排便がみられることもあるため，処置台やベッドが汚染しないように，あらかじめディスポーザブルシーツを敷いておく．

❻子どもの体位を支えながら片手で肛門部を露出し，空いている手で滅菌したスワブを把持する．

❼子どもに，口呼吸するように促す．

口呼吸を行うことで，腹部，肛門部の緊張をとる．

❽滅菌したスワブを，肛門から直腸内に約2.5cm挿入し，便を採取する．スワブの先端に触れないよう注意する．

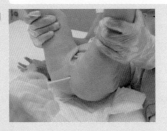

❾採取した便は，直ちに専用の容器に入れ，ふたを閉める．

❿肛門部の観察をしながら，ティッシュペーパー，お尻拭きで拭く．

直腸の損傷，肛門部の亀裂などによる出血などがないか確認する．

⓫子どもの衣服を整える．

⓬子どもの全身状態，採取した便の性状を観察する．

⓭手洗いをする．

3 検　査

1　心電図

|1| 基礎知識

a 目的

　心拍数の変化，不整脈，心筋の虚血の有無（STの変化），電解質の異常などを監視する．子どもの場合，全身状態が急変することも多く，心電図の変化が早急な対応の指標となることもある．

b 正常心電図の波形

　異常を見分けるためには，正常の心電図波形を知ることが重要である（図9.3-1）．

c 心電図の主な種類

　心電図には心電図モニターのほかに，標準12誘導心電図（図9.3-2），ホルター心電図，運動負荷心電図などがある（表9.3-1）．

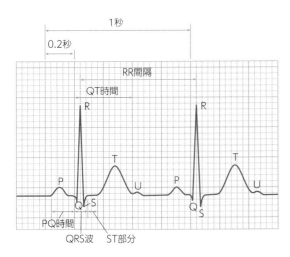

図9.3-1　**正常心電図の波形と名称**

波　形	意　味
P波	心房が興奮（脱分極）したときに生じる波形
QRS波	心室の興奮（脱分極）によって生じる波形
T波	心室が興奮（脱分極）から回復（再分極）するときに生じる波形
U波	T波に続いて出現することがあるが成因は不明
PQ時間	P波の始まりからQRS波の始まりまでの部分（心房興奮開始から心室興奮開始までの時間）
QT時間	QRS波の始まりからT波の終わりまでの部分（心室の興奮開始から回復完了までの時間）
ST部分	QRS波の終わりからT波の始まりまでの部分（心室の興奮完了から回復開始までの部分）
RR間隔	QRS波とQRS波の間隔

9

症状・生体機能の管理技術

229

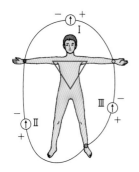

a. 標準肢誘導

第Ⅰ誘導：左手と右手間の電位差
第Ⅱ誘導：左足と右手間の電位差
第Ⅲ誘導：左足と左手間の電位差

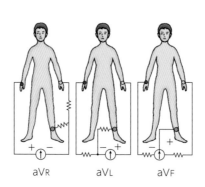

b. 単極肢誘導

aVR　　aVL　　aVF

aVR：（左手＋左足）と右手間の電位差
aVL：（右手＋左足）と左手間の電位差
aVF：（右手＋左手）と左足間の電位差

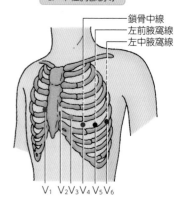

c. 単極胸部誘導

鎖骨中線
左前腋窩線
左中腋窩線

V₁　V₂V₃V₄　V₅V₆

V₁：第4肋間胸骨右縁（赤）
V₂：第4肋間胸骨左縁（黄）
V₃：V₂とV₄の結合線の中点（緑）
V₄：第5肋間と鎖骨中線の交点（茶）
V₅：V₄の水平線と左前腋窩線との
　　交点（黒）
V₆：V₄の水平線と左中腋窩線との
　　交点（紫）

標準肢誘導，単極肢誘導では，右足にも電極を装着する．混入する交流雑音を除去したり，
人体の安全を高めるために有用なアースとして接続する．

図9.3-2　標準12誘導心電図

表9.3-1　心電図の種類と特徴

心電図の種類	特　徴
心電図モニター	■双極誘導（3点誘導）で陽極から陰極への電気的変化をみる． ■子どもでは救急搬送時のほか，不整脈の監視，喘息などの呼吸器疾患，心臓カテーテル後，手術後などの全身状態の管理が連続的に行える． ■正確な診断のためには標準12誘導心電図が必要である． ■電極が少なく，簡便で送信機をつけたままの移動もできる． ■心拍数，呼吸数を表示，記録することができる． ■電極位置は①P波が明瞭，②QRS波が十分に描出，③除細動器のパドルの位置を避ける，④子どもの動きに影響されず，⑤子どもの動きを制限しない部位に貼付する． ■第Ⅱ誘導は四肢誘導の第Ⅱ誘導に似た心電図を得ることができる．また，刺激伝導系の伝導方向に沿うため，心臓全体の電気活動をおおまかに把握できる．
標準12誘導心電図	■12通りの電気の流れを心電計で記録するもので，**図9.3-2**のような種類がある． ■心疾患，不整脈の質的診断・部位診断に優れる．
ホルター心電図	■24時間分の心電図を記録する． ■不整脈や心拍変動時の自覚症状と状況（発生時刻，生活状況）から不整脈の原因解明に役立つ． ■不整脈の有効薬物の決定，予後の判定などができる．
運動負荷心電図	■心臓に一定の運動負荷を与え（マスターの2階段法，トレッドミル法，エルゴメータ法），心電図波形の変化をとらえる． ■狭心症などの虚血性心疾患，不整脈の診断，治療効果の評価，心疾患のリハビリテーションを目的として行われる．

d 波形のチェックポイント（図9.3-3）

❶基線の動揺（ドリフト） 呼吸性動揺が見られる場合は，子どもの呼吸の影響を受け正しい波形の観察ができない．電極を貼り直してみる．

❷筋電図（ムスケル）の混入 身体が動いていると，筋電図としてモニター上に波形が現れ，正しい波形の観察ができない．位置を工夫して電極を貼り直し，感度を上げることによって，体動によるノイズを軽減できることもある．

❸交流障害（ハム） 他の電気器具が電気ノイズを発することがあるため，強電磁波を発生する機器はなるべく子どもから遠ざけ，電源を切ったり，アースを取り直したりしてみる．

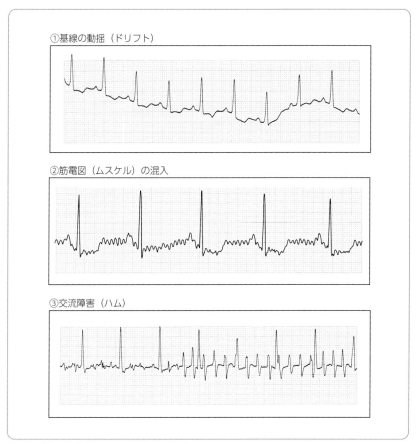

図9.3-3　さまざまなアーチファクト

|2| 実施方法

ここでは，日常用いられることの多い心電図モニターについて説明する.

準備するもの

●心電図モニター（送信機と受信機）　●電池　●電極　●記録用紙　●アルコール綿（必要時）

手順＆アドバイス

❶子どもや家族に心電図モニターを装着する目的，期間，方法を説明する.

❷心電図モニターの電源を入れる.

> モニターの電源が入り画面に波形が映るか. 送信機の電池は切れていないか. モニターに記録用紙は入っているかなどを，日ごろから点検し，緊急の場合に備える.
> 心電図モニターの周囲に，強い電磁波を発生させるものがないか確認する.

❸電極を装着する部位を確認する. 通常，右鎖骨下（陰極），左鎖骨下（アース），左前腋窩線上最下肋骨上（陽極）の3カ所に装着する.

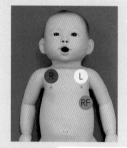

> P波が明瞭で不整脈の判定がしやすい位置に電極を貼る（第Ⅱ誘導が用いられることが多い）. 骨の上に電極を貼ることで，筋電図の混入を防ぐことができる.

❹皮膚が汚れている場合は，アルコール綿で拭き取る.

> アルコール綿使用で発赤がみられたりしないか，情報を得る.

❺電極を貼り，リード線をつなぐ.

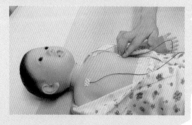

> 子ども用として，電極とリード線が一体になったものもある. 乳児用はリード線が極めて細く柔らかい. 電極部分も乳児の肌に負担にならないようなゼリー状の素材が使用されている.

> ➡p.229 図9.3-1 参照. ナースステーションやパーソナルコンピューターなどに心電図を送信している場合は，そちらの画面も確認する.

❻モニターに現れた波形を確認する.

❼心電図波形の記録を行う.

> 心電図の変化を比較できるように，装着直後の心電図を記録する.

❽警報設定を確認する.

> 警報は，子どもの心拍数の正常値や不整脈などの感知について設定する. 異常の早期発見の視点からも重要である.

❾子どもが動いて，リード線が絡まったりしないように一つにまとめる.

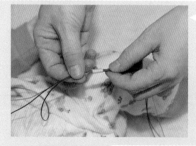

> 足や手がリード線に絡まると，血行が遮断されるという事故にもつながる. 訪室ごとに観察することも大切である.

❿心電図モニターを装着中であっても，可能な範囲で行動できるようにベッド環境を整える.

> モニターを装着していても，遊びや家族とのふれあいができるように子どもや家族に説明する.

⓫電極部の皮膚の観察を行う.

> 電極は1日1回は貼り替え，発赤，発疹がないか観察し，皮膚を清拭した後，場所を変えて電極を付ける.

2 パルスオキシメーターによる検査

1 基礎知識

a 目的

パルスオキシメーターにより経皮的動脈血酸素飽和度（以下，SpO$_2$ と略す）を測定し，低酸素血症の早期発見・予防をする．

b パルスオキシメーターの原理[15)

血液中で酸素と結合しているヘモグロビンを酸化ヘモグロビン（HbO$_2$），酸素と結合していないヘモグロビンを還元ヘモグロビン（Hb）という．パルスオキシメー

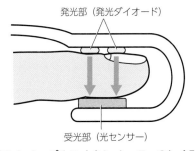

発光部（発光ダイオード）

受光部（光センサー）

図9.3-4 パルスオキシメーターのしくみ

ターでは，この 2 種類のヘモグロビンの吸収度（吸光度）の違いを利用して酸素飽和度を測定している．プローブ部分には発光ダイオードと光センサーが組み込まれている（図9.3-4）．発光ダイオードは，赤色光（波長660nm）と赤外光（波長940nm）の 2 種類の光を出す．赤外光は酸化ヘモグロビンによく吸収され，赤色光は還元ヘモグロビンによく吸収されるため，検出された光の吸収度の比率から酸素飽和度を測定する．ほとんどの機種で動脈成分を認識して脈拍数を測定，表示できる．

c パルスオキシメーターの種類・特徴

プローブには，指に装着する透過型プローブや，前額部や胸部で使える反射型プローブ，成人用と小児用，クリップ式や巻き付け型などがある（図9.3-5）．

パルスオキシメーターは指先や耳に装着するだけで測定が可能であり，非侵襲性で，いつでもどこでも苦痛が少なく連続的に測定できる．この特徴を生かし，有効に使用することが重要である（表9.3-2）．

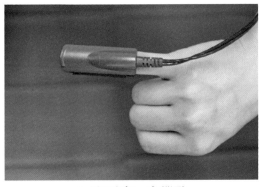

a. 透過型プローブ（指用）

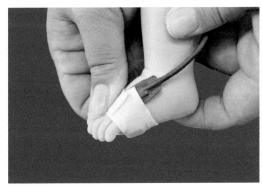

b. 反射型プローブ

図9.3-5 パルスオキシメーターのプローブの種類

d 酸素解離曲線（図9.3-6）

　パルスオキシメーターが表示するSpO2と動脈血酸素分圧（PaO2）の関係を知っておくことで，非侵襲的にPaO2を推測し，低酸素血症などの早期発見，予防ができる．

表9.3-2　パルスオキシメーターの特徴

■測定が数秒ででき，呼吸管理が患者の変化に即応してできる．
■酸素飽和度が85％程度にならないと，肉眼的にチアノーゼ（還元ヘモグロビン5g/dL以上）を発見することはできない．SpO2 90％のとき，PaO2は60Torr以下の状態で，このときすでに低酸素血症は重篤な状態といえる．このようにチアノーゼが出現する前に，低酸素血症を発見できる．
■末梢循環障害（心拍出量の低下，低体温など）があると，十分な脈波が検出されず，SpO2の正しい値が得られない．

また，プローブがきつく指先などに巻かれている場合も同様のことが起こる．
■脈波，心拍のないときは測定できない．
■一酸化炭素中毒，高度の貧血では数％の誤差が生じる．
■透過型プローブは，体動によって一時的にSpO2が測定できない場合がある．反射型プローブは体動に強い．
■動脈血の脈波がプレティスモグラフとして表示される製品では，波形を観察することで，末梢循環を把握できる．

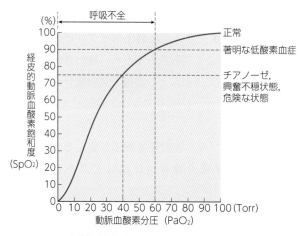

図9.3-6　酸素解離曲線

|2| 実施方法

準備するもの

①パルスオキシメーター本体
②・③プローブ
④テープ
○聴診器など（必要時）

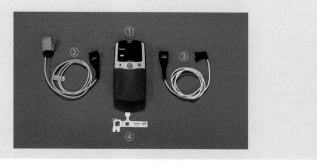

❶子どもと家族に，パルスオキシメーターを装着すること
によって何がわかるのか，装着方法，装着期間，合併症
について説明する．

パルスオキシメーターは非侵襲的であるが，初め
て装着する場合などは，不安や恐怖を感じるため，
年齢に応じた説明を行う．

❷目的（連続して測定するのか，一時的に測定するのか），
年齢（体格），行動範囲，体動の激しさ，装着部位などを
考慮したプローブを選択する．

電池式，充電式のものがあるため，作動するか確
認してから訪室する．
プローブの受光部が汚れていないか確認する．
プローブにはいろいろな種類があるため用途に適
したものを選択する．

❸パルスオキシメーター本体とプローブを接続し，電源を
入れる．

看護者自身に装着してSpO$_2$96～98％となるこ
とを確認する．

❹プローブが周囲の光の影響を受けない
ように光を遮断する．

❺センサーの発光部と受光部が正しい位置に
なるようにプローブを装着する．

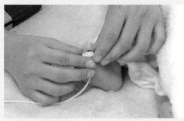
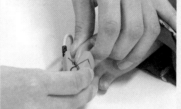

プローブは発光部と受光
部が向かい合った状態に
する．向かい合っていな
いと正確な値が測定でき
ない．装着部位は厚みが
10mm程度のところが
よい．

❻表示されたSpO$_2$の値，脈拍数を確認する．

表示された値は2秒前のものである（機種や装着部位によって
もこの時間は異なる）．表示は5～10秒ごとに最新の値に切り
替わるため1分程度は観察する．

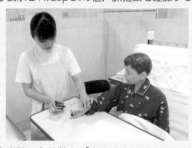

パルスオキシメーターは，動脈血の脈波（パルス）
を認識して脈拍数を測定しているため，心拍数と
等しいことが確認されると信頼性が高くなる．

❼実際の心拍数とパルスオキシメーターに表示された脈拍
数が等しいか，確認する．

❽継続して測定する場合は，各勤務帯1回はプローブを外し
て皮膚に損傷がないことを確認する．連続して装着する
場合は，位置を変える．

圧迫による発赤，水疱形成，壊死，熱傷などを起
こす可能性がある．製造業者の異なる本体とプロー
ブを接続することで高熱を発生し，装着部分の熱
傷を起こすことがある．

3 腰椎穿刺

| 1 | 基礎知識

a 目的

● 髄膜炎，脳腫瘍，くも膜下出血などの脳脊髄系疾患の診断

● 治療のための髄腔内薬液注入

● 脳脊髄圧の測定と髄液排除による頭蓋内圧の減圧

● 脳室撮影時の造影剤投与など

ⓑ 腰椎穿刺の穿刺部位

　脊柱は，32～34個の椎骨で構成されている（頸椎7個，胸椎12個，腰椎5個，仙骨5個，尾骨3～5個）．椎骨には椎骨洞（空洞）があり，その中を脊髄が走行している．脊髄は第2腰椎付近で終わり，それ以後は細い馬尾神経が出ている．神経損傷を防ぐために，脊髄を避け第3～4腰椎間，もしくは第4～5腰椎間を穿刺する．両側の腸骨稜の頂点を結んだ線（ヤコビー線）が第4腰椎を通るので基準となる（図9.3-7）．

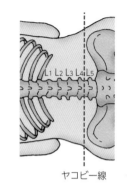

ヤコビー線

図9.3-7　腰椎穿刺の部位

ⓒ 脳脊髄液（表9.3-3）

　子どもの脳脊髄液容量は60～100mLである．脳脊髄液には，①脳脊髄液中に浮くように存在している脳と脊髄を衝撃から守るクッション機能，②栄養を神経組織に運搬する機能，③神経組織からの代謝産物や老廃物を除去する機能がある[23]．

表9.3-3　脳脊髄液の所見

脳脊髄液	基準値				異常値の原因
外　見	無色透明				■くも膜下出血：血性～淡血性（時間が経過すると黄色） ■細菌性髄膜炎：混濁
脳脊髄液圧	70～180mmH₂O				
細胞数 （個/μL）	出産直後	単球		0～20	■脳脊髄液中の細胞数の増加は異常所見 ■細菌数の増加がなくても赤血球，顆粒球，腫瘍細胞の増加があれば病的 ■細菌性髄膜炎では数千～数万/μL，ウイルス性髄膜炎では数百/μLに増加 ■罹患初期や新生児期にはさほど増加しないこともある． ■赤血球が認められれば，くも膜下出血やヘルペス脳炎などの中枢神経系での出血を疑う．
		多形核		0～10	
		赤血球		0～800	
	新生児	単球		0～5	
		多形核		0～10	
		赤血球		0～50	
	以降～成人	単球		0～5	
細胞の種類 （比率%）	リンパ球			62±34	■リンパ球の増加：ウイルス性髄膜炎，脳炎，回復期の細菌性髄膜炎，多発性硬化症など ■単球の増加：腰椎穿刺の刺激，頭蓋内出血後など ■顆粒球の増加：細菌性髄膜炎，寄生虫による髄膜炎など
	単球			36±20	
	好中球			2±～5	
	好酸球			0～まれ	
	その他（組織球，上衣細胞）			0～まれ	
タンパク （mg/dL）	新生児			45～100	■中枢神経系の炎症，出血，腫瘍，脱髄性疾患で高値となる． ■細菌性髄膜炎で著明な高値を示す．
	乳児期以降			15～45	
糖 （mg/dL）	新生児			30～70	■糖の低下は細菌性髄膜炎，結核性髄膜炎で著明 ■くも膜下出血では，流入した血中酵素の解糖作用により低下する． ■糖の異常高値は高血糖を反映している．
	乳児期以降			40～90	

準備するもの

①②③⑨ 吸引の必要物品

④ 膿盆

⑤⑥ 酸素吸入の必要物品

⑦ 消毒液

⑧ 心電図モニター

⑩ はさみ

⑪ 絆創膏

⑫ 処置用滅菌シーツ

⑬ 鑷子

⑭ 腰椎穿刺針（滅菌）

⑮ 綿球・トレイ

⑯ 滅菌ガーゼ

⑰ ディスポーザブル手袋

⑱ 検体容器

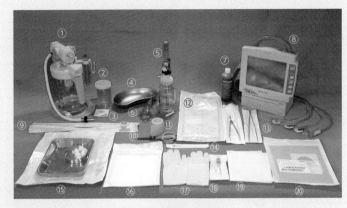

⑲ 滅菌手袋

⑳ 滅菌穴開きシーツ

○注射器

○局所麻酔薬

〈必要に応じて〉

○脳脊髄圧測定に必要な物品

○注入のための薬剤

○鎮静薬

○パルスオキシメーター

手順&アドバイス

❶ 子どもの理解力に合った説明を行い，子どもが検査に協力できるように援助する．

❷ 排尿を促し，処置室に移動する．

❸ 心電図やパルスオキシメーターを装着する．

❹ 確保した静脈点滴から，鎮静を目的として麻酔薬の静脈注射を行う．

❺ 側臥位となり，処置台の端に背中を垂直にし，頭は臍が見えるように前屈し，手で両膝を抱え込み，海老のように丸くなる体位をとる．

なぜ，検査をしなければならないのか，検査はどのように進むのか，検査が終わったらどうしたらいいのか説明する．

鎮静薬を使用する場合は，必ず酸素，吸引の準備を行い，呼吸や脈拍をモニターしながら穿刺する．異常に対処できる準備を整える．

看護者はスタンダードプリコーションとしてディスポーザブル手袋を装着し，子どもの頭と膝を支え，子どもの腰部が処置台に対して垂直になるようにしっかりと支える．穿刺中に子どもの顔色，呼吸状態が観察できるように調整する．

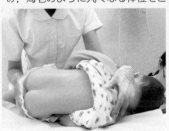

子どもの正面から片手で肩を支え，もう片方の手は腹部に入れて背中が反らないようにし，手はベッドの端にかける．腰椎棘突起間が広がるように背中を丸めた姿勢とする．脊柱とヤコビー線が垂直になるようにする．

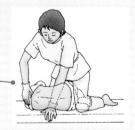

❻ 穿刺部位を露出する.

露出を最小限とし，保温を行う.

❼ 医師が消毒を行う.

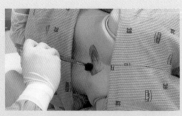

❽ 鎮痛を目的として，医師が穿刺部位の局所麻酔を行う.

❾ 医師が穴開きシーツを掛ける.　　　　❿ 医師が穿刺する.

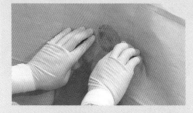

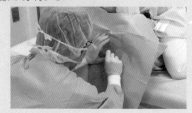

➡穿刺部位は p.236 図9.3-7 参照.

⓫ 脳脊髄液の採取，骨髄腔内への薬液注入，脳脊髄圧の測定，脳室撮影時の造影剤投与などを行う.

目的に応じて処置を行う. 処置中の全身状態の変化を観察する.

⓬ 穿刺針を抜去し，消毒した後，滅菌ガーゼを当て，絆創膏でとめる.

⓭ 体位を元に戻す.

処置台は狭いため転落などの危険がないよう注意する.

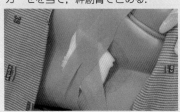

⓮ 子どもの衣服を整える.

⓯ 静かに病室に移送する.

⓰ 腰椎穿刺後，頭痛を訴えることがあるため，30分〜1時間は枕を外して，安静臥床が保てるように援助する.

⓱ 覚醒状態，呼吸状態を確認する.

⓲ 十分に覚醒し，受け答えができるようになればモニターを外す.

⓳ 穿刺部位の出血，疼痛，全身状態を観察する.

⓴ 覚醒後，水分を摂取して誤飲，嘔気・嘔吐がなければ食事摂取を促す.

穿刺後の頭痛の原因は，髄液の穿刺，採取などによる一時的な脳圧の低下，髄膜の機械的刺激である. 病室では，穿刺部位の出血や疼痛，頭痛や嘔気，下肢のしびれがないか，覚醒状態，呼吸状態など，全身状態を観察する.

消毒は特別なこと（出血や疼痛の訴え）がない限り，穿刺を行った翌日に行うため，それまでガーゼと絆創膏は貼ったままにしておく. 出血があった場合は早急に医師に報告し，全身状態を観察する.

4 骨髄穿刺

│1│基礎知識

ⓐ 目的

　白血病，各種貧血，血小板減少症などの血液疾患の子どもや，悪性腫瘍の子どもに対して，造血機能や骨髄転移の有無を診断する.

b **骨髄穿刺の部位と体位の固定方法**

　子どもは成人に比べ，活発な造血が行われている赤色骨髄の分布が広く，骨
も軟らかいため選択できる穿刺部位の幅は広い（図9.3-8）.

c **骨髄液の正常値**

　年齢別の骨髄有核細胞数・骨髄像標準値は，p.240 表9.3-4 の通りである.

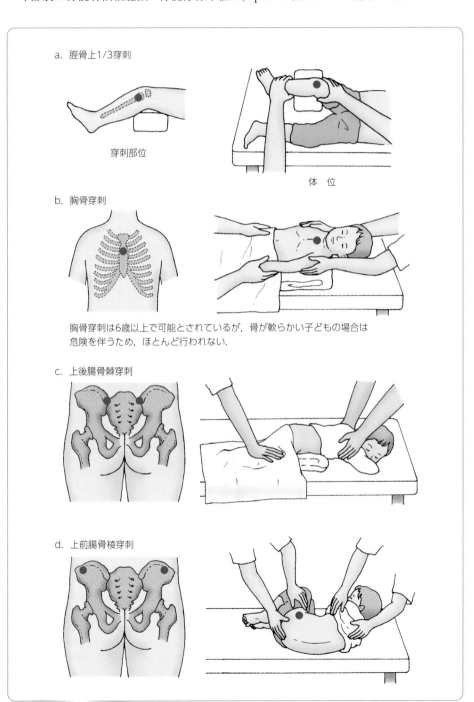

a. 脛骨上1/3穿刺

穿刺部位

体位

b. 胸骨穿刺

胸骨穿刺は6歳以上で可能とされているが，骨が軟らかい子どもの場合は
危険を伴うため，ほとんど行われない.

c. 上後腸骨棘穿刺

d. 上前腸骨稜穿刺

図9.3-8　**骨髄穿刺の部位と体位**

表9.3-4 年齢別の骨髄有核細胞数・骨髄像標準値

	幼 児	学 童	成 人
有核細胞数（×10⁴/μL）	10〜40	8〜35	10〜25（平均18.5）
赤芽球	20.4%	18.5%	20.3%
骨髄芽球	2.0%	1.5%	1.3%
前骨髄球	5.0%	5.0%	4.44%
骨髄球	10.0%	10.0%	6.96%
後骨髄球	14.0%	14.0%	10.01%
桿状核球	16.0%	18.0%	13.61%
分葉核球	5.0%	7.0%	13.64%
好酸球	4.0%	4.5%	3.66%
好塩基球	0.05%	0.05%	0.14%
単 球	2.0%	2.0%	3.28%
リンパ球	20.0%	18.0%	19.08%
形質細胞	1.0%	1.0%	1.15%
細網細胞	0.5%	0.4%	1.76%
巨核球	0.05%	0.05%	1.04%

樋口司ほか. そこが知りたい小児臨床検査のポイント：骨髄穿刺法, 有核細胞数, 骨髄像, 特殊染色, コロニー形成能／刺激因子, 骨髄細胞の染色検査. 小児内科. 2005, 37, 増刊号, p.83.

|2| 実施方法

準備するもの

① 膿盆
② 処置用シーツ
③ 局所麻酔剤
④ 骨髄穿刺針
〔23G：2本, 18G：2本.
（写真は15G）〕
⑤ 絆創膏
⑥ 消毒液
⑦ 検体容器
⑧⑨ 鑷子
⑩ 滅菌ゴム手袋
⑪ 滅菌ガーゼ
⑫ 穴開きシーツ

○注射器　　　　　　○ディスポーザブル手袋
○圧迫固定用ガーゼ　○マスク
○枕

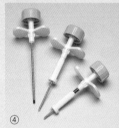

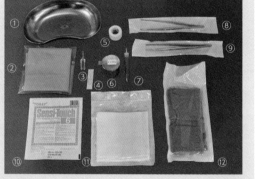

提供：タスク

手順&アドバイス

❶ 子どもの理解力に合った説明を行い, 子どもが検査に協力できるように援助する.

❷ 排尿を促し, 処置室に移動する.

❸ 心電図やパルスオキシメーターを装着する.

> なぜ, 検査をしなければならないのか, 検査はどのように進むのか, 検査が終わったらどうしたらいいのか説明する.

④確保した静脈点滴から，鎮静を目的として麻酔薬の静脈注射を行う．

⑤体位を整える（➡p.239 図9.3-8参照）．

> 鎮静薬を使用する場合は，必ず酸素，吸引の準備を行い，呼吸や脈拍をモニターしながら穿刺する．異常に対処できる準備を整える．

> 穿刺部位に適した体位をとる．処置中の体動が最小限となり，顔色，呼吸状態の観察ができる体位をとる．

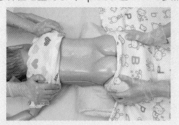

⑥穿刺部位を露出する．

> 露出を最小限とし，保温を行う．

⑦医師が消毒を行う．

⑧鎮痛を目的として，医師が穿刺部位の局所麻酔を行う．

⑨医師が穴開きシーツを掛ける．

⑩医師が穿刺する．

> 穿刺の操作は，無菌操作を行えるように介助する．

⑪穿刺針抜去後，滅菌ガーゼで圧迫し，止血を確認後消毒をする．

> 出血傾向のある子どもに関しては，特に注意して観察する．

⑫ガーゼを当て，穿刺した部分を圧迫しながら固定する．

⑬体位を元に戻す．

> 処置台は狭いため，転落などの危険がないよう注意する．

⑭子どもの衣服を整える．

⑮静かに病室に移送する．

⑯終了後30分〜1時間は安静臥床できるように援助する．

⑰覚醒状態，呼吸状態の確認を行う．

⑱十分に覚醒し，受け答えができるようになればモニターを外す．

⑲穿刺部位の出血，疼痛，全身状態の観察を行う．

⑳覚醒後，水分を摂取して誤飲，嘔気・嘔吐がなければ食事摂取を促す．

> 消毒は特別なこと（出血や疼痛の訴え）がない限り，穿刺を行った翌日に行うため，それまでガーゼと絆創膏は貼ったままにしておく．出血があった場合は早急に医師に報告し，全身状態の観察を行う．

4 身体計測

測定に際しては，子どもの年齢に適した器具を用いて，測定条件（測定時間や測定時の子どもの状況など）を一定にし，正確に測定する．

➡身体発育の評価については，ナーシング・グラフィカ『小児の発達と看護』2章6節1項参照．

1 体 重

1 目的

● 子どもの発育や栄養状態，健康状態の目安とする．

● 病気の子どもの場合は，計測値が診断の目安や輸液量，薬剤投与量の算定に役立つ．

コンテンツが視聴できます（p.2参照）

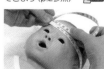

● 身体計測のポイント〈動画〉

準備するもの

① 体重計（乳幼児用）
② 体重計（成人用）
③ バスタオル

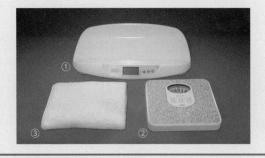

手順＆アドバイス

新生児・乳児の場合

❶ 体重計を水平な安定のよいところに置く.

❷ バスタオルを敷いた時点で目盛りが 0 gになっている
ことを確認する.

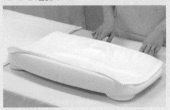

> 新生児は感量が 1g，乳児は 1g もしくは 5 〜 10g，幼
> 児では 50g 以下，学童は 500g 以下のものを用いて測
> 定する.
> 点滴中でシーネ（副木）を使用している場合は，あら
> かじめ重さを量り，体重から差し引く.

> 計測時は裸となるため，体重計の上にバスタオルなど
> を敷き，寒くないように配慮する.
> 室温を調整し，隙間風が入らないようにする.

❸ カーテンを閉めるなどしてプライバシーを保護し，脱衣する.

❹ 裸の子どもを体重計の上に寝かす.

❺ 計測中は転落を防ぐために，計測が終了するまで，
常に子どもに手をかざすようにして見守る.

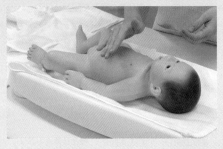

> 子どもは体動が激しいため十分注意する.

> 計測は一定の条件で測定することが望ましいが，衣服
> を着ている，ミルクを飲んだばかりであるなど，条件
> が異なるときは記録に残す.

その他の計測方法

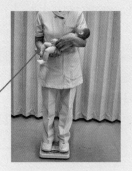

> 乳児の場合，動きが激しいと危
> 険な場合もある. 看護者や家族
> が子どもを抱いて成人用の体重
> 計で体重を量り，自分の体重を
> 差し引いてもよい.

2 身　長

|1| 目的

- 体重とともに，子どもの発育状態や，身体のバランスを評価していく指標とする．
- 成長ホルモンの分泌異常（低身長や巨人症など）のときは，病状経過の指標とする．

|2| 実施方法

準備するもの

① 身長計（子どもの年齢に応じたものを選択する）
② バスタオルなど

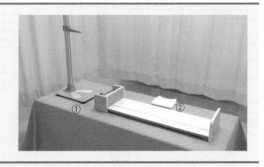

手順&アドバイス

乳幼児の身長計測

❶ 2歳以下には，乳幼児用身長計を用いる．
❷ 身長計を安定した場所に置く．

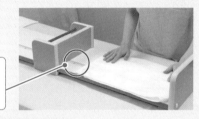

足元の数値が見えるように敷く．

計測時に冷たくないようにバスタオルなどを敷く．

❸ なるべく子どもを裸にして，身長計の固定板側に頭がくるように台板上に寝かせる．

カーテンを閉めるなどしてプライバシーに配慮し，環境を整える．

❹ 看護者2人で計測する．1人が頭部を固定し，耳眼面（耳珠点と眼窩点がつくる面）を結んだ線が台板に垂直になるようにする．もう1人が子どもの両膝を軽く台板に押さえて下肢を伸展させ，足底が台に対して垂直となるようにする．

下肢を伸展させる際は股関節の脱臼の危険があるため，無理に伸展させないよう注意する．

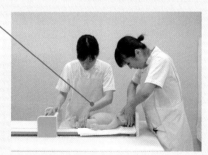

体軸が真っ直ぐになっているか確認する．

移動板　　　　　　　耳眼面

固定板

90°　　　　　　　　90°

台板

立位で計測する場合

❶ 靴や靴下を脱いで，身長計の尺柱を背に直立姿勢とする.

❷ つま先は30〜40°開き，後頭部，背部，殿部，踵部が尺柱に密着するようにする.

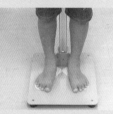

胸を反らせたり，腹部を突き出さないように注意する.

後頭部は尺柱に付かないこともあるため，無理に押し付けたりしない.

❸ 頭部はあごを引き，耳珠点と眼窩点のつくる平面が水平になるようにする.

❹ 肩の力を抜き，自然に腕を垂らして大腿側面に付ける.

❺ 体位が整ったら，横規を静かに降ろす.

看護者が子どもと目線を同じ高さにして話しかけると，姿勢がとりやすい.

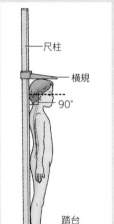

尺柱

横規

90°

踏台

看護者の目の高さと目盛りを水平にして，小数点第1位まで測定値を読み取る.

その他の計測方法

股関節脱臼のある子どもなどの身長計測に用いられる方法がある（石原式計測法）.

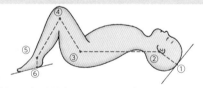

①頭頂（正中線上における最高点）
②乳様突起（耳介の後方下で明確に視・触察できる）
③大転子（大腿外側部で一番突出した部位）
④膝関節外側中央点
⑤外果
⑥足底点（踵部）

①〜⑥を合計する.

3 頭　囲

│1│ 目的

● 頭蓋骨の発育状態をみる指標とする.

● 水頭症，小頭症など頭囲が変化する疾患では，異常の発見，経過観察を行う際に繰り返し計測する.

準備するもの

① メジャー

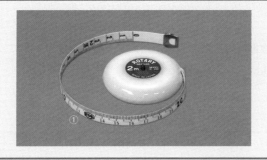

手順&アドバイス

❶ 座位のとれない新生児や乳児は，仰臥位とする．

❷ 後頭結節（後頭部最突出部）と眼窩上縁の高さで，その周囲を測定する．

自分で座位を保持できる子ど
もは，椅子などに座ってもらう．

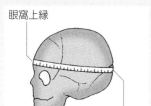

眼窩上縁

後頭結節

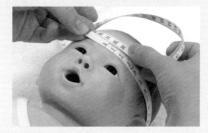

仰臥位で測定した後は，頭部
を持ち上げメジャーを取る．
このとき，頭部を持ち上げず
にメジャーを取ろうとすると，
子どもの皮膚を傷つけること
があるため注意する．

4 胸　囲

|1| 目的

● 子どもの発育状況を観察する．

|2| 実施方法

準備するもの

● メジャー　　　● バスタオル

手順&アドバイス

❶ 乳児は仰臥位で測定する．立位で計測する場合は，両
手を体幹に沿わせて自然に伸展した姿勢で計測する．

❷ 乳頭直上と肩甲骨下端にメジャーを当て，呼気と吸気
の中間に計測値をみる．

カーテンを閉め，プライバシーを確保できる環境を整
える．
羞恥心を伴うため，露出を最小限にする．冷たくない
よう，下にバスタオルなどを敷く．

メジャーは，強く締めすぎないように，
皮膚からずり落ちない程度にする．
啼泣していると正確な値が得られな
いため，話しかけたりしながら実施
する．
仰臥位で測定した後は，身体を持ち
上げメジャーを取る．このとき，身
体を持ち上げずにメジャーを取ろう
とすると，子どもの皮膚を傷つける
ことがあるため注意する．

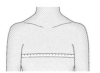

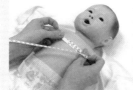

5 腹　囲

|1| 目的

- 浮腫や腹水，肝肥大，腹部腫瘍など，腹部が増大する症状や疾患の際に，定期的に計測することによって，その経過を知る．
- 栄養状態を知る．

|2| 実施方法

準備するもの

- メジャー　　　　● バスタオル

手順&アドバイス

❶ カーテンを閉めるなどしてプライバシーを保護し，上半身の衣服を脱がせる．

> 測定部位以外は，バスタオルなどを使用し，最小限の露出とする．

❷ 仰臥位で膝を伸展した状態とし，計測部位を確認する．

> 計測時間，食事，排泄の有無など条件を一定にする．

❸ 身体を持ち上げながら，メジャーを身体の下に入れる．

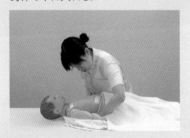

❹ 臍上周囲がベッドと垂直になるようにメジャーを腹部周囲に巻く．

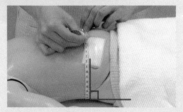

> 疾患によっては，臍上周囲と，最大周囲の2カ所を計測する．メジャーは正確に1周させ，きつく締めすぎないように注意する．

❺ メジャーは臍上を通過する位置で交差させ，自然な呼吸の呼気終了時に計測する．

❻ 最大周囲は腹囲が最大となる部分を計測する．

> cm 単位で，小数点第1位まで読み取る．

> 臍上周囲測定後に続いて最大周囲の計測を行う場合，身体を持ち上げてから計測する位置へメジャーを移動させる．
> 啼泣しているときは正確な値を得ることができない場合がある．あやしたり，家族の協力を得ながら計測する．

❼ 計測後は，身体を持ち上げメジャーを取る．

❽ 衣服を整える．

> 身体を持ち上げずにメジャーを取ろうとすると，子どもの皮膚を傷つけることがあるため注意する．

■ 引用・参考文献

1) 中野綾美. 小児看護学. 第2版. 金芳堂, 2005, (明解看護学双書, 4).
2) 竹内義博監修. 小児看護実習指導の手引き. メヂカルフレンド社, 1995.
3) 宮崎和子監修. 小児Ⅰ. 改訂版. 中央法規出版, 2000, (看護観察のキーポイントシリーズ).
4) 玉木ミヨ子編. "なぜ？どうして？"がわかる基礎看護技術. 照林社, 2005, (看護学生必修シリーズ).
5) 中野昭一編著. 図説クリニカルサインと臨床検査. 医歯薬出版, 2005, p.363-365.
6) 鴨下重彦ほか監修. こどもの病気の地図帳. 講談社, 2002, p.17, 76-77.
7) 松尾ミヨ子ほか編. 基礎看護技術Ⅰ：コミュニケーション／看護の展開／ヘルスアセスメント. メディカ出版, 2022, (ナーシング・グラフィカ, 基礎看護学2).
8) 田村佳士枝. 小児看護師に必要な知識と看護ケア技術：バイタルサインの測定と判断. 小児看護. 2004, 27(5), p.554-555.
9) 内藤環ほか. 先輩ナースが教えるワンポイントアドバイス基礎看護技術：バイタルサイン体温, 脈拍, 呼吸数, 血圧の異常の判別ができますか？. 臨牀看護. 2003, 29(3), p.302-306.
10) 山内豊明. フィジカルアセスメントガイドブック：目と手と耳でここまでわかる. 医学書院, 2005, p.74-77.
11) 岡安大仁. 特集：My 聴診器を使いこなす！呼吸器系の聴診技術 AtoZ. 月刊ナーシング. 2004, 24(3), p.63-65.
12) 研究代表者蝦名美智子. プレパレーションの実践に向けて：医療を受ける子どもへのかかわり方. 平成14・15年度厚生労働省科学研究（子ども家庭総合研究事業）.「子どもと親へのプレパレーションの実践普及」研究班報告書別冊, p.10-11.
13) 田中康比ほか. 先輩ナースが教えるワンポイントアドバイス基礎看護技術：尿の性状観察と判別ができますか？. 臨牀看護. 2003, 29(3), p.312-315.
14) 小野正子ほか編. 根拠がわかる小児看護技術. メヂカルフレンド社, 2008, p.63-68, 195-198.
15) 藤野彰子ほか監修. 看護技術ベーシックス. 第2版. 医学芸術社, 2007, p.330-337, 486-489.
16) 吉田久美子. 先輩ナースが教えるワンポイントアドバイス基礎看護技術：尿・便の検体採取ができますか？. 臨牀看護. 2003, 29(3), p.325-328.
17) 氏家幸子監修. 母子看護学：母性看護技術Ⅱ・小児看護技術. 廣川書店, 2007, p.17-20, 132-135.
18) 芦川和高監修. New 図解救急ケア. 第2版. 学習研究社, 2007, p.28, 30-32.
19) 村上美好監修. 写真でわかる急変時の看護. 第2版. インターメディカ, 2007, p.58-66.
20) 大岡良枝ほか編. NEW なぜ？がわかる看護技術LESSON. 学習研究社, 2006, p.209-214, 240-244.
21) 樋口司ほか. 骨髄穿刺法, 有核細胞数, 骨髄像, 特殊染色, コロニー形成能／刺激因子, 骨髄細胞の染色体検査：そこが知りたい小児臨床検査のポイント. 小児内科. 2005, 37 増刊号, p.83-88.
22) 小嶋靖子. 腰椎穿刺, 骨髄穿刺. 小児内科. 2006, 38(5), p.879-881.
23) 菱沼典子編. ケーススタディ看護形態機能学：臨床実践と人体の構造・機能・病態の知識をつなぐ. 南江堂, 2003, p.125-130.
24) 椎原弘章. 髄液一般検査：細胞数, 細胞の種類, 蛋白, 糖, クロール：そこが知りたい小児臨床検査のポイント. 小児内科. 2005, 37 増刊号, p.142-145.
25) 衛藤義勝監修. ネルソン小児科学. 原著第17版. エルゼビア・ジャパン, 2005, p.2447.
26) 小野田千枝子ほか. こどものフィジカル・アセスメント. 金原出版, 2001, p.95.
27) 松永保子. "身体計測". 基礎看護技術Ⅱ：看護実践のための援助技術. 松尾ミヨ子ほか編. メディカ出版, 2022, p.417-422, (ナーシング・グラフィカ, 基礎看護学3).
28) 草柳浩子ほか編著. やさしくわかる小児看護技術. ナツメ社, 2011, p76-77.
29) 日本高血圧学会高血圧治療ガイドライン作成委員会編. 高血圧治療ガイドライン 2019. 日本高血圧学会, 2019, p.164.

総合病院での小児看護専門看護師の活動

● 救急外来を受診する子どもと家族を支える

　私は小児看護専門看護師として，総合病院の小児・アレルギーセンターに勤務しています．地域支援病院としての機能と役割を有するため，小児救急にも積極的に取り組んでいます．現在は病棟主任として，看護職員の現任教育を担っています．

　総合病院では，子どもやその家族に対する看護をほとんど経験しない部署もあります．そういった部署に子どもが搬送されることも想定して，子どもの目線に立った関わり方や家族への支援方法について，看護場面を丁寧に再現しながら理解してもらうよう努めています．特に，患児との接触時間が短い救急外来の看護師には，急激な子どもの体調変化に対する家族の不安や，初めて受診する子どもの混乱などを理解し，かつそれを受け止めながらの対応が求められるため，あらゆるケースを想定した教育が必要となります．

　小児二次救急で，救急外来の看護師が遭遇した看護の一場面を例に挙げます．たばこを誤飲したという1歳5カ月の患児が，救急車で週末に搬送されてきました．患児には，6歳と3歳のきょうだいを連れた母親が付き添っていました．子どもたちの身なりに乱れのあることに気付いた救急外来の看護師が，母親に声を掛けたところ，「上の子二人に発達障害があり，育てにくいんです」と語ったといいます．救急外来の看護師は，母親の「育てにくい」という表現がとても気に掛かり，小児科医師に母親とのやり取りを報告しました．週明けには，小児科医師から今回の情報が，その家族が居住する地域の保健センターへ提供されることにつながりました．

　この例のように，救急外来には，育児支援を必要とする子どもや家族が訪れることもあります．家族を含めた適切な支援を行うためには，テクニカルな看護技術だけではなく，母子保健システムとの連携など，社会資源に対する知識も必要となってくるのです．

　小児看護専門看護師は常に「子どもと家族にとって最善のことは何だろう」という視点をもって，子どもと家族をケアすることに努めなければなりません．健康障害を抱えた子どもの健やかな成長発達の実現とともに，家族が心身ともに健康な状態で子どもの養育を営むことができるよう，家族全体への支援が重要となります．

（加藤依子）

10 安全・安楽を確保する技術

学習目標

◁ 安楽な体位に関する基礎的知識を理解し，援助方法を習得する.

◁ 処置やケアへの遊びの活用に関する基礎的知識を理解し，援助方法を習得する.

◁ 安全・安楽を考慮した行動制限に関する基礎的知識を理解し，援助方法を習得する.

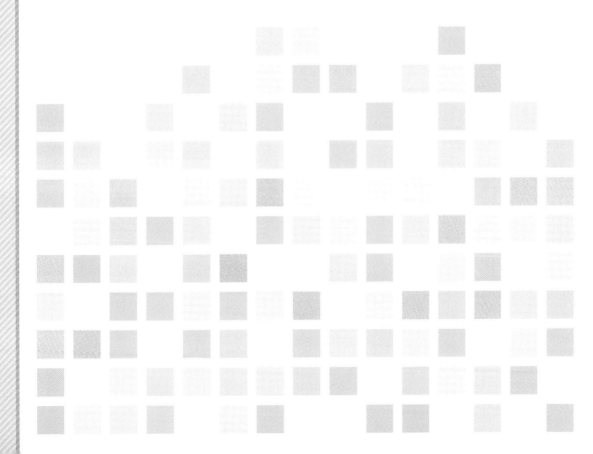

安全を重視する技術とは，そのプロセスが安楽であるべきであり，安楽を重視する技術のプロセスが安全でなければ，目指す安楽は獲得できない．看護者は，提供しようとしているケアについて，子どもにとって安全であるといえるのか，また，そのケアは安楽を子どもに保障するものであるのかを明確にした上でケアを提供し評価し，ケアの質の向上を目指していくことが重要である．

1 安楽な体位

|1| 基礎知識

　子どもは，痛み，つらさ，怖さなど症状や治療・検査に伴う苦痛を体験している．例えば，呼吸困難を呈している場合など，速やかに安楽な体位を保持していくことが全身状態の安定につながり，子どもの息苦しさへの恐怖心を和らげることにもなる．

　自分で身体を動かすことができる子どもは，自分で安楽な体位をとることができるが，薬物使用中や意識レベルが低下している子ども，麻痺のある子どもなどは，自分で安楽な体位をとることが難しい．したがって，体位変換を行ったり良肢位を保ったりすることができるよう援助することが重要となってくる．タオルやバスタオルを用いて安楽な体位を工夫していくとともに，関節可動域内で動かしたり，マッサージをしたりするなど，関節の拘縮予防も合わせたケアを提供することが望ましい．

　ここでは，子どもにとって安楽な体位をとる技術として，呼吸が楽にできる体位である**ファウラー位**，**起座位**を保持する技術について紹介する．

a 目的

- 体位によって気道を圧迫せずに横隔膜を下げ，胸郭を広げることによって，呼吸面積を広げ安楽な呼吸を促す．

|2| 実施方法

準備するもの

ファウラー位・起座位の場合

① タオル
② 肩枕用タオル
③ 枕
④ 砂囊（必要時）
⑤ 聴診器
⑥ 三角マット（子どもの年齢に応じて）
⑦ バスタオル（三角マットを覆っている）

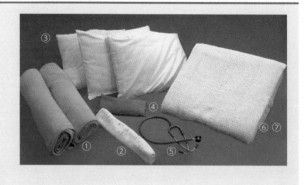

ファウラー位

乳児の場合

❶あらかじめ三角マットに二つ折りのバスタオルを敷き，全体をもう1枚のバスタオルで覆う.

❷三角マットをベッドの中央に用意する.

❸三角マットとベッドの隙間をタオルで埋める.

三角マットの傾斜が乳児にとってきついものであれば，バスタオルを代用する.

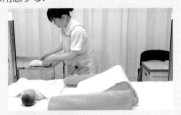

三角マット使用時の転倒・転落には十分注意してタオルの配置を行う.

❹子どもが三角マットの傾斜で下にずれていかないように，砂嚢，バスタオルを用いて保護する.

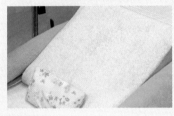

三角マットの傾斜によって下やサイドにずれていく可能性があるため，頻回に観察する必要がある. また，タオルに顔を埋めてしまうことによる窒息の危険性にも十分注意する.

❺子どもが三角マットの傾斜で気道が圧迫されないように注意する.

同一体位の保持は避け，褥瘡予防に努める.

❻肩甲骨の下に，たたんだタオルなどを入れ，頸部を伸展させる（肩枕）.

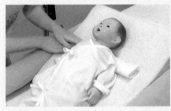 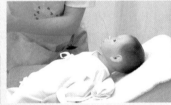

舌根沈下による気道閉塞を予防でき，気道の確保ができる[2].

❼年齢や体格によって肩枕の位置を調整する.

体動によって，肩枕の位置がずれないように注意する

幼児以降の場合

❶上体が適度に起きるようにベッドを調整（ギャッチアップ）する.

子どもの状態に応じて，子どもが楽だと感じる角度に調整することも大切である.
ギャッチアップの必要性を子どもに説明し，子どもの全身状態を観察する.

❷ギャッチアップしたことで，子どもがずり落ちることがないように膝を軽く曲げ，その下に枕や丸めたバスタオルを当てる.

❸両肘を軽く曲げる程度の位置にもバスタオルや枕を当てる.

❹足元にも丸めたバスタオルを置く.

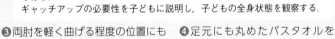

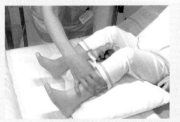 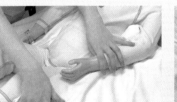 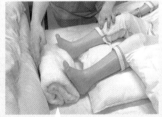

足元にセットするバスタオルは，自然に足の裏を置くことができるように傾斜を作っておく.

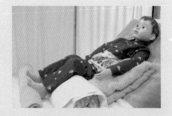

❺ベッドと背中の間に大きめの枕あるいはバスタオルも使用して，気道が圧迫されないようにセットする．

子どもが自由に動くことができる場合には，身体を動かしてもよいことを伝え，同一体位を避ける．また，ファウラー位から臥位に戻ることができることも伝え，その際には呼んでもらうように説明する．

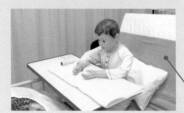

起座位：学童向き

❶上半身を起こして，身体の前にオーバーテーブルなどを置いて，もたれるようにする．

自分で姿勢を保つことが難しい年少児には難しい．

あらかじめベッドも傾斜をつけておくとよい．

2 処置やケアへの遊びの活用

| 1 | 基礎知識

a 遊びとは

　遊びとは，子どもの成長発達には欠かせないものであり，子どもの生活そのものである．エリクソン（Erikson, E.H., 1963）は，「おもちゃを介した遊びを通して，子どもは現実の危機を乗り越え新しい現実を作り上げていく」と子どもの遊びの重要性を述べている[3]．遊びは，子どもが自主的に行うものである．子どもの発達段階によって積み上げられ，単純なものから複雑なものへと変化していく．子どもの遊びは発達段階ごとに果たす役割があり，その遊びの内容と社会的特徴によって分類することもできる（**表10.2-1**）．

　子どもは遊びの中で自分の思いを表現し，大人がその思いを遊びの中から読み取ることによって，子どもはコミュニケーション能力を身に付けたり，さまざまな物事との関わり方を学んでいく．さらに，遊びは子どもを手助けする手段でもある．子どもは遊びやおもちゃを通して，無力感や恐怖心などの体験を忘れようとしたり，なじみのある遊びによってリラックスして安心感を得たりすることができる．遊びは，子どもが空想的な思いを実現して自信を取り戻す上でも役立つ[7]．

➡遊びの分類については，ナーシング・グラフィカ『小児の発達と看護』2章3節4項参照．

用語解説*
並行遊び
同じ道具を使い子ども同士が近くで遊んでいても，一緒になって遊ぶわけではなく一人だけで成立している遊びである．他の子どもの遊びに誘発されて起こる点から，社会性が発達していっていることがうかがえる．

用語解説*
連合遊び
他の子どもと一緒になって遊んでいるが，まだリーダーシップをとる子どもはいない．

表10.2-1　発達における遊びの役割と機能

遊びの分類	遊びの発達	遊びの効果
機能遊び 想像遊び 受容遊び 創造遊び	一人遊び 傍観者的遊び 並行遊び* 連合遊び* 共同遊び，または組織化された遊び	身体的効果 教育的効果 社会的効果 治療的効果

ナーシング・グラフィカ『小児の発達と看護』2章3節4項を参考に作成．

表10.2-2　発達に適したおもちゃ

月年齢	おもちゃや遊び	発達玩具として
1～3カ月	ガラガラ，オルゴール，風船，くす玉，風鈴，声掛け	視聴覚玩具：眼や耳などの感覚を通して認識が行われる．
4～6カ月	おしゃぶり，オルゴールメリー，鈴などを振って音が出るもの	感覚的玩具：つかむ，なめる，吸うなどの感覚を使うもの
7カ月～1歳	人形，鏡，スプーンやコップ，太鼓，重ね合わせるもの，引っ張ったり押したりするもの（引き車），歩行器，絵本，（いないいないばー）	運動：はう，立つ，歩く，投げるなどの運動を促すもの 2歳にかけて大・小の概念がわかりだすため，物を合わせたり，はめ込んだりすることができるもの
2～3歳	動物や乗り物のおもちゃ，歌，布製の人形，粘土，乗れる車，揺り木馬，ブランコ，滑り台，水遊び，砂遊び道具，三輪車，ままごと道具，絵本，簡単なパズル	身近なものへの興味をもつ玩具，運動機能を発達させる玩具，学習玩具，練習玩具 模倣遊びが始まる時期である．
4～6歳	ままごと遊び，お店ごっこ，電車ごっこ，お人形遊び，ボール遊び，紙とはさみ，紙と絵筆，三輪車，クレヨン，ビーズ，絵本，テレビ，トランプ	想像的玩具：ごっこ遊び，運動機能を発達させる玩具，想像・音楽・学習玩具 材料を組み立てたり，色や形を認識する能力を身に付けていく．
7～10歳	縄跳び，ボール，砂場，園芸道具，二輪車，ハーモニカ，笛，こま，シャボン玉，工作道具，昆虫採集用具・用品，童話の本や図鑑，編み物，ジグソーパズル	運動的玩具，技工的玩具，想像・音楽・学習のための玩具，自然観察的玩具

　子どものおもちゃの選び方としては，発達段階に応じたものであること，子どもの好みに合ったものであること，創造的に使うことができること，衛生的で飲み込んだりすることのない安全なもの，経済的であり，適度な数にすることなどが挙げられる（表10.2-2）．また，おもちゃで遊んだ後片付けも遊びの一貫としてできるように，おもちゃ箱などを作製し，片付けを楽しくできる工夫をする．

b 遊びの中の破壊行動

　入院中の子どもは，遊びの中で破壊行動（例えば，おもちゃを壊す，他の子どものゲームをひっくり返すなど）をとることがある．このような攻撃性は，子どもだけではなくすべての人間の中にあるものであり，かつ正常で自然なものである．したがって，看護者は，子どもが攻撃的な遊びをすることをまず認めた上で，その行動を社会的に受け入れられる形の遊びに転換させていく援助を提供する必要がある．このような遊びの活用によって，看護者は子どもの心理的な緊張を緩和していく．

c 入院している子どもの遊びと看護

　病気をもつ子どもにとって，遊びは健康な子どもと同様に重要なものである，と同時に，病気であるがゆえにより重要なものとなる．入院生活というストレス状況下にある子どもは，遊びの中で，混乱した気持ちや，検査や処置などの恐怖や不安などを受け入れ，対処していくことができるようになる．ウェラー（Weller, B.F., 1988）は，『病める子どもの遊びと看護』においてPLAYの意義を表10.2-3のように表している．

　子どもが入院生活の中で展開している遊びから，子どもの心理状態のみなら

表10.2-3 『病める子どもの遊びと看護』における PLAY の意義

Participation（参加）	遊びに参加することは不慣れな環境の中で精神の安定をもたらす.
Lessens（緩和）	痛みや不安からくる衝撃を緩和する.
Allows（可能にする）	子どもが興奮や恐怖に対し，努力して乗り越えることを可能にし，その結果，入院がよい体験になる.
Yields（産む）	回復を早め，入院期間が短くなるという結果を生む.

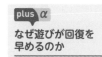

なぜ遊びが回復を早めるのか

遊びを通して子どもは，生き生きできることによって新陳代謝を高め，病気の回復を早めることにつながっていく.

ず，身体的な発達もアセスメントすることができる．さらに，遊ぶことができるということは，子ども自身が遊びを通して，入院生活に日常性を取り入れているともいえるだろう．この点からも，子どもの入院生活を支援していく看護ケアにおいて，遊びの優先順位を上げていくことは，看護者の責務ではないだろうか．しかし，多くの看護者は，病気をもつ子どもの遊びの重要性を認識しつつも，援助として提供する際には環境的・時間的制約や"安全性"という側面から，日常的に展開する難しさに直面する場合もある．

　病気をもつ子どもの遊びは，検査や処置場面だけでなく普段の検温や清潔・食事の場面など，さまざまな子どもとの関わりの中で展開できるものである．したがって，遊びを日常的に展開できる技術を，子どもに関わる看護者は技として身に付けていくことが求められている．そのために，子どもの日常生活をとらえ，遊びの状況を安全・安楽の両側面からアセスメントし，子どもが遊びを継続して行っていけるように，看護計画に加え，日常生活場面での遊びの様子を日々の記録に残す必要があるだろう．

　また，堀田らの調査では，一部の行動制限のある子どもの遊びが，ベッド上臥床や制限のない子どもと比較をして少ないことが報告されていた[11]．看護者は，行動制限が子どもの遊びへの自由な発想を妨げること，そして，子どもの遊びは自然発生するものではないということを十分認識した上で，遊びを通して病気とともに生活していくことができる感覚を，子どもが獲得できるように支援していくことが重要である．

d 目的

- 入院生活の中であっても，遊びを通して子どもの発達を促していく．
- 遊びを活用することによって，子どもの不安や恐怖の体験を肯定的な体験へと転換していく．
- 遊びの治療的な力を通して，子どもの病気の回復を早めていく．

　ここでは遊びの活用について，バイタルサイン測定の場面（乳児），点滴の場面（幼児），ベッド上安静の場面（学童）の三つを取り上げる．

準備するもの

バイタルサイン測定の場面
- ガラガラ
- 鏡
- 鈴の鳴るおもちゃ
- 布の小さめの人形
- 聴診器
- 体温計
- 血圧計
- 時計

点滴の場面
- 点滴に関するごっこ遊びができる物
（包帯，針のない注射器，シーネ，針の代用となる棒，テープ，点滴のボトル，ディスポーザブルの手袋など）

ベッド上安静の場面
- 色鉛筆
- クレヨン
- 色画用紙
- はさみ
- のり
- ひも
- テープなど

手順&アドバイス

バイタルサイン測定の場面：乳児

❶ 啼泣していない場合：子どもに触れなくても観察できる内容から始めていく．胸郭の上下運動の観察による呼吸数の測定，呼吸様式の観察，頭の先から足先までの肌の色や湿潤の程度，入眠中の変わった様子の有無などを観察する．

> 呼吸数を胸郭の動きでカウントしにくい場合，軽く腹部に片手を置くことで上下運動からカウントしやすくなる．また，鼻閉感はないか，呼吸が浅くなったり速くなったりしないかなど，併せて観察する．
> 子どもが目を覚ましたときにも「おはよう」と優しく声を掛け，そばに人がいたことに驚かないように配慮する．

❷ 啼泣している場合：抱っこをして気持ちを落ち着かせ，泣いている原因を探っていく．排泄をして不快で泣いている場合には，おむつ交換をすることによって落ち着きを取り戻すことがある．

> 首がまだすわっていない3～4カ月の子どもは，横抱きにして頭が後ろに倒れないようにする．首がすわった子どもは立て抱きできる．啼泣が続くならば，できる項目から観察していく．

❸ 子どもの最適な部位（腋窩・耳孔など）に応じた体温計を用いて体温を測定する．

> 同じ部位で計測することにより，より正確に日々の経過を比較することができる．また，計測中は子どもの体動により，正しく測定できなかったりするため，安全性からも必ず子どものそばにいる．
> 体温計の示す値だけにとらわれずに，直接子どもに触れ，手足の末梢冷感や体幹の熱感の有無，発汗などを観察して統合的にアセスメントしていく．

❹ 子どもの愛称を呼んだり，歌を歌ったり，なじみのあるおもちゃを見せたり，声を掛けながら検温を進めていく．

> 声掛けやスキンシップ，音が鳴るおもちゃ（ガラガラ）や色鮮やかなおもちゃを用いることは，乳児にとっては遊びそのものであるため，遊びを通した検温を進めていくことができる．
> 毛製のぬいぐるみなどは，ほこりがたまりやすいため，感染予防としてタオル生地や布製の洗濯できるぬいぐるみなどが適している．
> おもちゃを使って遊んでいる間はベッドサイドにおもちゃが置いてあっても問題はないが，遊びが終了した際には片付け，誤飲などの事故を予防する．

❺ 寝具を外すときも子どもの目を見て声を掛けながら行い，心音や両肺野のエア入り，腸音を聴診していく．

> 子どもに触れる聴診器は手掌で温めたものを使用する．子どもが落ち着いて聴診を受けることができるように，おもちゃを握らせたり，看護者が片手を"グー，パー"と開閉して興味を引くなど遊びを取り入れていく．
> 日ごろ母親と一緒に行っている遊びを，測定時にも活用する．また，測定後もその遊び（例えば手遊び）を引き続きすることもある．

❻ 血圧はすべての子どもが毎日測っていない場合もあるが，循環動態を把握したい子どもの場合には測定する必要がある．バイタルサイン測定中だからといって必ずしも引き続き血圧を測定するとは限らず，子どもの安静時を見計らって測定する．

点滴の場面：幼児

❶ ごっこ遊びに必要な物品を準備して，人形を用いて点滴をする理由から話していく．

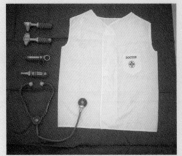

ごっこ遊びに使用できるおもちゃの
医療器具

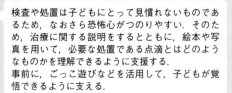

検査や処置は子どもにとって見慣れないものであるため，なおさら恐怖心がつのりやすい．そのため，治療に関する説明をするとともに，絵本や写真を用いて，必要な処置である点滴とはどのようなものかを理解できるように支援する．
事前に，ごっこ遊びなどを活用して，子どもが覚悟できるように支える．

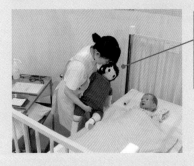

人形は子どもにとって安全に嫌な思いを表出できるものとなるため，このようなごっこ遊びの場合には，子どものなじみのあるぬいぐるみは使用しないようにする．人形は男の子にも女の子にも恐怖を表出する手段として重要である．

❷ 質問や点滴に対する思いを自由に語れるように配慮し，子ども自身がごっこ遊びに加わっていけるように声を掛ける．

❸ ごっこ遊びを通して，子ども自身に点滴が必要であるという思いを支え，点滴に挑めるように，医師との連携を図る．

❹ 点滴ラインの確保開始，中，後にわたり，今何が子どもになされようとしているのかについて説明する．さらに，子どもが頑張っている姿を認め声を掛ける．

❺ 点滴ラインの確保後には，子どもの頑張りを再度認め，頑張った印にシールを貼ったり，点滴ラインが入っていても遊べることを伝えていく．その際，どのようなことに注意をしたらよいかも併せて伝える．

ごっこ遊びは他者を必要とする場合もあるし，一人で行う場合もある．また事前のみならず，事後に行う場合もあるため，子どもが望むようにごっこ遊びができる環境を整えておく．

幼児期の子どもは"できる"感覚を培っていくことが重要であり，子どものペースをうまくつかんでいくことがポイントである．そのため，点滴をいつ始めていくか，子どもの心理状態を事前に把握しながら子ども・看護者・医師の段取りを決定していく．
医師や看護者が普段の子どもの生活の中で，遊びを共にする存在になることによって，"痛いことばかりする人"ではなく，身近に感じることができるようになる．このように遊びを通して，子どもとの信頼関係が深まり，より遊びの効果が発揮され，子どもの回復が増していく．

ベッド上安静の場面：学童

❶ ベッド上でできる活動内容，嘔気や倦怠感，出血傾向などの副作用の有無などをアセスメントする．

❷ 趣味や好みの活動を把握する（例えば，本を読むこと，手芸をすること，絵を描くこと，文章を書くことなど）．

❸ 同室の子どもたちとの関係性，遊びの内容をアセスメントする．

ベッド上安静を送っている子どもからは，「暇だ」「退屈だ」などといった子どものストレスサインが聞かれることが多い．

最近の子どもの傾向として，入院中はテレビゲームや携帯型ゲームを一日中するということも珍しくない．入院生活というストレスフルな状況であっても，めりはりのある生活リズムをつくり出していけるように，遊びを活用する．

❹例えば絵を描くことが好きな場合には，画用紙や色鉛筆，クレヨンなどを準備する．

> ・動物を描くことが好きならば，動物の絵を描いていき，ベッド周辺を動物園のように，その絵を切り抜いて貼り付けたり，天井からモビールのようにつるしたりすることによって，子どもの空想力や想像力を喚起していく．
> ・同室の子どもたちとも一緒に絵を描いて，病室全体を動物園の空間とする遊びに拡大していくこともできる．

> 絵を描くことは，子どもに大きな楽しみを与え，熱中でき，気晴らしになる．
> 子どもは独自の方法で絵を描き，独創的なものにしていくことに喜びを感じている．作り上げた作品を，子どもの同意を得てプレイルームなどに飾ることによって，子どもは自分に誇りをもち，達成感を得ることができる．

❺学童期の子どもは，時間の概念も身に付けていく段階であり，日課表を作成するとよい．

日課表の活用[14]
・病棟の日課も組みつつ，子どもの意見を取り入れて「○○ちゃんの1日」のように記し作成することによって，子どもが日課を遂行することに責任をもち，子どもの意欲を支えていく．
・子どもが遊びに集中できるように，前向きに治療に取り組むことができるように，"日課の主役は子どもである"という認識を医療者がもつことが大切である．
・子どもが自発的に日課を進めていくことが難しい場合は，子どもの興味をひく工夫をする．
・日課を通して，集団生活におけるルールを身に付けたり，健康に向けた取り組みや能力を身に付けていけるように関わる．
・日課に生活感や季節感を盛り込んでいくことによって，病院生活に変化をつけたり，日常生活へ戻っていく準備もかねて計画する．

3 安全・安楽を考慮した行動制限

|1| 基礎知識

a 行動制限の必要性

　子どもが検査や処置，治療を受ける際，検査や処置の種類や年齢によって子どもの体験は異なるため，その子どもを知った上で（初めて受けるのか，前回受けたときはどうだったのか，今回はどうしたいと思っているのかなど），子どもの個別性に応じたケアを実践していく（表10.3-1）．このようなケアを展開することによって，子どもの身体の自由を奪わずに検査や処置ができるとともに，子どもが主体的に検査や処置に参加することができる．

　しかし，子どもの発達段階によっては，検査や処置の必要性を理解することが難しい場合や，必要性は理解できても適切な行動をとることが困難な場合もある．そのため，子どもの安全を確保することができるよう，必要最低限の期間や方法で行動制限をすることがある．したがって，行動制限は結果として行うものであり，行動制限が目的ではなく手段であることを看護者は認識しなければならない．

b 目的

　検査や処置を安全に正確に行うことを目的として，一時的に身体の一部の動きを制限するのが固定である．また，安全や治療目的で全身あるいは身体の一部の動きを一時的・継続的に制限することもある．いずれも必要最低限の期

表10.3-1　検査や処置を受ける子どもに応じたケアの工夫

	①説明時期	②説明内容	③心の準備
検査や処置を受ける前	■幼児の場合：検査や処置が突然行われて遊びなどが中断しないように，また，不安や恐怖を抑えるように，当日の予定として検査や処置について説明する． ■学童以降の場合：検査や処置も含めた自分の1日の見通しが立てられるように，数日前から予定を説明する． ■検査や処置の説明のしかたや時期について，事前に家族と話し合う．また，家族が子どもに説明をしている場合，その内容の確認を行う． ■検査や処置の当日には，実施時間や場所への呼ばれ方を確認する．	■検査や処置を受ける前から終了までを説明する． ■検査や処置の内容にもよるが，特に幼児の場合には，家族もいる場で説明することによって，子どもの主体的な気持ちを後押しする． ■目的や必要性・実施時間や場所，実施者，具体的な内容（実施部位・体位，手順，痛みの有無，協力してほしい内容など），終了の状況など，年齢に応じてイメージがしやすいように，絵本やパンフレット，ビデオを活用する．	■検査や処置への疑問や不安が表出しやすい雰囲気をつくる． ■検査や処置をする前にしておきたいことの希望を聞く． ■実際に受ける検査や処置への理解を深めたり，不安や恐怖心を表出できる遊び〔人形を使ったり，注射や検査道具のおもちゃ（➡ p.256 参照）など〕を紹介する． ■協力してほしい内容を具体的にする方法などを話し合う．

	①どのように進められているのかを詳しく説明する		②子どもの取り組む姿勢や頑張りをサポートする
検査や処置を受けている間	■体位や子どもが一人になる場所（X線室やCT・MRI室など）では，次にどのようなことが行われるのか見えないため，不安や恐怖を増強させやすい．そのため，実施されることと子どものイメージが同じであるように説明する． 「今から消毒するよ，ちょっと冷たいよ」 「今からみんなはこのお部屋から隣のお部屋に移るけど，隣から声を掛けるまで，○○君はこのまま寝ていてね」 など		■処置室や検査室におもちゃを置いたり絵を描いたりするなど，子どもの心理的な緊張を和らげるように環境を整える． ■できる・できた感覚をもてるような声掛けを行う． ■手を握ったり，身体に手を添えたり，声掛け以外の応援も行う．

	①"終わった"ことを伝える	②子どもの取り組みや頑張りを認める	③"終わった"後のことを伝える
検査や処置を受けた後	■検査や処置が，針を抜いてテープを貼り"終わった"のか，点滴ラインを確保できたことが"終わった"のかなど，"終わった"ことの内容を伝える． ■検査や処置が"終わった"と伝えても，手を握り締めていたり，眼を閉じ続けていたりすることもある．そのような子どもの取り組みがあれば解除をして，大丈夫であることも伝える．	■検査や処置に関わった者から子どもへ，子どもの具体的な取り組みや頑張りを言葉で表現し褒める．	■"終わった"後，自由に遊ぶことができるのか，あるいは気を付けることがある場合には，その内容を再度確認する． ■"終わった"後にも同じような検査や処置を受けなければならない場合には，次もあることを伝える． ■点滴ラインやギプスなどの使用によって，行動が必要以上に制限されないように改良した衣服を着用するとよい（図10.3-1）．

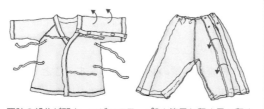

四肢の部分が開き，マジックテープ®や簡易な留め具で留められるつくりになっている．

図10.3-1　点滴衣

間，適切な方法で確実に行う（表10.3-2）.
- ●治療目的として全身あるいは部分の活動制限を守るために体位の保持を行う.
- ●手術部位や創部の保護や安静の保持として行う.
- ●点滴や治療目的で挿入されているカテーテル類の抜去予防として行う.
- ●ベッドからの転倒予防，または手足がベッド柵から脱することによる事故防止として行う.

◙ 子どもにとっての行動制限

　子どもにとって自分が今までに獲得してきた微細運動や粗大運動を制限される体験は，非常に苦痛を伴うものである. どのような状況においても身体の自由が奪われる体験は，子どもの恐怖や不安を増すだけでなく，今まで築いてきた子どもの自信やコントロール感覚が揺るがされる体験ともなりかねない.

　したがって，看護者は，子どもにとっては検査や処置を受けること自体が，苦痛であるということを理解し，苦痛を最小限にするためのケアを行うことが重要である. 制限を実施する必要があるケアなのかを常に問いながら，制限による身体的な影響にも留意したアセスメント能力が看護者には求められる（表10.3-3）.

　幼児期以降の子どもは，制限されることを「自分が悪いことをしたから……」というように，罰として受け止める場合がある. 罰ではないこと，制限をすることの目的（例えば，寝ている間も身体を動かさずに済むなど）を，子どもの年齢に応じて，説明することが重要である. また，制限を必要とする子どもをもつ親も，制限に対して否定的な感情や子どもに対する罪悪感を強めることになりかねない. したがって，制限が必要となる理由だけでなく，実際に親が子どもと関わることができるように，例えば面会中であればジャケット（安全チョッキ）のボタンを外したり，制限中であってもできる遊びを共に考えて，看護計画を立案していくことが重要である.

表10.3-2　発達段階に応じた子どもの身体の動きを制限するための物品と特徴

発達段階	種　類	使用目的	使用方法	留意点
新生児期・乳児期の子ども	ミトン手袋	爪や指で患部を傷つけたり，各チューブ類を抜いたりしないように，指の動きを制限する．	指の動きなどで手袋が抜けないような工夫を行う．	■指の屈伸を妨げすぎない手袋を選ぶ． ■着用中は汗をかきやすいため，皮膚の状態を観察する． ■指を自由に動かすことができないストレスの緩和を図る．例えば，そばにいるときには手袋を外すなど．
	おくるみ用タオル	採血等や眼科・耳鼻科などの診察時に，子どもの安全を守るために一時的に身体の動きを制限する．	バスタオルなどを身体に巻く． ➡ p.261 実施方法を参照．	■おくるみ中の子どもの様子（呼吸状態や皮膚の色など）を観察する． ■全身の動きを制限される恐怖心の緩和を図る．例えば，おくるみ前やおくるみ中，おくるみ後に抱っこするなど．
幼児期の子ども（学童期の場合もある）	シーネ	点滴や整形外科治療などの際に，上肢や下肢の関節の動きを制限する．	可能ならば利き手を避ける．シーネは必要に応じた長さと幅を選び，シーネを固定するテープも必要最低限とする． 良肢位を保つように固定を行う．	■シーネと皮膚の密着部位や指間は湿潤しやすいため，皮膚の状態を観察し，適宜清拭を行い，清潔を保つ． ■固定が長期にわたる場合は，適宜マッサージを行うなど，関節の拘縮を予防する． ■シーネで子ども自身を傷つけたりしないようにする．例えば，シーネの先を保護する，シーネに子どもの好きな絵を貼るなど．
	ジャケット（安全チョッキ） ベッドに結ぶ	検査や術後などの安静を守るために，四肢の動きを制限することなく体幹の動きを制限する．	子どもの体格に合ったサイズのものを選ぶ．ジャケット（安全チョッキ）についているひもをベッドなどに結ぶ．	■着用中は汗をかきやすいため，皮膚の状態を観察する．背中にタオルを当てて使用したり，清拭や着替えを適宜行ったりする． ■着用中の気分転換を図る．例えば，着用に伴うプレパレーションを行う，遊びを活用する，できるだけそばにいるなど．
	肘関節安全帯	上肢の動きにより，顔面の創部を傷つけたり，各チューブ類を抜いたりしないように肘関節の運動を制限する．	関節にタオルを巻き，安全帯が抜けないように金具などを衣類に留めて使用する．指先は自由に動かすことができる．	■金具を留めるとき，身体の一部を挟むことがあるので注意する． ■使用中の気分転換を図る．例えば，指先でできることをする，遊びを活用するなど．
	膝関節安全帯	膝の動きにより，下肢などの創部を傷つけないように，膝関節の動きを制限する．	両方の下肢を別々に固定することができる．子どもに合ったサイズのものを選ぶ．	■循環障害や神経障害を予防するために，膝窩部にタオルなどを置く． ■使用中の気分転換を図る．安全帯を使用していない下肢を動かす，遊びを活用するなど．
	安全ひも	手首や足首に巻き，上下肢の運動を制限する．	結ぶひもは幅の広いものを選び，8の字結びにし，ベッドや砂囊などに固定する．肘関節，膝関節，指などは自由に動かすことができる．	■子どもの動きなどでひもが引っ張られて手首や足首を傷つけたり，過度に運動制限を強いてしまわないように注意する． ■皮膚の状態や循環障害の観察，関節の拘縮を予防する． ■適宜制限を外し気分転換を図る．

表10.3-3　行動制限（抑制）による影響

身体的影響	筋・骨格系	筋力低下（1日で3％の低下），廃用性萎縮 関節可動域の低下（拘縮） 骨形成と骨吸収のバランスの崩れ（骨密度の低下）
	心血管系	起立性低血圧，心負荷増大，血栓形成
	呼吸器系	呼吸数の減少，浅い呼吸，気道内分泌物のうっ滞
	消化器系	食欲低下，消化能力の低下，便秘
	その他	腎・代謝・神経感覚系の機能低下
心理的影響	心理的混乱	啼泣，不安，怒り，攻撃，拒否，抑うつ，無表情，反応の低下，発声発語の低下
	習癖の発生	指しゃぶり，爪かみ
	身体症状	下痢，嘔吐，発熱，浅眠，食欲不振など
	過度の依存，退行現象，コントロール喪失，集中力の低下，落ち着きのなさ	
発達面への影響	認知的発達の遅れ，言語発達の遅れ，自律・自発性の低さ，自尊心の低さ，自己像脅かしなど	

濱田米紀. 精神的苦痛に対するアプローチとケア. 小児看護. 2000, 23（12），p.1620.

2 実施方法

準備するもの

- バスタオル　　● 体幹を固定するためのジャケット（チョッキ）
- 手や足首を固定するためのベルト　　● 砂嚢　　● ベッド柵保護など

使用するものは子どもの成長発達の妨げにならないものを選択する（➡p.260 表10.3-2参照）.

手順&アドバイス

おくるみ法

❶ バスタオルの形が正方形の場合と長方形の場合によって，その利点を生かした固定を行う.

> おくるみ法は，主に採血，頭部・頸部の治療や検査を行う際，乳児期や幼児期の子どもの安全・安楽を考慮して行う行動制限の一つである.

- バスタオルの折り込む力加減を十分に注意する.
- バスタオルのサイズや子どもの体格に応じて，おくるみ法を工夫していく.
- おくるみ法で固定をする際は，子どもの恐怖心を軽減するためにも，おもちゃを用いて気持ちを和らげたり，声掛けを行ったりする.
- 例えば採血などで，子どもに馬乗りになるようなことは絶対に避ける（子どもの恐怖心をさらに助長してしまう）.

正方形の場合

❷バスタオルを菱形のように広げ，その上部に子どもを寝かせる．

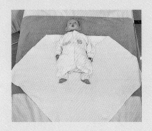

❸子どもの両腕を体幹に密着させて，それぞれバスタオルの角を持ち，両腕を包み込むように折り込む．

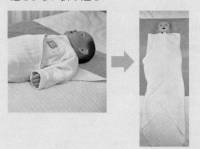

❹子どもの体格に応じて下肢側のバスタオルを子どもの下に折り込む．

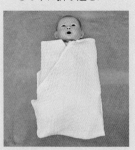

長方形の場合

❷子どもの頭より下に，バスタオルの大きさによって横または縦に敷く．

❸腕を体幹に密着させたほうから，バスタオルをもう片方の腋窩に折り込み，もう片方もバスタオルを折り込む．

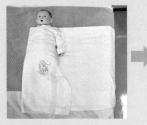

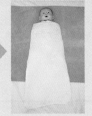

❹最後に下肢側のバスタオルを子どもの下に折り込む．

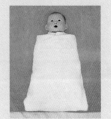

❺おくるみの中の子どもは，身体を自由に動かすことができないため，優しく声を掛ける，身体をさする，抱き上げるなどによってストレスが軽減できるように関わる．

❻検査・処置後はおくるみを速やかに外し，再び子どもが手足を自由に動かすことができるようにする．子どもの好むおもちゃを握らせるなどの遊びを一緒に行う．

> 家族にもおくるみ解除後の子どもへの関わりについて説明し，子どものストレス軽減に，具体的な遊びの活用（例えば抱っこして気分転換を図ることなど）を伝える．

ジャケット（安全チョッキ）法

❶ベッドの中央にジャケットを置き，しわを伸ばして広げる．

❷子どもに横になってもらいジャケットを着用する．着用の際，一つひとつの動作が子どもに伝わるように「ここからこっちの手を通そうか」など，子どもが取り組めるように声を掛ける．

❸ジャケットを固定するひもを，ベッド柵の上げ下ろしの妨げにならないベッドの本体に結ぶ．この際も同様に，子どもがベッドに縛りつけられるといった恐怖心を軽減するためにも，その理由を子どもにわかる言葉で説明していく．また，（固定中の子どもの頑張りを応援してくれるように）好みのぬいぐるみを子どものそばに置くなど，遊びを活用した環境を整える．

> 検査や手術後の全身の安静を保持する必要がある場合に用いる．子どもにあらかじめジャケット法やベルトによる固定について，実物を用いた説明をしていくことで苦痛の軽減を図ることができる．
> ジャケットにもサイズがあり，子どもの体格に応じたものを使用する．乳児の場合には，ジャケットの代用として，バスタオルと砂嚢を使用する．

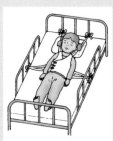

> ベッド柵にひもを結んでしまうと，ベッド柵の上げ下ろしだけでなく，子どもの体動によっても固定がずれてしまう．

262

❹ジャケット法を使用する際には，肘関節安全帯による固定も併用することが多い．

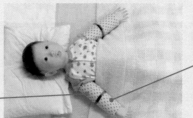
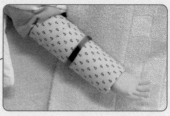

肘関節が曲がらないように，既製の肘固定サポーターのほか，硬めの素材を活用したものを巻いて肘を固定することもある．

❺ジャケット装着中であっても，子どもができる遊びを紹介したりして，固定中にこれだけは協力してほしいという内容を伝えたりして，子どもが"できる"感覚を少しでも実感できる関わりを工夫する．

❻ジャケット法の解除後は，子どものストレスを軽減する遊びを展開して，気分転換を図れるように促す．

体幹のみならず，手足も一時的に動かすことができなくなる場合には，あらかじめ子どもと一緒に固定中のベッド周囲の遊びの空間づくりを行っておくことも一つの方法である（天井やベッド柵からおもちゃなどをつるす工作をしておく，好みの音楽を流せるように準備しておくなど）．

■ 引用・参考文献

1) 川島みどり．臨床における安全性・安楽性とは．小児看護．1989, 12(3), p.323-326.
2) 福島華子ほか．呼吸困難．小児看護．2005, 28(3), p.302-307.
3) E・H・エリクソン．幼児期と社会 1．仁科弥生訳．みすず書房，1988, p.266-316.
4) Petrini, M.A. 仕事，コミュニケーション，アセスメントとしての遊び．小児看護．2002, 25(6), p.767-774.
5) 幸松美智子．子どもの遊びとコミュニケーション．小児看護．2003, 26(6), p.733-739.
6) 小林芳郎．遊びをとおして知る子どもの心．小児看護．1993, 16(9), p.1095-1099.
7) 佐藤邦枝ほか．入院している子どもに対する"遊びとプレパレーション"：イギリスとアメリカにおけるチャイルドライフ・プログラムの実際をとおして．小児看護．2002, 25(7), p.913-920.
8) B・F・ウェラー．病める子どもの遊びと看護．鈴木敦子ほか訳．医学書院，1988.
9) 山﨑智子監修．小児看護学．第2版．金芳堂，2005, p.101, 110-114, 226-227.（明解看護学双書，4）．
10) 楢木野裕美．日本の遊びをめぐる環境の実態．小児看護．1999, 22(4), p.445-449.
11) 堀田法子．行動制限に影響される入院児の遊び行動について

の検討．小児看護．1999, 22(8), p.1033-1037.
12) 駒松仁子．遊びへの援助：幼児期・学童期の子どもを中心に．小児看護．1990, 13(4), p.435-440.
13) 井口靖子ほか．ベッド上での遊び．小児看護．1989, 12(12), p.1649-1656.
14) 中野智津子．長期入院児に対して看護婦が果たすべき役割とは：子どもが主体的に入院を続けていくために．小児看護．1990, 13(4), p.408-412.
15) 筒井真優美編著．小児看護学．日総研出版，2001, p.184-187.（やさしく学ぶ看護学シリーズ，5）．
16) 山本直子．抑制時の観察と看護の留意点．小児看護．2000, 23(12), p.1612-1618.
17) 濱田米紀．精神的苦痛に対するアプローチとケア．小児看護．2000, 23(12), p.1619-1623.
18) 片田範子．小児看護における抑制の意味．小児看護．2000, 23(12), p.1603-1607.
19) 鈴木敦子．入院している子どもの遊びに対するイギリスにおける考えかたとその現状．小児看護．1999, 22(4), p.440-444.
20) 中村敦子ほか．入院している子どもの遊びに対する看護職の認識：看護経験年数による比較．大阪大学看護学雑誌．2000, 6(1), p.14-23.

子どもにとっての「最善の利益」をすべての価値判断に

　私は，これまで地域の三次救急や高度医療を担う急性期の病院で，小児看護専門看護師（CNS）として勤務していました．県内唯一の総合周産期母子医療センターにある小児フロアでは，すべての診療科の子どもたちを受け入れ，入院という日常生活と異なる環境の中で，子どもたちの成長・発達を支援し，安全で最善のケアを提供できるよう，環境の調整に取り組んでいます．また，子どもが主体的に治療に臨めるよう専門職が協力し，一人ひとりの年齢や理解度に合わせた説明を行い，治療や療養の場を選択する意思決定のプロセスを支援しています．

◉退院調整という役割

　退院後，子どもたちは地域で生活することになりますが，継続した治療や処置のために，病気について周囲の理解を必要とする場合が多くあります．特に医療依存度の高い子どもでは，退院後に生じた課題とその解決策について，外来や地域と連携しながら検討する必要があります．

　保育園や幼稚園，学校への復学支援や在宅移行支援は，子どもや家族と話し合いながら進めます．長期入院していた子どもたちが園や学校に戻る際，本人や家族は「友達に病気をどのように説明しようか」「今までと同じように学校生活を送れるだろうか」と思い悩むことがあります．受け入れる側の園や学校も，「普通の生活で大丈夫と言われたが，何か気をつけることはないだろうか」などと不安を抱えています．私たち医療者は，子どもや家族の思いを大切にしながら，受け入れ側の専門職とも話し合い，子ども一人ひとりのニーズに合った支援ができるよう取り組む必要があります．退院時に子どもから「退院のことを一緒に考えてくれてありがとう」という手紙をもらい，共に考えていくことの重要性を実感できたケースもありました．

◉倫理的課題に対する調整

　総合周産期母子医療センターでは，高度医療に伴う出生前診断や治療方針の決定，療養の場の選択など多くの倫理的課題に日々直面します．子どもや家族の置かれた状況によっても，家族間で意見が異なる場合，さまざまな倫理的な葛藤が生じます．また医療者間でも，「子どもの権利は守られているか」「医療者としてどのように行動すればよいか」などに悩み，互いの価値観がぶつかることもあります．倫理問題を含むケースについては，さまざまな領域の専門看護師が倫理的視点や倫理原則などを基盤として，どのような問題が生じているのかを分析し，子どもや家族，医療者に問題解決のための視点や考え方を提示しながら，カンファレンスを行います．また，職員が倫理的感受性を高め行動化できるよう，「りんりWebニュース」の配信や研修などを行っています．

◉看護管理者・小児看護専門看護師として活動するということ

　小児看護専門看護師として患者ケアを行う際には，まず「子どもにとって最善の利益とは何か」を考え，自分が関わったほうがよいのか，メンバーが力を発揮できるように間接的に関わったほうがよいのかを，問題の緊急性や内容，今後の予測などを踏まえて判断しています．何かを決定する際に迷ったり悩んだりしたとき，またケアの難易度が高いケースなどを多職種で検討していくときも，「子どもにとって最善の利益は何か」「子どもの権利を守ることができるのか」という視点をよりどころにしています．そのよりどころを軸に，小児フロアの看護科長としては，ベッドコントロール，勤務表作成など看護管理を担い，ラウンドやカルテなどから患者および家族の状態，スタッフの状況を把握し，全体をとらえるように努めてきました．子どもや家族にとってよりよい看護ケアを実践するためには，スタッフが生き生きと働き，その力を発揮できる環境を構築することも，看護管理者の重要な役割だと考えています．スタッフおのおのの持ち味を引き出す業務調整により，スタッフ自身が看護の効果を実感でき，モチベーションのアップにもつながります．

　現在は，地域の中核病院において看護部長としての役割を担っています．求められる役割が変化しても，子どもや家族がもつ力を信じ，それを最大限発揮できるように支援し，また，困難な状況になってもあきらめず，医療者も共に考え悩みながら，医療チームとして「子ども（患者）の最善の利益」を第一に取り組んでいきます．

（三浦由紀子）

以下に乳児用調製粉乳（powdered infant formula：PIF）の安全な調乳，保存及び取扱いに関するガイドライン（仮訳）：世界保健機関／国連食糧農業機関共同作成（2007年）の医療環境における勧告事項の一部抜粋を掲載する．〈https://www.mhlw.go.jp/topics/bukyoku/iyaku/syoku-anzen/qa/dl/070604-1b.pdf〉によって，必ず全文を確認することを勧める．

2.1.3　哺乳および調乳器具の洗浄と滅菌

乳児への哺乳と調乳に使用されたすべての器具を次の使用前までに徹底的に洗浄および滅菌することは非常に重要である．

1. 哺乳および調乳器具の洗浄と滅菌を行う前には，必ず手を石けんと清浄な水で十分に洗う．医療環境では，専用の手洗い用シンクを準備することが望ましい．
2. 洗浄：哺乳および調乳器具（コップ，哺乳ビン，乳首およびスプーンなど）は，熱い石けん水中で十分に洗う．哺乳ビンを使用した場合は，清潔なビン用ブラシ，乳首用ブラシを使用し，ビンの内側と外側，乳首をこすり，残った粉ミルクをすべて確実に除去する．
3. 哺乳および調乳器具を洗浄した後は，安全な水で十分にすすぐ．
4. 滅菌：市販の滅菌器を使用する際は，メーカーの取扱い説明書に従って行う．哺乳および調乳器具は，以下の方法で煮沸消毒することもできる．
   a. 大型の容器に水を満たし，洗浄した哺乳および調乳器具を完全に水中に浸す（中に空気の泡がないことを確認する）．
   b. 容器にふたをし，沸騰させる（沸騰して湯がなくならないように注意する）．
   c. 哺乳および調乳器具が必要となるまで容器にふたをしておく．
5. 滅菌器や容器から哺乳および調乳器具を取り出す前には，必ず石けんと清浄な水で手指を十分に洗浄する．滅菌済みの哺乳および調乳器具を取扱う際には，滅菌したピンセットやトングを使用することが望ましい．
6. 再汚染を防ぐため，哺乳および調乳器具を使用

の直前に取り出すことが最良である．滅菌器から取り出された器具をすぐに使用しない場合は，カバーをかけて清潔な場所に保管すべきである．哺乳ビンは，完全に組み立てておけば，滅菌したビンの内側や乳首の内側と外側の汚染を防ぐことができる．

2.1.4　PIFを使用した粉ミルクの調乳

粉ミルクは授乳するたびに調乳し，すぐに授乳するのが望ましい．病院などの医療環境では，多くの乳児のために調乳を行う必要がある．理想的には，一人ずつ別々のコップや哺乳ビンで調乳することが望ましい．しかし，場合によっては，粉ミルクを大型の容器で調乳し，個々のコップや哺乳ビンに分注することがある．PIFは大型でふたのあいた容器に入っているほど汚染されやすいので，この方法はリスクを高めることになる．また，大量の粉ミルクは冷めるのに時間がかかり，有害細菌が増殖する可能性が残る．下記の勧告事項には，個々の容器での調乳，あるいはすぐに使用するための大量の調乳をする場合の最も安全な方法の概要が示されている．

1. 粉ミルクを調乳するところの表面を清掃し消毒する．
2. 石けんと清浄な水で手指を洗い，清潔な布か使い捨てのナプキンを用いて水分を拭き取る．
3. 十分な量の安全な水を沸騰させる．自動湯沸かし器（電気ポット）を使用している場合は，スイッチが切れるまで待つ．その他の場合は，湯が完全に沸騰していることを確認する．
   注意：ボトル入りの水も無菌ではないので，使用前に沸騰しなければならない．電子レンジは，加熱が不均衡で，一部に熱い部分（「ホット・スポット」）ができ，乳児の口に火傷を負わす可能性があるので，PIFの調乳には絶対に使用してはいけない．
4. 火傷に気をつけて，70℃以上にまで冷却した適量の沸騰させた水を，清潔で滅菌済みのコップあるいは哺乳ビンに注ぐ．湯の温度は滅菌した温度計を使用して測るべきである．
   a. 大型の容器で大量に調乳する場合：容器を洗浄し滅菌しておく．容器の大きさは最大でも

1リットル以下で，食品用の材料で作られ，かつ高温の液体に使用できるものを使用する.

5. 表示された量のPIFを正確に量って加える. 指定された量よりも多く，あるいは少なく加えることで，乳児が病気になることもあり得る.

　　a. 哺乳ビンを使用する場合：清潔で滅菌済みの哺乳ビンの各部品を，メーカーの取扱い説明書に従って組み立てる. 熱湯による火傷に注意しながら，中身が完全に混ざるまで容器をゆっくり振とうまたは回転させる.

　　b. コップを使用する場合：熱湯による火傷に注意しながら，清潔で滅菌済みのスプーンを使用して攪拌して，完全に混ぜ合わせる.

　　c. 大型の容器で大量に調乳する場合：清潔で滅菌済みのスプーンを使用して，均等に混ぜる. 火傷しないように注意しながら，直ちに個々の哺乳用コップあるいは哺乳ビンに分注する.

6. 水道の流水の下に置くか，冷水または氷水の入った容器に静置することにより，授乳に適した温度まで短時間で冷却する. 冷却水の水面レベルについては，哺乳カップであればカップの上端よりも下，哺乳ビンならばビンのふたよりも下にくるようにする.

7. 哺乳用コップあるいは哺乳ビンの外側を清潔な布または使い捨ての布で拭き，粉ミルクの種類，乳児の名前あるいは識別番号，調乳した日付と時刻，調乳した職員の名前など，必要な情報を表示する.

8. 非常に高温の湯が調乳に使用されるため，乳児の口に火傷を負わせないよう，授乳する前に授乳温度を確認することが不可欠である. 必要に応じて，上記ステップ6に示した方法で，冷却し続けること.

9. 調乳後2時間以内に消費されなかった粉ミルクは，すべて廃棄すること.

2.1.5　時間をおいてからの使用のための事前調乳

調乳されたPIFは有害細菌の増殖に理想的な条件となるため，授乳の都度，PIFを調乳し，すぐに授乳することが最善である. しかし実際上の理由から，調乳した粉ミルクを事前に準備することが必要になる場合がある. 医療環境などでは，大量に準備し，必要となるまで保存しておかなくてはならない

こともある. 事前に調乳し，後の使用まで保存しておく場合の最も安全な方法が，下記に示されている. 冷蔵が不可能な場合は，毎回調乳して直ちに授乳すべきである. 後の使用のために事前に準備しておくことはできない.

1. セクション2.1.4のステップ1〜7に従って行う. 哺乳用コップを使用する場合は，洗浄し滅菌した容量1リットル以下のふた付きのビンか容器の中で調乳する. 調乳したPIFは，ふた付きの容器で冷蔵し，必要に応じてコップに分注することもできる.

2. 冷却した粉ミルクは，専用の冷蔵庫に保存する. 冷蔵庫の温度は，5℃以下に設定し，毎日モニターする.

3. 調乳した粉ミルクは，冷蔵庫で24時間まで保存できる.

大きな容器に入った調乳後の粉ミルクは適切に冷却されないことがあり，有害細菌の増殖を招く可能性がある. したがって，大きな容器での冷却あるいは保存は勧められない.

2.1.6　保存した粉ミルクの再加温

1. 保存した粉ミルクは，必要とされる直前にのみ冷蔵庫から取り出す.

2. 15分を超える再加温をしない.

3. 粉ミルクが均一に加熱されるようにするため，ふた付きの広口ビンまたは容器を定期的に振とうする.

　　注意：電子レンジは，加熱が不均衡で，一部に熱い部分（「ホット・スポット」）ができ，乳児の口に火傷を負わす可能性があるので，温め直しには絶対に使用してはいけない.

4. 乳児の口元の火傷を防止すべく，授乳温度を確認する.

5. 2時間以内に飲まなかった再加温した粉ミルクは，すべて廃棄する.

2.1.7　調乳した粉ミルクの運搬

多くの医療環境で，粉ミルクは一つの調乳室で調乳され，そこから各棟などへ運搬される. 調乳した粉ミルクを運搬することで，調乳から授乳までの時間が長くなり，有害細菌の増殖する機会を提供し，リスクをもたらす. 調乳後2時間以内に授乳されな

い場合は，運搬まで冷蔵し，冷蔵状態（低温）で運搬し，目的地で温め直すべきである．調乳された粉ミルクの運搬について最も安全性の高い方法の概略を以下に示す．

1. 調乳後2時間以内に授乳される場合：
   a. セクション2.1.4に示した方法で調乳し，
   b. 直ちに運搬して使用する．
2. 調乳後2時間以内に授乳されない場合：
   a. セクション2.1.5に示した方法で調乳・冷蔵保存し，
   b. 運搬前に低温状態であることを確認し，
   c. 運搬する直前にのみ冷蔵庫から取り出し，
   d. 低温状態の粉ミルクを運搬（運搬に30分以上かかる場合は，冷蔵状態での運搬あるいはクールバッグの使用が望ましい）した上で，
   e. 目的地においてセクション2.1.6の方法で温め直すか，あるいは，

f. 低温または冷蔵状態で運搬された粉ミルクは，目的地で冷蔵庫にもどし，調乳後24時間以内に使用することも可能である．温めた粉ミルクや残った粉ミルクは，冷蔵庫には戻さず，2時間以内に使用されない場合は廃棄する．

2.1.8　保存および授乳時間

1. 授乳されなかった粉ミルクはすべて調乳後2時間以内に廃棄する（冷蔵状態のものは除く）．
2. 調乳後の粉ミルクは冷蔵庫（5℃以下）で24時間まで保存できる．
3. 残った粉ミルクはすべて廃棄する．
4. 継続授乳あるいはボーラス投与（鼻腔栄養または経管栄養）による授乳は，室温で2時間以内とすることが望ましい．
5. 継続授乳あるいはボーラス投与による授乳中は粉ミルクを温めてはいけない．

■ 必修問題

目標Ⅳ. 看護技術に関する基本的な知識を問う.

大項目	中項目（出題範囲）	小項目（キーワード）	本書該当ページ
13. 看護における基本技術	A. コミュニケーション	言語的コミュニケーション	p.17, 21
		非言語的コミュニケーション	p.17, 21
		面接技法	p.16
	C. フィジカルアセスメント	バイタルサインの観察	p.206
		意識レベルの評価	p.175, 176
		呼吸状態の観察	p.206
14. 日常生活援助技術	A. 食事	食事の環境整備，食事介助	p.34, 60, 90
		誤嚥の予防	p.53
	B. 排泄	排泄の援助（床上，トイレ，ポータブルトイレ，おむつ）	p.96, 100
		導尿	p.105
		浣腸	p.103
	C. 活動と休息	体位，体位変換	p.250
		睡眠	p.43
	D. 清潔	入浴，シャワー浴	p.116
		清拭	p.119
		口腔ケア	p.123
		洗髪	p.122
		手浴，足浴	p.116
		陰部洗浄	p.115, 121
		整容	p.115
		寝衣交換	p.128
15. 患者の安全・安楽を守る看護技術	A. 療養環境	病室環境	p.32, 43
		共有スペース	p.32
		居住スペース	p.32, 40
	B. 医療安全対策	転倒・転落の防止	p.49, 50
		誤嚥・窒息の防止	p.53
16. 診療に伴う看護技術	A. 栄養法	経管・経腸栄養法	p.72, 78
		経静脈栄養法	p.82
	B. 薬物療法	与薬方法	p.152
		薬効・副作用（有害事象）の観察	p.143, 161, 164
	C. 輸液・輸血管理	刺入部位の観察	p.159
		点滴静脈内注射	p.162
	D. 採血	刺入部位	p.222
		採血方法	p.222
		採血後の観察内容，採血に関連する有害事象	p.222
	E. 呼吸管理	酸素療法の原則	p.134
		鼻腔カニューラ	p.135
		酸素マスク	p.135
		ネブライザー	p.143
		口腔内・鼻腔内吸引	p.137
		気管内吸引	p.139
		体位ドレナージ	p.144

	F. 救命救急処置	気道の確保	p.177
		人工呼吸	p.180
		胸骨圧迫	p.178
		自動体外式除細動器＜AED＞	p.182

小児看護学

目標Ⅰ．子どもの成長・発達と健康増進のための子どもと家族への看護について基本的な理解を問う．

大項目	中項目（出題範囲）	小項目（キーワード）	本書該当ページ
3. 小児各期における健康増進のための子どもと家族への看護	A. 栄養と食生活	授乳	p.60，63
		離乳	p.65
		食生活	p.71
		食育	p.71
	B. 生活リズムの確立	睡眠	p.44，46
		生活リズム	p.44
		基本的生活習慣の確立	p.41
	C. 遊びと学習	遊びの意義	p.252
		遊びの分類と発達	p.252
		運動と遊び	p.36
		学習の意味	p.38
	D. 事故防止と安全教育	事故防止	p.48
		安全教育	p.48
	E. 他者との関係	友達関係	p.20，39，42
	F. 感染症と予防	小児期に特徴的な感染症	p.54
		予防接種	p.56
	G. セルフケアと保健教育	う歯の予防	p.127
	I. 思春期の成長・発達	アイデンティティの確立	p.20，40

目標Ⅱ．病気や診療・入院が子どもと家族へ与える影響と看護について基本的な理解を問う．

大項目	中項目（出題範囲）	小項目（キーワード）	本書該当ページ
4. 病気や診療・入院が子どもと家族に与える影響と看護	B. プレパレーション	子どもへの説明と同意	p.46，221，258
		検査・処置を受ける子どもと家族への支援	p.221，259
	E. 痛みを表現している子どもと家族への看護	痛みの緩和に向けた援助	p.169
	F. 活動制限が必要な子どもと家族への看護	活動制限の目的	p.257
		活動制限の身体的・心理社会的影響	p.259
		子どもの発達に応じた日常生活への援助	p.19，259
	G. 感染対策上隔離が必要な子どもと家族への看護	隔離の目的・方法	p.55
		子どもの発達に応じた日常生活への援助	p.55
		家族の面会や付き添いにおける援助	p.56
5. 検査や処置を受ける子どもと家族への看護	A. 小児特有の診療（検査, 処置）に伴う技術と看護	バイタルサインの測定	p.206
		身体計測	p.241
		採血	p.222
		採尿	p.224
		骨髄穿刺	p.238
		腰椎穿刺	p.235
		与薬	p.153，156
		吸入	p.142

		注射	p.157
		輸液療法	p.162, 190
		吸引	p.136
		酸素療法	p.134
		経管栄養	p.72

目標Ⅳ. 健康課題をもつ子どもと家族への看護について基本的な理解を問う.

大項目	中項目（出題範囲）	小項目（キーワード）	本書該当ページ
7. 急性期にある子どもと家族への看護	B. 救急救命処置が必要な子どもと家族への看護	子どもの意識レベル	p.175, 176
		主な誤飲物質と処置	p.192, 196
		子どもの熱傷の特徴・重症度および処置	p.198
		溺水と処置	p.200
		子どもの一次救命処置<BLS>	p.173
8. 慢性的な疾患・障害がある子どもと家族への看護	C. 医療的ケアを必要とする子どもと家族への看護	学校・保育所での支援	p.38

小児看護技術

表紙デザイン：株式会社金木犀舎

本文デザイン：クニメディア株式会社

図版：有限会社デザインスタジオEX
スタジオ・エイト 吉野浩明＆喜美子

イラスト：清水みどり／はやしろみ

組版：株式会社データボックス

ナーシング・グラフィカの内容に関する「更新情報・正誤表」「看護師国家試験出題基準対
照表」は下記のウェブページでご覧いただくことができます．

更新情報・正誤表
https://store.medica.co.jp/n-graphicus.html
教科書のタイトルをクリックするとご覧
いただけます．

看護師国家試験出題基準対照表
https://ml.medica.co.jp/rapport/
#tests

ナーシング・グラフィカ　小児看護学②

小児看護技術

2007年 1 月10日発行　第 1 版第 1 刷
2013年 1 月20日発行　第 2 版第 1 刷
2015年 1 月15日発行　第 3 版第 1 刷
2019年 1 月15日発行　第 4 版第 1 刷
2023年 1 月15日発行　第 5 版第 1 刷©
2024年 1 月20日発行　第 5 版第 2 刷

編　者　中野　綾美
発行者　長谷川　翔
発行所　株式会社メディカ出版
〒532-8588
大阪市淀川区宮原 3 - 4 - 30
ニッセイ新大阪ビル16F
電話　06-6398-5045（編集）
0120-276-115（お客様センター）
https://store.medica.co.jp/n-graphicus.html
印刷・製本　株式会社広済堂ネクスト

落丁・乱丁はお取り替えいたします．　　　　　　　　Printed and bound in Japan
ISBN978-4-8404-7843-4

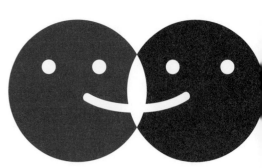